Dietger Mathias

Professionelle Prävention

Gesundheitsförderung durch richtige Ernährung und mehr Bewegung

W0178459

„Wie kann man denken ohne Bücher?"
Georg Bernhard Shaw (1856 bis 1950)

„Seien Sie vorsichtig beim Lesen von Gesundheitsbüchern,
der kleinste Fehler könnte Sie das Leben kosten!"
Mark Twain (1835 bis 1910)

Dietger Mathias

Professionelle Prävention

Gesundheitsförderung durch richtige Ernährung und mehr Bewegung

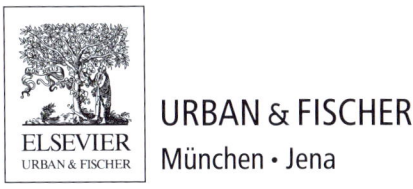

URBAN & FISCHER
München · Jena

Zuschriften und Kritik an:
Elsevier GmbH, Urban & Fischer Verlag, Lektorat Fachberufe, Karlstraße 45, 80333 München

Wichtiger Hinweis für den Benutzer

Die Erkenntnisse in der Medizin unterliegen laufendem Wandel durch Forschung und klinische Erfahrungen. Herausgeber und Autoren dieses Werkes haben große Sorgfalt darauf verwendet, dass die in diesem Werk gemachten therapeutischen Angaben (insbesondere hinsichtlich Indikation, Dosierung und unerwünschten Wirkungen) dem derzeitigen Wissensstand entsprechen. Das entbindet den Nutzer dieses Werkes aber nicht von der Verpflichtung, anhand der Beipackzettel zu verschreibender Präparate zu überprüfen, ob die dort gemachten Angaben von denen in diesem Buch abweichen und seine Verordnung in eigener Verantwortung zu treffen.

Bibliografische Information Der Deutschen Bibliothek

Die Deutsche Bibliothek verzeichnet diese Publikation in der Deutschen Nationalbibliografie; detaillierte bibliografische Daten sind im Internet unter http://dnb.ddb.de abrufbar.

Lektorat: Heiko Krabbe, München
Redaktion: Roswitha Auls, Berlin
Herstellung: Kerstin Wilk, München
Satz: abc.Mediaservice, Buchloe
Druck und Bindung: Printer Trento S.r.l., Trento, Italien
Umschlaggestaltung: SpieszDesign, Neu-Ulm
Titelfotografie: Stockbyte/Getty Images, München
Grafiken: Ole Albers, Hamburg/Werbeagentur Plantz, Hamburg

Gedruckt auf 100 g Gardamatt

ISBN 3-437-48210-6

Aktuelle Informationen finden Sie im Internet unter **www.elsevier.com** und **www.elsevier.de**

Vorwort

In einer Zeit, in der unser Wohlstand stetig steigt und die Menschen ohne Kriege altern, gewinnt die Medizin eine neue Qualität. Es verwundert deshalb nicht, dass die Gesundheit in Umfragen regelmäßig als das höchste Gut bestätigt wird. Noch aber gehen zu viele Menschen mit ihr sehr sorglos um und erst, wenn sie abhanden gekommen ist, beginnen sie sich zu kümmern. So sind häufige Übel wie falsche Ernährung und Bewegungsmangel Ursache für viele und oft schwere Erkrankungen und ebenso eine erhebliche finanzielle Last für unser Gesundheitssystem. Die hier geschätzten Kosten für die Bundesrepublik belaufen sich zusammen auf über 100 Milliarden Euro jährlich. Die Förderung einer vernünftigen Lebensführung ist deshalb wichtig und stößt bei den Menschen auf immer breitere Akzeptanz. Lifestyle-Änderungen mit einem neuen Gesundheitsbewusstsein bringen den Einzelnen deutlich mehr Lebensqualität. Und sie schonen zusätzlich das private Portmonee, denn der enorme und immer schneller steigende biotechnische Fortschritt betrifft inzwischen alle Gebiete der Medizin und wird sich nicht mehr komplett aus festgezurrten Krankenkassenbeiträgen bezahlen lassen.

Das vorliegende Buch gibt den derzeitigen Stand der internationalen Wissenschaften zu den Themen Ernährung und Sport wieder, mit besonderer Betonung ihrer Einflüsse auf Körpergewicht, Stoffwechsel, Fettgewebe, Herz-Kreislauf-Erkrankungen, Hormone, Knochenbau, Immunität und Krebs. Es wendet sich primär an die Ärztinnen und Ärzte, die ihre Patienten individuell und kompetent über eine Änderung des Lebensstils beraten möchten. Interesse an der Lektüre findet sich aber auch bei den Berufsgruppen, die als Multiplikatoren mit der Vermittlung einer gesunden Lebensweise betraut sind, sei es in Kindergärten, Schulen, Vereinen, Fitness-Studios oder Wellness-Centern. Das Buch ist somit durchaus für eine breitere Leserschaft gedacht. Trotz des intensiven Bemühens, komplexe Zusammenhänge allgemeinverständlich darzustellen, verbleiben einige wenige Passagen, die medizinischen Laien etwas Geduld beim Lesen und Verstehen abverlangen. Sie erwerben dafür aber Wissen, das ihnen erlaubt, Gesundheit in einem bestimmten Rahmen planbar zu machen. Wenn präzises Wissen die Gedanken formt, ist beispielsweise die Gefahr geringer, dass Bewegungsarmut oder Fast Food den Körper formen. Und Wissen wird den Menschen helfen, sich vor nutzlosen und oft sehr teuren Pseudomedizinangeboten zu schützen.

Das für Nichtmediziner störende, leider jedoch nicht vermeidbare Problem der Verwendung von Fachbegriffen, wird durch ein Fremdwortregister am Schluss des Buches gemildert. Einige Begriffe sind bereits im Text mit einer Überset-

zung versehen. Diesem Gedanken durch-
gängig zum Erfolg zu verhelfen, scheitert
an den häufig zu langen Umschreibungen
der Fremdwörter. Sie würden ein flüssiges Lesen mehr behindern als ein
kurzes Nachschlagen im Register. Das
Literaturverzeichnis ist nach Themen-
schwerpunkten gegliedert und mit be-
deutenden Veröffentlichungen der letzten Jahre bestückt.

Herzlich danke ich allen, durch deren
wirkungsvolle Mithilfe die rasche Druck-
legung des Buches ermöglicht wurde. Erwähnt werden sollen hier ausdrücklich
Frau Manuela Radomski und Herr Ole
Albers. Mein ganz besonderer Dank gilt
Frau Sabine Weinreich für die sehr um-
sichtige und ausdauernde Mithilfe bei
den vielfältigen Computerarbeiten. Dan-
ken möchte ich nicht zuletzt auch dem
Elsevier-Verlag, allen voran Herrn
Heiko Krabbe, für die vertrauensvolle
und konstruktive Zusammenarbeit.

Im Herbst 2005

Dietger Mathias

Inhalt

I Ernährung

II Bewegung

Prävention – ein immer aktuelles Thema

Von der Aids-Vorbeugung bis zur Unfallverhütung gibt es im Gesundheitswesen viele Präventionsprogramme. In keinem Bereich jedoch können so viele Menschen auf eventuell notwendige Änderungen ihrer täglichen Verhaltensweisen angesprochen werden wie auf den Problemfeldern Fehlernährung und Bewegungsmangel.

Die durch diese Schwächen verursachten Zivilisationskrankheiten haben ihren Ursprung häufig schon in der veränderten Lebenswelt der Jugendlichen. Verlust der „Straßenkindheit" durch den vermehrten Autoverkehr, Verschwinden sonstiger freier Bewegungsräume und die enorme Anziehungskraft der elektronischen Medien sind hierfür wichtige Ursachen. Nährstoffdefizite durch Verkennung der Bedeutung einer optimierten Mischkost und die ausgeprägte Präferenz für Fast Food verschlechtern den Gesundheitsstatus der Menschen weiter. Die Weltgesundheitsorganisation geht davon aus, dass in den westlichen Ländern bis zum Jahr 2010 Fehlernährung und Bewegungsmangel für ein Drittel aller Erkrankungen verantwortlich sein werden.

Den Menschen jedoch nur zu sagen, sie sollten sich besser ernähren und sich ausreichend bewegen, hilft nicht. Sie müssen das notwendige Wissen erlangen, damit sie die Folgen ihres Fehlverhaltens selbst einordnen können. Erst dann fällt ihnen eine Umstellung ihres Lebensstils so leicht, dass ein dauerhafter Erfolg möglich wird. Sie hierbei zu unterstützen ist eine Herausforderung für die gesamte Gesellschaft.

Zumindest bei den Bewegungsaktivitäten gibt es schon positive Zeichen. So nimmt bei uns laut einer Studie des Instituts Arbeit und Technik in Gelsenkirchen die Zahl der Sport treibenden Erwachsenen zu. Immerhin 29 Prozent der Westdeutschen und 17 Prozent der Ostdeutschen gehen mindestens einmal in der Woche sportlichen Aktivitäten nach. Berücksichtigt man noch den Anteil der sporadisch Sport treibenden, dann erhöhen sich diese Werte auf 54 bzw. 43 Prozent. Speziell die Begeisterung für den Laufsport ist wie für kaum eine andere Freizeitbeschäftigung gestiegen. Nach Angaben des Deutschen Leichtathletik-Verbandes hat sich allein die Zahl der Langlaufveranstaltungen in den vergangenen Jahren mehr als verdoppelt.

Die Ziele der Sport treibenden sind oft nur in Nuancen verschieden. Das lateinische „disportare" = sich zerstreuen, Spaß haben, steht nach Umfragen als Motiv an erster Stelle, dicht gefolgt vom Gesundheitsaspekt. Je älter die Freizeitsportler werden, umso mehr rückt für sie der Gewinn an Lebensqualität durch Verbesserung des Gesundheitsempfindens in den Vordergrund. Das ist auch gut so, denn die Alterspyramide in unserer Gesellschaft verändert sich an der Spitze fortwährend. Immer mehr Menschen erreichen das Alter der Hochbetagten. In der Bundesrepublik Deutschland wird nach Angaben des Statistischen Bundesamtes im Jahr 2030 jeder dritte Einwohner älter als 60 Jahre sein, im Jahr 2003 waren das nur 24,1 Prozent der Deutschen. Das heißt aber nicht, dass die Menschen auch wesentlich kränker werden. Statistisch besteht nämlich eine Pflegebedürftigkeit des alten Menschen auf Grund einer erheblichen Verschlechterung seines Gesundheitszustandes erst im letzten Lebensjahr. Allerdings kann die Lebensqualität zuvor schon durch eine eingeschränkte körperliche Selbstständigkeit herabgesetzt sein. Gerade deshalb ist ein Training von Ausdauer, Kraft und Beweglichkeit nicht nur in der Jugend, sondern möglichst bis ins hohe Alter wichtig, weil sich damit der altersbedingte Leistungsverlust hinauszögern und die Unabhängigkeitsphase verlängern lässt. Und unerlässlich hierbei ist immer auch eine allzeit ausgewogene Ernährung.

I Ernährung

1 Unsere wichtigsten Nahrungsmittel

1.1 Was ist gesund?

Bewegung erfordert Energie, setzt also Nahrungsaufnahme voraus. Dabei bestimmt die Ernährung in einem erheblichen Ausmaß den Grad unserer Gesundheit. Die Zusammenhänge zwischen Leben und Nahrung sind so kompliziert, dass sich inzwischen ein ganzer Wissenschaftszweig um dieses Thema etabliert hat. Nun kann nicht jeder Ernährungswissenschaft studieren, aber jeder muss sich ernähren. Was also ist zu tun?

Die meisten Menschen definieren Ernährung ziemlich archaisch nur über die Verben essen, trinken und genießen. Begriffe wie Esskultur, Kochkunst, Köstlichkeit, Schmausen oder Schlemmen zeugen von dem hohen gesellschaftlichen Rang, der mit dem Nachgeben des Nahrungstriebs verbunden ist. Warum auch nicht, gutes Essen erhöht die Lebensfreude und trägt über die Aufhellung der Psyche zur Gesundheit bei. Dieser positive Effekt muss jedoch wieder verloren gehen, wenn die Grundregeln der Nahrungsverwertung gänzlich unbeachtet bleiben. Eine ernährungsphysiologische Sorglosigkeit über längere Zeiträume kann dann Krankheiten provozieren, die meist nicht harmlos sind. Allein ein Drittel aller Krebsfälle wird auf falsche Ernährung zurückgeführt. Die körperlichen Schädigungen durch Übergewicht und Fettleibigkeit sind enorm (☞ 3.5). Damit steigt auch die finanzielle Belastung unseres Gesundheitswesens. Immerhin verursacht die Behandlung ernährungsbedingter Krankheiten in der Bundesrepublik Kosten von jährlich 71 Milliarden Euro. So lohnt es sich, an unserer Nahrungsaufnahme neben der Seele auch das Hirn zu beteiligen. Das kann durchaus schwierig werden, denn nur zu leicht geht im Dickicht der ungeheuren Faktenvielfalt der große Überblick verloren. Und was überhaupt sind ernährungsphysiologische Fakten?

Zuverlässige Experimente in der Ernährungsforschung sind noch immer die Ausnahme. Unser Wissen über die Ernährung resultiert vielmehr aus den abertausenden jährlich publizierten Detailstudien. Sie können nur in kleinen Schritten Antworten auf definierte Ernährungsprobleme geben, sorgen aber oft für große Schlagzeilen. Und die sich anschließenden Debatten in den Medien, manchmal ungeniert interessengesteuert, tragen eher zur Verunsicherung der Menschen bei. Diese gewinnen nämlich den Eindruck, dass über gesunde Ernährung ständig Uneinigkeit herrscht.

Sehr nützlich für den Abbau solcher Zweifel sind die großen, wissenschaftlich hochwertigen Beobachtungsstudien mit tausenden Freiwilligen und einem Zeitaufwand von vielen Jahren, aber leider auch mit erheblichen Kosten. Ihre Ergebnisse sind recht verlässlich, sie beziehen sich allerdings immer nur auf die untersuchten Kollektive in ihrer Gesamtheit. Weil der Einfluss der Ernährung auf die Gesundheit stark von der Erbanlage bestimmt wird, muss das Ergebnis der Gruppe nicht für den Einzelnen gelten. Wissenschaftlich fundierte Ernährungsempfehlungen für Einzelpersonen werden erst durch zellbiologische Methoden auf der Ebene der Gene möglich sein. Auch wenn das noch Zukunftsmusik ist, besteht in der Zwischenzeit zur Resignation kein Anlass. Unser jetziger Kenntnisstand ist bereits enorm. Und er ist allemal umfangreich genug, um gegen die Fluten unsinniger und meist kostenträchtiger Heilsbotschaften immun zu machen. Eine Revolution in der Ernährung gibt es nicht, was immer Super-Diäten oder selbst ernannte Experten versprechen. Jeder sollte für sich herausfinden, was ihm schmeckt und welche Nahrungsmittel ihm unter gesundheitlichen Gesichtspunkten gut tun. Dabei kann das stete Bemühen um das Verständnis der biologischen Zusammenhänge sehr hilfreich sein. Die Qualität der hierzu erforderlichen Informationen entscheidet letztlich darüber, in welchem Ausmaß Gesundheit und Wohlbefinden durch die persönliche Ernährungsweise bewahrt werden können.

Ganz allgemein ist für gesunde Menschen immer

> eine ausgewogene, vielseitige und fettarme Mischkost mit wenig Fleisch anzustreben, stattdessen lieber Fisch und wenn Fleisch, dann eher weißes als rotes. Sie sollten täglich halbkiloweise und in breiter Variabilität Obst und Gemüse essen, reichlich Getreideprodukte und öfter Hülsenfrüchte sowie Nüsse verzehren, sparsam Zucker verwenden und viel trinken.

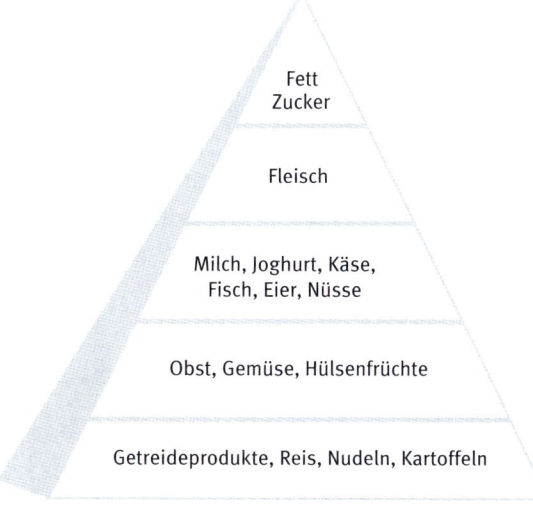

Fett
Zucker

Fleisch

Milch, Joghurt, Käse,
Fisch, Eier, Nüsse

Obst, Gemüse, Hülsenfrüchte

Getreideprodukte, Reis, Nudeln, Kartoffeln

Abb. 1.1 Je höher Produkte in der Nahrungsmittelpyramide angesiedelt sind, umso seltener sollen sie verzehrt werden

Diese von unseren Ahnen schon empfohlene Art der Ernährung unterscheidet sich von der heute sehr populären mediterranen Kost nur geringfügig. Letztere legt noch mehr Wert auf Fischmahlzeiten, ersetzt weitgehend gesättigte Fette durch Olivenöl und erlaubt moderaten Weinkonsum jeweils zu den Mahlzeiten. Gerade die hohe Aufnahme von einfach ungesättigten Fettsäuren aus dem Olivenöl scheint neben dem Mehr an natürlicher Bewegung den Schutz der Südeuropäer vor koronaren Herzkrankheiten und vor einigen Krebsformen auszumachen.

Eine vernünftige Ernährung bedeutet auch Maßhalten. Beschränkungen der Nahrungszufuhr zum Zweck der Gewichtsabnahme sind aber gut zu überlegen und durch Fachleute zu überwachen. Diäten für kranke Menschen bedürfen der ärztlichen Verordnung. Entbehrlich sind in jedem Fall obskure Waschbrettbauch- oder andere Zauberdiäten, die angeblich anstrengungslos überflüssige Pfunde dahinschmelzen lassen können. Damit sich jeder ein eigenes Bild über die Sinnhaftigkeit der unterschiedlichsten Ernährungsempfehlungen machen kann, werden im Folgenden einige Grundprinzipien zum Thema Ernährung auf der Basis des aktuellen internationalen Kenntnisstandes dargestellt.

1.2   Energieträger

Ziel jeder Nahrungsaufnahme ist zuerst einmal die Energieversorgung der Zellen und des Gewebes, wobei sich Fette, Kohlenhydrate und Eiweiße in großem Umfang gegenseitig vertreten können. Die Einheit der Energie ist das Joule (J) bzw. als Tausendfaches das Kilojoule (kJ). In der Medizin hat sich jedoch weitgehend die alte Maßeinheit, die Kilokalorie, gehalten. Eine Kilokalorie entspricht 4,184 Kilojoule. Bei notwendigen Umrechnungen wird im vorliegenden Text meistens vereinfachend mit dem Faktor 4 gerechnet.

Mit der Nahrung müssen aber auch eine Reihe wichtiger Substanzen und Bausteine zugeführt werden, die vom Organismus selbst nicht produziert werden, die für die Lebensabläufe jedoch unverzichtbar sind. Dazu gehören Mineralstoffe, Spurenelemente, Vitamine, bioaktive Pflanzenstoffe sowie essentielle (= lebensnotwendige) Aminosäuren und Fettsäuren. All diese Mikronährstoffe werden bei vollwertiger Ernährung ausreichend zugeführt. Besonderheiten treten eventuell bei den essentiellen Fettsäuren auf (☞ 5.2).

Größte Energielieferanten sind die Fette. Sie enthalten wesentlich mehr oxidierbaren Kohlenstoff und Wasserstoff als die Kohlenhydrate und Proteine und haben deshalb einen mehr als doppelt so hohen Energieinhalt. Sie sind auch Träger der essentiellen Fettsäuren und der fettlöslichen Vitamine A, D, E und K.

Der Fettanteil in der Nahrung ist mit 30 Prozent ausreichend. Er sollte zu je einem Drittel aus gesättigten, einfach ungesättigten und mehrfach ungesättigten Fettsäuren bestehen.

Energieträger	kcal	kJ
Fett	9,3	38,9
Kohlenhydrate	4,1	17,2
Proteine	4,1	17,2
Alkohol	7,0	29,3

Tab 1.1 Brennwert pro Gramm des jeweiligen Energieträgers

Mengenmäßig sind Kohlenhydrate die wichtigsten Energieträger, eine Zufuhr von 55 bis 60 Prozent der täglich benötigten Energie ist ernährungsphysiologisch wünschenswert. Einfache Zucker sollten daran aber so wenig wie möglich beteiligt sein. Im Notfall kann der Organismus zu Lasten des Proteinstoffwechsels Kohlenhydrate selbst synthetisieren.

Im menschlichen Organismus wirken ungefähr 25 000 gengekoppelte Proteine. Die Zahl der Aminosäuren, aus denen die Proteine zusammengesetzt sind, schwankt zwischen etwa 100 und 2 000. Da in den Proteinen aller Lebewesen ja nur 20 verschiedene Aminosäuren vorkommen, sind die einzelnen Aminosäuren in den Eiweißen entsprechend mehrfach vertreten. Acht dieser Aminosäuren sind in unseren Zellen nicht synthetisierbar. Die essentiellen Aminosäuren in der Reihenfolge ihres notwendigen Nahrungsmittelanteils (0,25 bis 1,1 g pro Tag) sind: *Tryptophan, Threonin, Isoleucin, Valin, Lysin, Methionin, Phenylalin, Leucin.*

Zur Energiegewinnung tragen Proteine normalerweise nur mit etwa zwei und unter Belastung mit bis zu zehn Prozent bei. Auch im Ruhestoffwechsel werden sie in geringem Maße abgebaut und als Harnstoff ausgeschieden. Sie müssen deshalb mit der Nahrung zugeführt werden, wobei die WHO als Tagesmenge 0,6 und die Deutsche Gesellschaft für Ernährung 0,8 g pro kg Körpergewicht empfehlen. Das Verhältnis der Aminosäuren in den aufgenommenen Proteinen sollte der Zusammensetzung der körpereigenen Proteine möglichst weitgehend entsprechen, d. h. die biologische Wertigkeit der Proteine sollte hoch sein. Das gilt für die meisten tierischen Eiweiße, besonders für Milch, Eier, Fisch und Fleisch. Pflanzliche Eiweiße enthalten

Herkunft des Proteins	Biologische Wertigkeit [%]
Milch	100
Ei	95
Rindfleisch	80
Kartoffeln	71
Erbsen	56
Weizen	40
Mais	24

Tab. 1.2 Anteil des vom Körper verwerteten Proteins am Gesamtnahrungsprotein

dagegen einzelne Aminosäuren in zu geringer Menge und sind als Proteinlieferanten nur dann gut geeignet, wenn sie mit anderen Eiweißquellen kombiniert werden (z.B. Kartoffel und Ei).

Nicht ungefährlich ist die bisweilen praktizierte Eiweißzufuhr von 3 g pro kg Körpergewicht und mehr bei Kraftsportlern. Solche hohen Proteinmengen werden meistens durch den Verzehr von viel Fleisch realisiert. Das aber zieht auch eine hohe Aufnahme von Nucleinsäuren nach sich, deren Abbauprodukt, die Harnsäure, bei empfindlichen Sportlern die Bildung von Nierensteinen fördert. Wenn in Ausnahmefällen ein höherer Proteinbedarf besteht, sollte er vorzugsweise mit Eiweißpulver abgedeckt werden.

1.3   Wasserhaushalt

Der Mensch besteht im Durchschnitt zu 60 Prozent aus Wasser. Wasser ist als Lösungsmittel und Reaktionspartner in den zahlreichen Stoffwechselreaktionen unentbehrlich. Es dient ferner als Transportmittel

> – so beträgt der Wassergehalt des Blutes ca. 80 Prozent –

und hat durch seine Verdunstungsmöglichkeit eine wichtige Aufgabe bei der Temperaturregulation (☞ 7.1).

Der erwachsene Mensch verliert über Nieren, Darm, Haut und Atemluft täglich 1,5 bis 2,5 Liter Wasser. Bei körperlichen Aktivitäten in warmer Umgebung und bei Fieber oder Diarrhoe (= Durchfall) kann sich diese Abgabe um ein Vielfaches erhöhen. Die Verluste werden durch Aufnahme von etwa 1 000 ml Wasser aus der festen Nahrung und durch Getränke ausgeglichen. Der Flüssigkeitsersatz sollte dabei mit 35 ml Wasser pro Kilogramm Körpergewicht eher großzügig erfolgen. Das gelingt nur durch Trinkmengen von mindestens 1,5 Liter. Für Menschen ab 65 Jahre sind 30 ml/kg KG ausreichend, um den täglichen Flüssigkeitsverlust auszugleichen. Harntreibende Flüssigkeiten wie Kaffee oder Tee werden im Übrigen mitgezählt, auch wenn in Publikumsmedien gerne das Gegenteil behauptet wird. Denn regelmäßiger Koffeinkonsum beeinflusst den Flüssigkeitshaushalt nur durch die mit Kaffee oder Tee zugeführte Wassermenge.

Durst ist für den notwendigen Flüssigkeitsnachschub kein guter Regulator, denn er zeigt einen Verlust meist zu spät an. Besonders krass macht sich das manchmal beim Sport bemerkbar. Ein besserer Marker ist hier das Körpergewicht, das bei ausreichender Flüssigkeitszufuhr konstant bleibt. Viel trinken beugt nicht nur Harnwegsinfekten und Nierensteinen vor, sondern vermindert auch das Blasenkarzinomrisiko. Von der Empfehlung des Vieltrinkens ausgenommen sind Menschen mit Herz- und Niereninsuffizienz. Bei ihnen können zu große Flüssigkeitsaufnahmen unter anderem Lungenödeme verursachen. Diese Patienten müssen bezüglich ihres Trinkverhaltens ärztlich beraten werden.

Die Regulation des Wasserhaushaltes erfolgt – vom unzuverlässigen Durstgefühl abgesehen – hauptsächlich über die

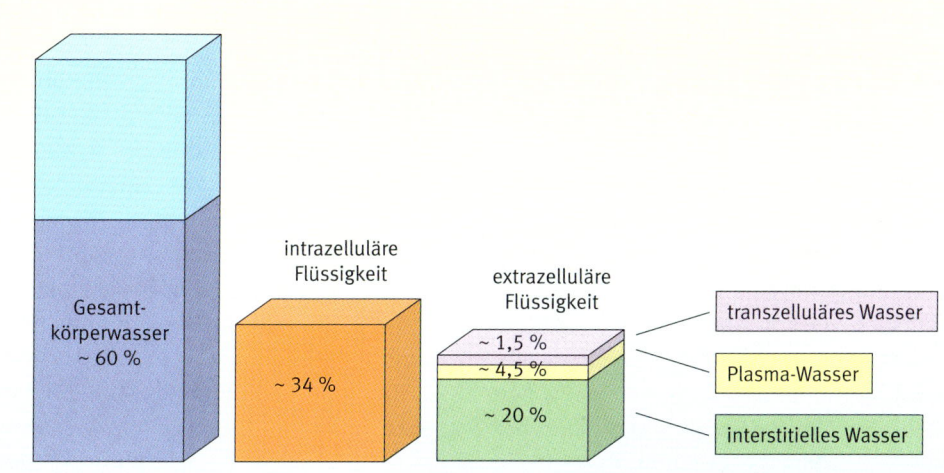

Abb. 1.2 Wasseranteile am Körpergewicht (transzelluläres Wasser = Flüssigkeit des Verdauungstraktes, interstitielles Wasser = Gewebe und Organe umgebende Flüssigkeit)

Nierentätigkeit. Die Nieren erzeugen täglich etwa 180 Liter Primärharn, wovon 178 bis 179 Liter rückresorbiert werden. Größere Flüssigkeitsangebote können problemlos ausgeschieden werden. Bei zu geringer Flüssigkeitsaufnahme kommt es zu Schwierigkeiten, weil die Konzentrierungsmöglichkeiten der Nieren begrenzt sind. Flüssigkeitsmengen unter 800 bis 1 000 ml pro Tag bewirken deshalb eine unzureichende Entgiftung des Körpers, wobei zunehmende Harnstoffspiegel das Bewusstsein trüben und steigende Kaliumkonzentrationen über Herzrhythmusstörungen möglicherweise zum Tode führen.

1.4 Mineralstoffe

Im Gegensatz zu den energieliefernden Hauptnahrungsmitteln werden die Mineralstoffe im Organismus weder produziert noch abgebaut. Sie werden über verschiedene Mechanismen ausgeschieden und müssen regelmäßig mit der Nahrung zugeführt werden.

Ihre Funktionen sind sehr vielgestaltig. **Natrium** und **Kalium** sind ungleich verteilt, Natrium in größerer Konzentration außerhalb der Zelle und Kalium vermehrt intrazellulär. Diese unterschiedliche Verteilung ist für Muskeln und Nerven die Grundlage ihrer Erregbarkeit.

Chlorid ist ein wichtiger Bestandteil der Magensäure und **Phosphat** ein bedeutendes energieübertragendes Gruppenpotential im ATP-Stoffwechsel (☞ 10.1). Alle vier genannten Ionen werden unter normalen Bedingungen stets ausreichend mit der Nahrung zugeführt. Dabei finden sich Natrium und Chlorid in unserem Kochsalz (NaCl), von dem wir in Deutschland regelmäßig mindestens das Zehnfache des Tagesbedarfs von 1,25 g aufnehmen. Die notwendigen 2 g Kalium liefern problemlos Bananen, Orangen, Gemüse, Milchprodukte, Fleisch und Fisch – Quellen, die gleichzeitig auch den Tagesbedarf von 2,5 g Phosphat abdecken.

Bei **Calcium** ist das nicht immer der Fall. Die wünschenswerte Calciumaufnahme ist mit 1000 bis 1 200 mg pro Tag recht hoch und die wichtigsten Nahrungsquellen für Calcium, Milchprodukte und Gemüse, gehören nicht überall zur Standarderähnrung. Calcium spielt eine herausragende Rolle im Knochenstoffwechsel. Darüber hinaus ist es ein bedeutender Cofaktor in der Blutgerinnung, bei der Erregungsübertragung in den Synapsen und bei der Auslösung von Muskelkontraktionen. Hohe Calciumspiegel schützen möglicherweise vor Dickdarmkrebs.

Magnesium dient als notwendiger Aktivator vieler Enzyme.

> Nur etwa 1 Prozent der Magnesium-Gesamtmenge findet sich im Blutplasma.

Das erschwert die Bewertung von Magnesiumbestimmungen im Blut. Sechzig Prozent des Magnesiumbestandes sind in den Knochen und 35 Prozent im Muskelgewebe gebunden. Magnesium bewirkt eine Senkung der Muskelkontraktion und der Gefäßspannung. Herzrhythmusstörungen, Blutdruckerhöhungen und Muskelkrämpfe sind die am häufigsten beschriebenen Symptome bei Magnesiummangel. Hauptlieferant von Magnesium sind Vollkornprodukte, Nüsse sowie die meisten Obst- und Gemüsesorten. Pro Tag sollten 300 bis 400 mg Magnesium aufgenommen werden.

1.5 Spurenelemente

Mineralstoffe, die unseren Tagesbedarf schon in Konzentrationen von unter 100 mg decken, werden als Spurenelemente bezeichnet. Bei Vermeidung einer einseitigen Ernährung sind Mangelzustände nicht zu erwarten. Resorptionsstörungen und künstliche Ernährung sind die wichtigsten Gründe, die eine ergänzende Zufuhr notwendig werden lassen.

Zu den Spurenelementen gehört u.a. **Eisen.** Es ist im menschlichen Organismus an Proteine gekoppelt. Bedeutendster Protein-Eisen-Komplex ist der rote Blutfarbstoff, das Hämoglobin. Die mit ihm transportierten Gase, Sauerstoff und Kohlendioxid, sind während des Transports jeweils an zweiwertiges Eisen gebunden. 200 ml Blut enthalten ungefähr 100 mg Eisen. Der Gesamteisengehalt beträgt bei Männern etwa 50 und bei Frauen 40 mg pro kg Körpergewicht. Von dem natürlichen Abbau eisenbindender Proteine und ihrer gleichzeitigen Neusynthese sind täglich ca. 27 mg Eisen, allein 25 mg davon im Hämoglobinstoffwechsel, betroffen. Die dabei auftretenden geringen Verluste müssen mit der Nahrung ausgeglichen werden. Blutungen, Infekte, chronische Entzündungen und Tumoren können darüber hinaus zu einem sehr raschen Absinken der Eisenspiegel führen. Die empfohlene tägliche Eisenzufuhr für Erwachsene beträgt 10 bis 15 mg. Gute Eisenquellen sind Fleisch, Fisch, Hülsenfrüchte und Trockenobst. Da die Resorptionsrate im Dünndarm unter normalen Bedingungen etwa 20 Prozent beträgt, liegt die tägliche Eisenaufnahme bei 2 bis 3 mg. In Abhängigkeit von der Versorgungslage kann sich die Aufnahme bis zum 8fachen erhöhen.

Der menschliche Organismus enthält 2 bis 4 g **Zink,** das auf verschiedene Gewebe verteilt ist. Zink ist unter anderem Bestandteil der Lactatdehydrogenase (LDH), die im Glucoseabbau eine wichtige Rolle spielt. Auffälligste Symptome einer Zinkunterversorgung sind entzündliche Hauterkrankungen besonders der Akren, Haarausfall, Wundheilungsstörungen, Fehlempfindung des Geschmackssinnes und eine verminderte Aktivität des Immunsystems. Die Zinkaufnahme pro Tag sollte 10 bis 15 mg betragen. Wichtige Nahrungsquellen hierfür sind Fleisch, Meeresfrüchte, Milchprodukte und Weizenkeime.

Chrom, Kobalt, Kupfer, Mangan und **Molybdän** sind Metalle, die in noch geringeren Konzentrationen, Chrom, Kobalt und Molybdän sogar nur in Mikrogramm-Mengen (µg), benötigt werden und die für die Aktivität bestimmter Moleküle dennoch unerlässlich sind. Mangelerscheinungen bei nicht ausreichender Zufuhr dieser Spurenelemente sind vielgestaltig, beim Erwachsenen aber Raritäten. Sie sind beteiligt an der Insulinwirkung (Chrom), an der Bildung von Vitamin B_{12} (Kobalt), an der Synthese von Kollagen bzw. Katecholaminen (= Hormone des Nebennierenmarks) und an der Funktion des Zentralnervensystems (Kupfer), am Knochenaufbau und Gerinnungsablauf (Mangan) sowie im Harnsäure- und Alkoholstoffwechsel (Molybdän). Diese fünf Metalle sind vornehmlich in Vollkornprodukten, Nüssen, Milcherzeugnissen, Pilzen oder Hefe ent-

halten. Ihr täglicher Bedarf liegt zwischen 200 µg (Chrom) und 5 mg (Mangan).

Selen ist ein Spurenelement von vielseitiger Bedeutung für die Gesundheit. Es ist entscheidender Bestandteil der Wirkgruppen von etwa 35 verschiedenen Selenproteinen, von denen einige enzymatische (= katalytische) Funktionen besitzen. Das bekannteste selenabhängige Enzym ist die Glutathionperoxidase. Sie ist wichtig für die Aufrechterhaltung der Integrität der Zellmembranen und schützt Lipide, Lipoproteine und die Erbsubstanz vor oxidativen Schäden. Selen hat ferner einen positiven Einfluss auf die spezifische Immunabwehr, zeigt einen Schutzeffekt gegenüber kardiovaskulären Erkrankungen, ist wichtig für eine normale Schilddrüsenfunktion und spielt eine Rolle bei der Synthese von Testosteron. Ein Selenmangel ist selten und kann sich mit Erkrankungen der Herz- und Skelettmuskulatur zu erkennen geben. Die empfohlene Tagesdosis beträgt 20 bis 100 µg. Experimentelle Daten und zahlreiche klinische Studien sprechen für eine besondere Bedeutung von Selen auch bei der Prävention und Behandlung von Tumorerkrankungen. Hierfür scheint eine zusätzliche Verabreichung von 200 µg Selen sinnvoll. Selen findet sich vor allem in Getreideprodukten, Meeresfrüchten und Innereien.

Jod ist ein Bestandteil der Schilddrüsenhormone T_3 und T_4. Bei deren Bildung aus der Aminosäure Tyrosin und der Umwandlung von T_4 in das aktive T_3 spielen mehrere selenhaltige Enzyme eine Rolle. Der Jodbestand Erwachsener wird auf 10 bis 20 mg geschätzt. Die tägliche Jodaufnahme sollte 150 bis 200 µg betragen. Meeresfrüchte und auch – bei entsprechender Fütterung von Hühnern und Kühen – Eier und Milch gehören zu den jodreichen Nahrungsmitteln. Der Jodgehalt des handelsüblichen Speisesalzes beträgt 15 bis 25 µg pro Gramm Salz.

Fluor ist wichtig für die Zahnbildung und für das Knochengewebe. Der Tagesbedarf von 1,5 bis 4 mg kann aus Fluorquellen wie Eidotter, Milch und Meeresfrüchten gedeckt werden.

Exemplarisch für die ständig neuen und immer detaillierteren Kenntnisse über eine gesunde Ernährung soll noch das eher Gruseln auslösende **Arsen** erwähnt werden. Für den Menschen gibt es in der Tat einen Bedarf für dieses Element, der nach einer Publikation der WHO auf 20 µg pro Tag geschätzt wird. Die durchschnittliche Zufuhr in Deutschland liegt dabei mit 75 µg deutlich über dieser Grenze. Getreide, Gemüse, Obst, Milch, Eier, Fisch und Fleisch, also fast alle wichtigen Nahrungsstoffe, enthalten Arsen. In Tierversuchen finden sich bei Arsenmangel Beeinträchtigungen der Fruchtbarkeit und Zeichen einer Kardiomyopathie (= Herzmuskelerkrankung).

1.6 Vitamine

Vitamine (☞ Tab. 1.4) werden für eine Reihe biochemischer Funktionen benötigt, wobei ihr Tagesbedarf sehr gering ist und im Milligramm- teilweise auch nur im Mikrogrammbereich liegt. Er ist abhängig von Lebensalter, körperlicher Belastung, Schwangerschaft, Nahrungszusammensetzung oder Krankheiten.

Höhere Organismen haben infolge von Mutationen in der Synthesekette die Fähigkeit verloren, diese Stoffe selbst zu produzieren. Vitamine müssen deshalb mit der Nahrung zugeführt werden. Bei unzureichender Aufnahme kommt es erstaunlicherweise nicht zu Allgemeinschädigungen, sondern zu spezifischen Mangelkrankheiten. Allerdings sind solche Störungen heute bei der Überversorgung mit Lebensmitteln sehr selten geworden und treten nur noch bei einseitiger Ernährung auf.

Vitamine sind organische Moleküle mit sehr unterschiedlichen chemischen Strukturen. Sie lassen sich nach ihrer Löslichkeit in zwei Gruppen, in die wasserlöslichen und die fettlöslichen Vitamine, einteilen. Während die **Vitamine B_1, B_2, B_6 und B_{12}**, **Folsäure**, **Vitamin C** sowie **Vitamin H** (= **Biotin**) zu den **wasserlöslichen** Stoffen gehören, sind die **Vitamine A**, **D**, **E** und **K fettlöslich**. Letztere finden sich folglich in fettreichen Nahrungsmitteln bzw. müssen bei diätetischer Gabe zusammen mit fettreicher Nahrung zugeführt werden, um resorbiert werden zu können. Vitamin K macht hierbei eine Ausnahme, weil es normalerweise in ausreichender Menge von den körpereigenen Darmbakterien gebildet wird.

> Die Vitamine A, D, E und B_{12} können in begrenzten Mengen im Organismus über mehrere Monate bis Jahre gespeichert werden.

Ihr Mangel macht sich deshalb erst mit Verzögerung bemerkbar. Die Speichermöglichkeit kann allerdings umgekehrt zu Symptomen bei Überdosierungen führen. Solche Hypervitaminosen sind für die Vitamine A und D bekannt. Alle Vitamine, die nicht gespeichert werden, müssen regelmäßig mit der Nahrung aufgenommen werden. Eine Überdosis dieser Vitamine wird über die Nieren wieder ausgeschieden.

1.6.1 Prävention mit Vitaminen bei gesunden Menschen

Wenngleich der Vitaminbedarf gesunder Menschen weitgehend durch eine ausgewogene Ernährung gedeckt werden kann, empfehlen unzählige Studien Nahrungsergänzungen mit Vitaminpräparaten. Lässt sich jedoch mit zusätzlichen Vitamingaben tatsächlich Vorbeugung betreiben und wenn ja, wogegen und mit welchen Vitaminen in welcher Konzentration? Die Beantwortung dieser Fragen erweist sich als schwierig. Denn der

Vitaminbedarf unterliegt dem Einfluss genetischer Faktoren und damit individuellen Schwankungen. Auch müssen Vitaminwirkungen auf verschiedene Krankheitsbilder oft unerkannt bleiben, dann nämlich, wenn Probanden bereits durch ihre Grundernährung eine gute Vitaminversorgung haben. Und das endgültige Urteil über Langzeiteffekte von mehreren Jahrzehnten, wie zum Beispiel eine eventuell erfolgreiche Krebsprophylaxe, konnte bisher nicht gefällt werden, weil hierfür die selbst auf längste Zeiträume angelegten Studien noch viel zu kurz waren. Verlässliche Erkenntnisse hierzu wird vermutlich erst die große EPIC-Studie liefern (☞ 1.9).

Der Nutzen einiger Vitaminsubstitutionen ist inzwischen dennoch recht gut belegt. So reduziert die zusätzliche Gabe von 400 µg **Folsäure** vor und in der Schwangerschaft das Risiko von Neuralrohrdefekten (= Fehlen bzw. Deformation von Teilen des Gehirns und offener Rücken) bei den Neugeborenen um 36 Prozent, eine Dosis von 5 mg gar um 85 Prozent. Bei Erwachsenen fördern sehr hohe Homocystein-

Bezeichnung	Wasserzusatz (Prozent)
Fruchtsaft	0
Fruchtnektar	
– Apfel, Grapefruit, Orange	50
– Aprikose	60
– Sauerkirsche	70
– Johannisbeere	75
Fruchtsaftgetränk	
– Kernobst	70
– Mischgetränk	90
– Zitrusfrucht	94

Tab. 1.3 Flüssiges Obst – die unterschiedlichen Wasserzusätze

Vitamin	Funktion	Vorkommen	Tagesbedarf	Mangelkrankheit
A	Bestandteil des Sehpurpurs, Epithelschutz, Glucosetransport, Vermehrung der Rezeptoren für Wachstumsfaktoren	Fisch, Gemüse	0,8 – 1,0 mg[1]	Nachtblindheit, Verhornung der Epithelien, Wachstumsstillstand
B_1	Coenzym, beteiligt besonders im Kohlenhydratstoffwechsel	Fleisch, Getreide	1,0 – 1,3 mg	Beriberi, Polyneuritis
B_2-Komplex 1. Riboflavin	Überträger von Wasserstoff	Milch, Hefe, Leber	1,2 – 1,5 mg	Anämie, Dermatititis, Rhagadenbildung
2. Nikotinsäure	Überträger von Wasserstoff	Fleisch, Fisch, Obst	13 – 17 mg	Pellagra, Durchfall
3. Folsäure	überträger von CH_3-Gruppen	grüne Gemüse, Leber	400 µg	Anämie, Störung im Homocysteinstoffwechsel
4. Pantothensäure	Aktivator von Fettsäuren	Fleisch, Fisch, Gemüse	7,0 mg	vermehrte Infektionen der oberen Luftwege
B_6	Coenzym im Aminosäurestoffwechsel	Leber, Fisch, Eier, Obst, Gemüse	2,0 mg	Störungen im Homocysteinstoffwechsel mit Arteriosklerosebildung
B_{12}	Coenzym für Umlagerungsreaktionen	Fleisch, Leber, Milch, Eier	3 µg	schwere Anämie
C	Antioxidanz, Resorptionsförderung von Eisen	Obst, Gemüse	100 mg	Kapillarschädigungen, Blutungen, chron. degenerative Erkrankungen
D	Hormon des Calciumstoffwechsels, Mineralisierung des Skeletts, Muskelkräftigung	Milch, fetter Seefisch, Lebertran, Eigelb	5 – 10 µg[2]	Rachitis, Osteomalazie

(Fortsetzung)

Vitamin	Funktion	Vorkommen	Tagesbedarf	Mangelkrankheit
E	Antioxidanz	Getreide, Pflanzenöle	12 – 15 mg[3]	vermehrte Horn-hautbildung, chron. degen. Erkrankungen
H	Coenzym des Stoff-wechsels orga-nischer Säuren	Leber, Niere, Eigelb, Hefe	30 – 60 µg	Dermatitis, Haaraus-fall, neurologische Störungen, Hyper-cholesterinämie
K	Voraktivierung von Gerinnungsfak-toren	viele tie-rische und pflanzliche Produkte, von Darmbakterien synthetisiert	60 – 80 µg	verzögerte Blutgerin-nung, Blutungsbe-reitschaft

Tab. 1.4 Referenzwerte für die Vitaminzufuhr, nach Angaben der DGE, 2004
[1] 1 mg = 3333 IE   [2] 1 µg = 40 IE   [3] 1 mg = 1,5 IE

spiegel die Entstehung von Arterio-sklerose, ein Prozess, der ebenfalls durch Folsäure in Verbindung mit der Einnahme von **Vitamin B$_6$ und Vitamin B$_{12}$** vermindert werden kann (☞ 6.3). Für ältere Menschen sind zusätzliche Vitamin-B$_{12}$-Dosen ohnehin empfehlenswert, weil sie diese bio-aktive Substanz häufig schlechter re-sorbieren. Und die Älteren weisen we-gen Milchunverträglichkeiten, selteneren Aufenthalten in der Sonne und Resorp-tionsstörungen meist noch einen **Vita-min-D-Mangel** auf, sodass für diese Personengruppe auch eine ergänzende Vitamin-D-Aufnahme angezeigt ist (☞ 8.4.2). Inwieweit andere Vitamine, in höherer Dosierung konsumiert, unse-re Gesundheit positiv beeinflussen, wird nach wie vor kontrovers diskutiert. Im-merhin scheinen die meisten Vitamine nicht zu schaden, jedenfalls dann nicht, wenn die Gesamtaufnahme des einzel-nen Vitamins das Doppelte der empfoh-lenen Tagesdosis nicht überschreitet.

1.6.2 Grenzen der Vitamingläubigkeit

Viel Aufmerksamkeit wird in der Öffent-lichkeit den antioxidativ wirkenden Vita-minen A, C und E entgegengebracht. Besonders von den Vitaminen A und E werden wahre Wunder erwartet, sollen sie doch die Sterblichkeitsrate von Herz-Kreislauf-Erkrankungen senken. Ein solcher Effekt konnte aber in einer gro-ßen **Meta-Analyse** ausdrücklich nicht nachgewiesen werden.

> Das Ziel von Meta-Analysen ist, durch poolen von Daten vergleichbarer Un-tersuchungen deren Aussagekraft weiter zu erhöhen.

In diese Auswertung internationaler Studien waren 138 113 Probanden, die 15 bis 20 mg β-**Carotin** (Vorstufe des Vitamin A) erhielten, eingeschlossen und 81 788 Probanden mit der Einnahme von 50 bis 800 IE **Vitamin E.** Bei den untersuchten Personen handelte es sich neben Gesunden auch um Patienten mit Diabetes und Herzkrankheiten. Der Beobachtungszeitraum variierte in den verschiedenen Studien zwischen 1 bis 12 Jahren. In der Gruppe der β-Carotin-Konsumenten wurde sogar ein leichter Anstieg der kardiovaskulär bedingten Todesfälle registriert. Eine übermäßige Zufuhr von **Vitamin A** ist noch aus einem anderen Grunde problematisch. Sie kann die Knochendichte vermindern und dadurch zu einem gesteigerten Frakturrisiko führen. Davon sind alle Knochen betroffen, am häufigsten sind es die Hüftknochen. Je höher die Vitamin-A-Spiegel im Blut sind, desto größer ist die Frakturgefahr.

Es gibt auch keine Belege dafür, dass Vitamine in hohen Zusatzdosen einen Schutz vor gastrointestinalen Krebserkrankungen bieten. Das zeigt eine andere Meta-Analyse aus 14 Studien mit 170 000 Teilnehmern, nach der durch Nahrungsergänzungen mit β-Carotin und den Vitaminen A, C und E die Rate der Karzinome von Speiseröhre, Magen, Leber, Bauchspeicheldrüse und Darm nicht gesenkt werden konnte. Im Gegenteil, hier war unter dieser Supplementation nach den ausgewerteten Daten das Todesrisiko ebenfalls leicht erhöht.

Selbst die isolierte Einnahme des bisher als besonders verträglich geltenden Vitamin E erhöht das Sterberisiko. Das ist das Resultat aus der Bewertung von 19 Studien mit 135 967 Teilnehmern und Nachbeobachtungszeiten von 1,4 bis 8,2 Jahren. Die Berechnungen ergaben 39 zusätzliche Todesfälle auf 10 000 Anwender. Auch wenn die meisten Studienteilnehmer über 60 Jahre alt waren, an chronischen Krankheiten litten und die kritische Dosis mit 400 IE weit über dem natürlichen Bedarf lag, ist bei dieser Art der Nahrungsergänzung Zurückhaltung geboten, zumal in den ausgewerteten Studien die gewünschten antiatherogenen und antikanzerogenen Wirkungen nicht nachgewiesen werden konnten.

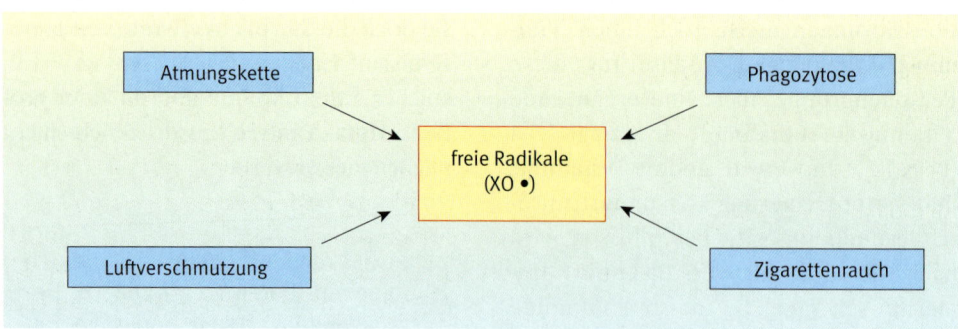

Abb. 1.3 Wichtige Quellen für die Bildung von reaktiven Sauerstoffverbindungen

1.7 Antioxidanzien

Für die Energiegewinnung der Organismen sind Verbrennungsprozesse unabdingbare Voraussetzung. Bei diesen Vorgängen treten so genannte reaktive Sauerstoffverbindungen (RSV) auf. Sie entstehen aber auch in der Immunabwehr bei den chemischen Abläufen der Phagozytose (☞ 9.2.1), durch Umweltgifte (Ozon), Zigarettenrauch oder Arzneimittel.

Reaktive Sauerstoffverbindungen liegen in Radikalform vor. Von Radikalen spricht man, wenn Bindungselektronen an Atomen nicht paarweise sondern einzeln vorliegen, es sich im chemischen Sinne eher um eine „halboffene" Bindung handelt. In diesem Zustand besitzen sie ein extrem hohes Energiepotential. Sie sind deshalb nur für Sekundenbruchteile existent und verschwinden wieder, indem sie ein negativ geladenes elektrisches Teilchen aus einem anderen Atom oder Molekül einfangen und eine energieärmere, stabile Elektronenpaarbildung eingehen. Bei

Bilirubin	Vitamin E
β-Carotin	Glutathionperoxidase
Glutathion	Hämoxygenase
Harnsäure	Katalase
Selen	Superoxiddismutase
Vitamin C	Coenzym Q
diverse sekundäre Pflanzenstoffe	

Tab. 1.5 Wichtige im Körper vorkommende Antioxidanzien

diesen heftigen Reaktionen können natürlich auch zerstörerische Effekte an Zellen und Geweben auftreten. Schätzungsweise finden in der DNA jeder menschlichen Zelle pro Tag etwa 10 000 oxidative Schädigungen statt. Nur dem Vorhandensein extrem effizienter DNA-Reparatursysteme und zahlreicher Antioxidanzien verdanken wir das Ausbleiben dauerhafter Zellschäden.

Sehr anfällig gegenüber RSV verhalten sich mehrfach ungesättigte Fettsäuren. Da diese auch Bestandteil von Zellmembranen sind, können durch ihre Oxidation in den Membranen wichtige Oberflächenrezeptoren zerstört und partiell die Membrandurchlässigkeit beeinträchtigt werden. Solche Vorgänge spielen bei den arteriosklerotischen Gefäßveränderungen eine Rolle (☞ 6.1.2). Inwieweit sich durch vermehrte Zufuhr von Antioxidanzien die Entwicklung einer Arteriosklerose aufhalten lässt, ist zur Zeit Gegenstand intensiver Forschung. Darüber hinaus wird untersucht, ob gut funktionierende antioxidative Abwehrmechanismen auch Alterungsprozesse der Zellen verlangsamen können und ob die beim Rauchen und Alkoholgenuss vermehrt auftretenden Sauerstoffradikale an Organerkrankungen von Lunge und Bauchspeicheldrüse beteiligt sind. Mögliche Therapien mit Antioxidanzien bzw. deren präventive Nutzung werden immer wieder propagiert. Jedoch sind eine Wirkung beweisende Reaktionsmechanismen noch ungeklärt. Und es liegen bisher keinerlei Angaben für die dann notwendigen Gewebekonzentrationen vor.

1.8 Sekundäre Pflanzenstoffe

Unsere Nahrungs- und Genussstoffe bestehen neben den bekannten Hauptkomponenten häufig noch aus einer großen Zahl weiterer bioaktiver Stoffe. Allein im Kaffee sind mehr als 3 000 verschiedene chemische Substanzen enthalten, davon über 800 Aromastoffe. In den einzelnen Obst- und Gemüsesorten finden sich ähnlich viele Verbindungen.

> Die Phytochemikalien entstanden in den langen Zeiträumen der Evolution, um Pflanzen vor UV-Strahlungen, Schädlingen und Fehlregulierungen der Wachstumsprozesse zu schützen.

Obgleich sie nur in kleinen Mengen in den Pflanzen vorkommen, bestimmen sie doch entscheidend deren Farbe, Geruch und Geschmack. Sekundäre Pflanzenstoffe findet man vorwiegend in Schalen und Kernen von Obst und Gemüse, in den Teilen also, die vor dem Verzehr gerne entfernt werden. Anders als Vitamine sind die Pflanzenstoffe meist temperaturstabil. Sie lassen sich durch Koch- und Garvorgänge besser aufschließen und dadurch in den Mahlzeiten anreichern.

Die Menschen haben seit jeher regelmäßig ein breites Spektrum von solchen bioaktiven Pflanzenstoffen aufgenommen. Ihr Essverhalten hat sich dabei so optimiert, dass toxische Substanzen weitgehend gemieden werden und die verbleibenden positiven Wirkstoffe als ständige Begleiter der Nahrung Gesundheit und Leistungsfähigkeit fördern.

> Wichtige sekundäre Pflanzenstoffe machen bei einer gemischten Kost etwa 1,5 g unserer täglichen Nahrung aus.

Von den aufgeführten bioaktiven Wirkstoffen sind die zu den **Polyphenolen** gehörenden **Flavonoide** wohl am weitesten verbreitet. Sie finden sich vorwiegend in den Randschichten der Pflanzen, sodass das Schälen von Früchten deren Flavonoidgehalt vermindert. In letzter Zeit besonders beforscht sind die sich von den **Flavanolen** ableitenden **Katechine.** Sie können die Bildung des stark gefäßverengenden Hormons Endothelin durch die Endothelzellen blockieren. Die daraus resultierende kapillarerweiternde Wirkung der auch im Rotwein vorhandenen Katechine wird für deren herzschützende Eigenschaften verantwortlich gemacht.

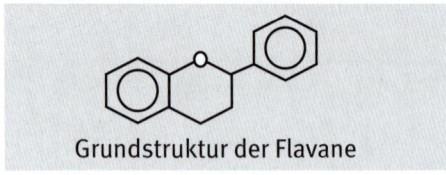

Grundstruktur der Flavane

Ein anderer Effekt der **Flavanole** scheint hier aber eine noch größere Rolle zu spielen. An den der Arteriosklerose zu Grunde liegenden Entzündungsprozessen sind wesentlich auch glatte Muskelzellen aus dem Gefäßwandbereich beteiligt. Diese Muskelzellen erhalten ihren Befehl zum Einwandern in das Entzün-

Stoffgruppe	Substanzklasse	u.a. enthalten in
Carotinoide 1, 3, 6, 8	α-Carotin	Karotten, Kürbis, Orangen
	β-Carotin	Karotten, Grünkohl, Aprikosen
	Lutein	Grünkohl, Spinat
	Lycopin	Tomaten, rote Grapefruits
Glucosinolate 1, 2, 6	Glucobrassicin	Kresse, Kohlrabi, Rosenkohl
	Sinigrin	Rotkohl, Brokkoli, Blumenkohl
Monoterpene 1, 2	Carvon	Kümmel
	Limonen	Orangen
Phytosterine 1, 6	β-Sitosterin, Stigmasterin, Campesterin }	fettreiche Pflanzenteile (Getreide, Nüsse, Öle)
Protease-Inhibitoren 1, 3	Trypsin, Plasmin, Elastase }	Soja, Erbsen, Kartoffeln, Reis, Hafer
Saponine 1, 2, 6, 7, 8	Saponin	Hülsenfrüchte, Spinat
Sulfide 1, 2, 3, 4, 5, 6, 7, 8	Allicin	Knoblauch
Flavonoide 1, 2, 3, 4, 5, 6, 7, 8	Anthozyane	blaue Trauben, Kirschen
	Flavanole	Rotwein, grüner und schwarzer Tee
	Flavanone	Grapefruits, Orangen
	Flavone	Sellerie, Fruchtschalen
	Flavonole	Zwiebeln, Äpfel, Endivien
Phenolsäuren 1, 2, 3	Kaffeesäure, Ferulasäure }	Kaffee, Grünkohl, Weizenvollkorn, Weißkohl
Phytoöstrogene 1, 3	Isoflavonoide	Soja
	Lignane	Leinsamen, Weizenkleie

Tab. 1.6 Wichtige sekundäre Pflanzenstoffe mit ihren Hauptwirkungen
1 = antitumorös, 2 = antibiotisch, 3 = antioxidativ, 4 = gerinnungshemmend,
5 = blutdruckregulierend, 6 = cholesterinsenkend, 7 = entzündungshemmend,
8 = immunstimulierend

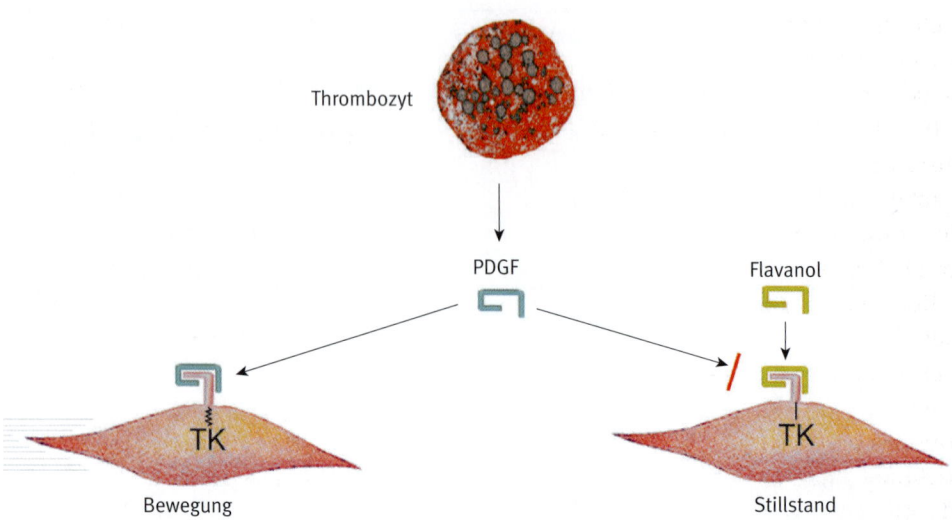

Thrombozyt

PDGF

Flavanol

TK

TK

Bewegung

Stillstand

Abb. 1.4 Der Tyrosinkinase-Rezeptor (TK) auf einer glatten Muskelzelle nach Kopplung mit PDGF und bei Blockierung durch Flavanol

dungsgebiet durch den von Thrombozyten abgesonderten Wachstumsfaktor PDGF (platelet derived growth factor). Das Andocken von PDGF an die Tyrosinkinase-Rezeptoren auf den glatten Muskelzellen ist dafür das Startsignal. In Gegenwart von **Flavanolen** wird jedoch die Tyrosin-Kinase gehemmt. Die vorprogrammierte Wanderung der Muskelzellen unterbleibt, das Entzündungsgeschehen in der Gefäßwand wird heruntergeregelt. Weil sich die in den Schalen und Kernen der roten Weintrauben vorkommenden **Flavanole** während der Maische-Gärung im Alkohol stark anreichern, findet man diesen kardioprotektiven Effekt in der Tat nur beim Rotwein, nicht aber beim roten Traubensaft oder den roten Trauben selbst. Der Genuss von einem Glas Rotwein pro Tag mag also in Bezug auf Vermeidung von Herz-Kreislauf-Erkrankungen sinnvoll

sein. Eine ausdrückliche Empfehlung zu solchem Tun fällt dennoch schwer,

> zu enorm ist das Suchtpotential von Alkohol und zu groß seine Schädlichkeit für die meisten anderen Gewebe.

Epigallocatechin und das in Kakao oder grünem und schwarzem Tee vorkommende **Epicatechingallat** sind ferner starke Radikalenfänger. Diese **Katechine** können deshalb die Oxidation von LDL-Cholesterin in den Gefäßwänden begrenzen und damit der Arteriosklerose vorbeugen. In diesem Zusammenhang ist noch ein anderer Effekt der **Katechine** bemerkenswert. Sie senken nämlich nicht nur leicht den Blutdruck, sondern hemmen auch die Zusammenlagerungen von Gerinnungsplättchen, vermindern also die Gefahr von Thrombosen in eventuell verengten Gefäßen. Nach leider bisher nur sehr kleinen Studien soll für beides schon der tägliche Verzehr von 100 g bzw. 25 g Halbbitter-Schokolade ausreichen. Für Kakao-Liebhaber, die es glauben möchten, gute Nachrichten über die ansonsten viel Fett und Zucker liefernde braune Versuchung.

Bestimmte Substanzen aus der großen Familie der Flavonoide haben auch antikanzerogene Wirkungen, da sie im Krebsgeschehen die Aussprossung tumorversorgender Gefäße behindern. In ähnliche Richtung wirkt das **Apigenin.** Es ist ein **Flavon** und kommt reichlich in Petersilie vor. **Apigenin** kann in experimentellen Versuchen die Wanderung von Darmkrebszellen und deren Zellteilung hemmen, folglich also der Metastasierung von Darmtumoren entgegenwirken. Auch das oben erwähnte **Epicatechingallat** begrenzt die Metastasierung von Tumoren wie beispielsweise die von Lungenkrebs. Es bindet an spezifischen Rezeptoren auf der Oberfläche der Krebszellen und bremst durch deren Blockierung die Tumorausbreitung. Die dazu notwendigen Konzentrationen an **Epicatechingallat** entsprechen denen, die man im Körper nach dem Genuss von zwei bis drei Tassen grünem Tee findet.

Schließlich beruht ein beachtenswerter Nebeneffekt der **Flavonoide** auf einer Veränderung der Bioverfügbarkeit von Medikamenten. Deren Abbau kann dabei vermindert oder beschleunigt sein. Das Flavonoid **Narigin,** das den bitteren Geschmack der Grapefruit verursacht, ist nach bakterieller Umwandlung zu **Narigenin** eine solche Einflussgröße. Es verlangsamt die Metabolisierung be-

stimmter Therapeutika, zum Beispiel die von Ciclosporin, und beeinflusst damit deren Konzentration in den Geweben. Die gleiche Wirkung verzeichnet das nicht nur in der Grapefruit, sondern auch in Äpfeln, Beerenfrüchten und Zwiebeln vorkommende **Quercetin.**

Ähnlich wie bei den Flavonoiden konnten in zahlreichen Untersuchungen tumorprotektive Eigenschaften für das zu den **Carotinoiden** gehörende und die Tomaten rot färbende **Lycopin** nachgewiesen werden. **Lycopin** lässt Krebszellen absterben, indem es sie wieder empfänglich macht für solche Signale, die zum programmierten Zelltod (= Apoptose) führen.

Auch die Bedeutung der **Phytoöstrogene** wird intensiv diskutiert. Sie binden selektiv an den Östrogenrezeptoren und entfalten so eine geringe östrogenartige Wirkung. Selbst wenn sie kein Ersatz für eine herkömmliche postmenopausale Hormontherapie sein können, scheinen sie doch Wechseljahresbeschwerden der Frauen zu lindern. Weitergehende Erwartungen, dass zum Beispiel eine soja- und damit phytoöstrogenreiche Nahrung auch vor Brust- und Prostatakrebs schützt, sind dagegen bisher nicht belegt.

Eine Kost, die reich an **Phytosterinen** ist, kann den LDL-Cholesterin-Wert bis zu 20 Prozent senken. Besonders Phytosterine wie das β-**Sitosterin** und sein Derivat **Sitostanol** hemmen die Resorption von Cholesterin im Darm. Diese Substanzen kommen in Mandeln, Nüssen, Pflanzenölen, Obst und Gemüsen vor.

Lange schon bekannt ist die Wirkung von pflanzlichen Bitterstoffen. Bei ihnen handelt es sich um **Monoterpene,** die sowohl den Speichelfluss als auch die Freisetzung von Magensäure und Gastrin stimulieren. So wird die Aufspaltung der Nahrungsbestandteile gefördert und durch Steigerung der Peristaltik (= fortschreitendes Zusammenziehen) des oberen Magen-Darm-Trakts auch der Transport der Nahrung.

In Kohlgemüse, aber auch in Kresse, Senf oder Raps finden sich reichlich **Glucosinolate,** deren Gehalt von der Art und Sorte abhängt. Durch den Verzehr dieser Produkte werden die **Glucosinolate** zu niedermolekularen **Thiocyanaten, Isothiocyanaten** und **Nitrilen** verstoffwechselt. Sie machen den typischen Geruch und Geschmack dieser Pflanzen aus. Zur Gruppe der **Glucosinolate** gehört auch das besonders in Brokkoli und Rotkohl vorkommende **Glucoraphanin,** dessen Abbauprodukt **Sulforaphan** die Produktion solcher Enzyme ankurbelt, die in den menschlichen Zellen krebsauslösende Stoffe unschädlich machen. **Sulforaphan** zeigt zusätzlich antibakterielle Wirkungen und kann speziell vor Helicobacter-Infektionen des Magens schützen.

In dieser Aufzählung darf Knoblauch mit seinem Hauptwirkstoff **Allicin** nicht fehlen. Er wird in vielen Kulturen geradezu als Wunderdroge verehrt, weil ihm alle heute bekannten positiven Eigenschaften bioaktiver Pflanzenstoffe zugeschrieben werden. Ob aber Allicin oder die vielen anderen Substanzen betrachtet werden, bisher liegen meist nur Teilergebnisse der Grundlagenforschung vor. Auf diesem Gebiet befinden wir uns mit dem Wissen erst ganz am Anfang.

Die diversen Pflanzenstoffe, die offenbar nur in komplexen Mischungen ihre positiven Wirkungen entfalten, lassen sich noch nicht gezielt bei bestimmten Krankheiten einsetzen. Aber sie mit Bedacht zu verzehren, verschafft wenigstens den psychologischen Benefit, etwas Vorbeugendes im täglichen Kampf gegen Krebs oder andere chronische Krankheiten zu tun.

1.9 Ballaststoffe

Nahrungsmittel mit einem hohen nicht verstoffwechselbaren Faseranteil sind unentbehrlich für eine normale Darmtätigkeit. Durch Wasseraufnahme quellen Ballaststoffe auf und bewirken eine Anregung der Darmmotorik. Die Transitzeit der Nahrung und damit die Kontaktzeit von Schadstoffen mit der Darmwand ist verkürzt. Darüber hinaus binden sie Gallensäuren und Cholesterin und beeinflussen positiv die für unsere Gesundheit wichtigen nützlichen Darmbakterien.

Ballaststoffe finden sich in Form von Zellulose, Pektinen, Lignin und anderen Strukturbestandteilen nur in pflanzlichen Lebensmitteln. Ein zu geringer Verzehr dieser unverdaulichen Fasern geht mit einem größeren Risiko für Dickdarmkrebs einher. Diese schon ältere Erkenntnis wurde inzwischen durch die EPIC-Studie bestätigt (European Prospective Investigation into Cancer and Nutrition). Es handelt sich hierbei um die weltweit größte Untersuchung, die den Einfluss der Ernährung auf die Entstehung von Krebs und von anderen

Lebensmittel	(Gramm)
Äpfel	3
Bananen	3
Beerenfrüchte	5
Brokkoli	3
Cornflakes	4
Grünkohl	4
Haferflocken	10
Haselnüsse	7
Hülsenfrüchte	7
Kartoffeln	2
Leinsamen	35
Mandeln	10
Mischbrot	5
Mohrrüben	3
Orangen	2
Pflaumen	9
Reis, natur	3
Reis, geschält	1
Rosenkohl	5
Sojabohnen	12
Sonnenblumenkerne	6
Spaghetti	3
Vollkornbrot	8
Weißbrot	3
Weizenkleie	48
Weizenmehl, Typ 1700	13

Tab. 1.7 Beispiele für den Ballaststoffanteil von Lebensmitteln pro 100 Gramm essbarem Anteil

chronischen Erkrankungen aufzeigen soll. Etwa eine halbe Million Menschen aus zehn europäischen Ländern sind seit 1992 in diese auf 15 bis 20 Jahre angelegte Studie einbezogen. Die zu Beginn jeweils gesunden Probanden werden immer wieder medizinisch untersucht und zu ihren Ernährungsgewohnheiten befragt. Und so betrifft ein erstes Fazit auf der Basis von 1,94 Millionen Personenjahren den Zusammenhang zwischen einer faserreichen Ernährung und dem Kolonkarzinom. Danach war in der Gruppe mit einem täglichen Verzehr von 34 Gramm Ballaststoffen die Häufigkeit dieser Krebsform um 40 Prozent niedriger als in der Gruppe, in der die Probanden im Mittel nur 13 Gramm Pflanzenfasern zu sich nahmen. Es war hier unwichtig, ob die Fasern aus Obst, Gemüse oder Getreide stammten. Von den positiven Wirkungen profitierten Frauen und Männer in gleichem Maße.

Zu einem sehr ähnlichen Ergebnis kommt eine etwas anders aufgebaute amerikanische Untersuchung an 76 000 Frauen mit einem Beobachtungszeitraum von 12 Jahren. In dieser Studie wurden die Ballaststoffe nicht isoliert, sondern im Rahmen der jeweils gesamten Ernährungsweise bewertet. Als Resümee wiesen Teilnehmerinnen mit einer

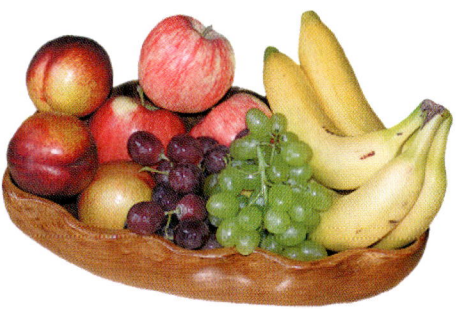

ausgeprägten „westlichen" Kost, bestehend aus viel rotem Fleisch (nach Ergebnissen der EPIC-Studie ein eigenständiger Risikofaktor), Pommes frites, Weißmehlprodukten und Süßigkeiten, ein 46 Prozent höheres Risiko für Dickdarmkrebs auf als Frauen, die reichlich Früchte, Gemüse, Fisch, Geflügel und Vollkornprodukte konsumierten. Aus allen bisherigen Erfahrungen werden heute von der Deutschen Gesellschaft für Ernährung

> als Richtwert für die Ballaststoffmenge in der Nahrung 30 Gramm pro Tag empfohlen. Eine eventuell beabsichtigte Steigerung der Ballaststoffaufnahme sollte behutsam über mehrere Wochen erfolgen.

1.10   Functional Food

> „Lass die Nahrung Deine Medizin und Medizin nicht Deine Nahrung sein."

Dieser von Hippokrates überlieferte Satz reflektiert die uralten Träume der Menschen, durch bestimmte Nahrungsmittel Krankheiten zu heilen oder gar zu vermeiden. Functional Food, in den 70er Jahren des vergangenen Jahrhunderts in Japan und den USA als Begriff etabliert, bezeichnet Lebensmittel, die mit unterschiedlichen Substanzen oder Mikroorganismen angereichert werden und de-

ren spezifischer gesundheitsfördernder Nutzen wissenschaftlich hinreichend belegt sein muss. Sie erfreuen sich wegen des ständig steigenden Gesundheitsbewusstseins in der Bevölkerung immer größerer Beliebtheit. Populäre Produkte sind beispielsweise mit Pflanzensterinen angereicherte Margarinesorten, die die Aufnahme von Cholesterin aus dem Darm blockieren und damit den LDL-Cholesterinspiegel im Blut senken, oder probiotische Milchprodukte, mit widerstandsfähigen Milchsäurebakterien versetzt, die das Immunsystem stärken und die Darmflora verbessern sollen. Zusatz von Calcium zu Obstsäften, Eier mit einem besonders hohen Gehalt an ungesättigten Fettsäuren, Brot mit Linolensäure oder die allgemeine Anreicherung von Nahrungsmitteln mit verschiedenen Vitaminen sind weitere Beispiele.

Neueste Entwicklungen auf dem Nahrungsmittelmarkt zielen auf genveränderte Produkte: Tomaten mit doppeltem Gehalt an dem roten Farbstoff Lycopin beispielsweise, grüne Salate mit mehr Xanthophyll (Lutein) oder eisenreiche Reissorten.

Inzwischen häufig auch als Nutraceuticals oder Designer-Nahrung bezeichnet, sollen diese Lebensmittel natürlich nicht bei akuten Beschwerden helfen, sondern

> eher langfristige Gesundheitsrisiken durch Krebs, Herz-Kreislauf-Krankheiten oder chronisch degenerative Erkrankungen mindern und Alterungsprozesse verlangsamen.

Aber gerade diese auf lange Zeiträume ausgerichtete Wirkung der Functional Food erschwert die Bewertung ihres Nutzens. Skepsis ist geboten, weil pflanzliche Nahrungsmittel Hunderte von Substanzen enthalten, die erst in ihrer Summe die ihnen zugeschriebenen positiven Effekte entfalten. Auch gilt es noch Antworten zu finden auf Fragen nach Optimierung von Mischungsverhältnissen, Geschmacksveränderungen oder Nebenwirkungen. Vor allem zu den Dosierungsempfehlungen gibt es bisher kaum eine wissenschaftlich gesicherte Basis. Sollte

sich beispielsweise die Aufnahme von Laktobazillen oder Bifidobakterien mit den Probiotika im Bereich von 100 Millionen pro Tag bewegen oder ein Mehrfaches davon betragen? Trotz der hier noch vielen offenen Fragen spricht einiges dafür, dass Functional Food nicht schadet und manches, dass sie nutzt. Mit Hochdruck arbeiten Nahrungsmittelhersteller und pharmazeutische Industrie an Forschungsprogrammen, um die Verbraucher durch Qualität vom vorstehenden zweiten Halbsatz zu überzeugen.

2 Prinzipien des Energie-verbrauchs

2.1 Grundumsatz

Selbst in völliger Ruhe benötigt der Organismus zur Aufrechterhaltung der verschiedenen Zellfunktionen, der Körpertemperatur und von minimalen körperlichen Aktivitäten eine Mindestmenge an Energie. Wird dieser Ruheumsatz unter standardisierten Bedingungen, also bei einer leicht bekleideten Person, im Liegen, bei einer Raumtemperatur von 20 °C und 12 Stunden nach der letzten Nahrungsauf-

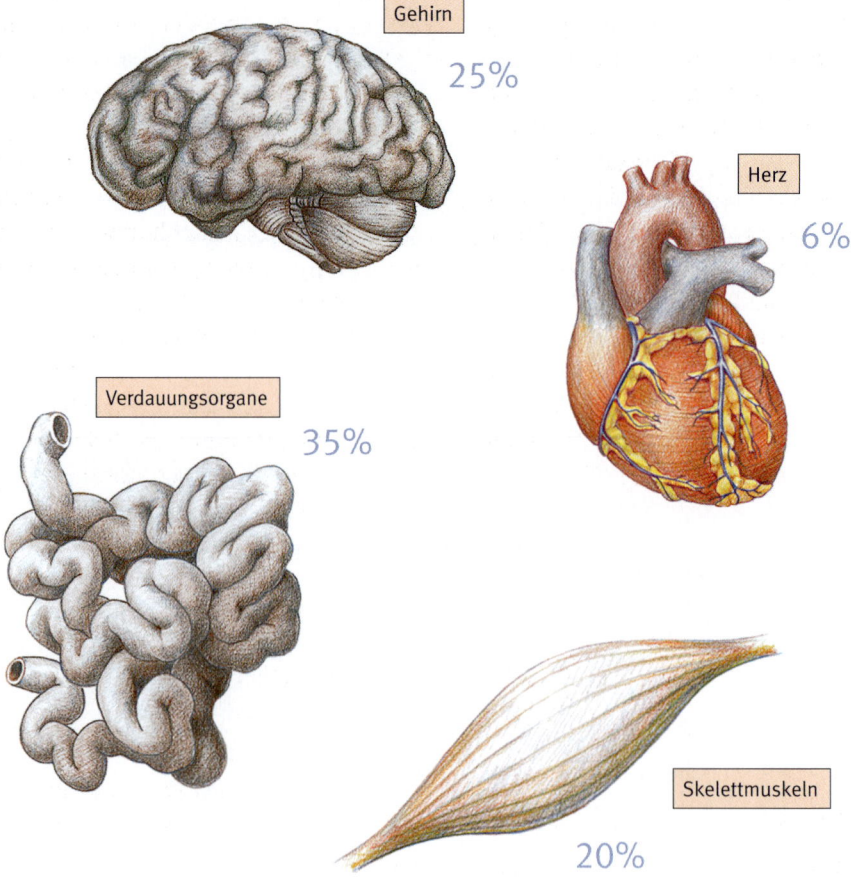

Gehirn

25%

Herz

6%

Verdauungsorgane

35%

Skelettmuskeln

20%

Abb. 2.1 Grundumsatz: größte Energieverbraucher

nahme bestimmt, erhält man den **Grundumsatz.** Er macht unter Alltagsbelastungen etwa zwei Drittel des Gesamtenergieverbrauchs aus. Fast 90 Prozent des Grundumsatzes verteilen sich allein auf Verdauungsorgane (35 Prozent), Gehirn (25 Prozent), Skelettmuskeln (20 Prozent) und Herz (6 Prozent).

Der Grundumsatz ist keine konstante Größe, er korreliert eng mit der fettfreien Körpermasse. So erhöhen 10 Prozent Gewichtszunahme den Grundumsatz um etwa 3,5 Kilokalorien (kcal) entsprechend 14 Kilojoule (kJ) pro Kilogramm Magermasse (☞ 3.6) und pro Tag. Das sind bei einer 70 kg schweren Person mit einem täglichen Energieverbrauch von 2 700 Kilokalorien und mit einem Fettanteil von 25 Prozent pro Tag rund 180 kcal (720 kJ). Um den gleichen Betrag verringert sich der Energieumsatz aber auch bei einer zehnprozentigen Gewichtsabnahme! Mit diesem flexiblen Anpassungsmechanismus konnten sich die Menschen in früheren Notzeiten auf Nahrungsverknappung einstellen. Er ist die Erklärung dafür, warum mittelfristig Gewichtsabnahmen durch Diäten bei

körperlicher Inaktivität meist nur von 5 bis 15 Prozent des Ausgangsgewichts möglich sind.

Mit steigendem Lebensalter verlangsamen sich die Stoffwechselprozesse und die Muskelkraft wird schwächer. Deshalb haben ältere Menschen einen geringeren Grundumsatz als jüngere. Die bis zu 25 Prozent größere Muskelmasse der Männer gegenüber Frauen bewirkt einen höheren Grundumsatz von knapp 5 Prozent. Im Schlaf sinkt der Grundumsatz um 7 bis 10 Prozent, bei längerem Fasten um 20 bis 40 Prozent. Stress, Schwitzen, Fieber und Aufenthalt in Tieftemperaturgebieten erhöhen, Depressionen und Anpassung an tropische Temperaturen senken ihn.

Gesteuert werden die Einflussgrößen auf den Grundumsatz im Wesentlichen durch die Schilddrüsenhormone. Sie steigern ihn über einen Anstieg des Sauerstoffverbrauchs und eine vermehrte Thermogenese. Kohlenhydrate werden unter erhöhtem Energieaufwand in größerem Maße im Darm resorbiert und Fette vermehrt verbraucht. Schilddrüsenhormone sensibilisieren darüber hinaus

Alter	Körpergewicht (kg)		Grundumsatz			
			männlich		weiblich	
	M	W	kcal	kJ	kcal	kJ
15 bis 18 Jahre	67	58	1820	7280	1460	5840
19 bis 24 Jahre	74	60	1820	7280	1390	5560
25 bis 50 Jahre	74	59	1740	6960	1340	5360
51 bis 65 Jahre	72	57	1580	6320	1270	5080
65 Jahre und älter	68	55	1410	5640	1170	4680

Tab. 2.1 Grundumsatz pro 24 Stunden unter Berücksichtigung von Alter, Geschlecht und Körpergewicht. Quelle: DGE, 2004

die Rezeptoren für Katecholamine, was eine weitere Ankurbelung des Energiestoffwechsels bedingt.

Bei hypokalorischer Kost werden dagegen regulativ aktive Schilddrüsenhormone in verminderter Konzentration ausgeschüttet (metabolische Hypothyreose). Über eine damit verbundene Einschränkung der Wärmeproduktion wird der Grundumsatz stark gedrosselt. Dieser physiologisch sinnvolle Anpassungsmechanismus ermöglicht in Zeiten des Hungerns eine Verlängerung der Überlebenszeit, erschwert aber den Gewichtsverlust disziplinierter Diätkandidaten.

Der durchschnittliche Grundumsatz einer 25-jährigen Frau beläuft sich pro Kilogramm Körpergewicht und Stunde auf 1,0 kcal (4 kJ), bei einem 25-jährigen Mann sind es 1,1 kcal (4,4 kJ).

2.2 Leistungsumsatz

Zum Grundumsatz kommt für jede weitere Leistung, die ein Mensch vollbringt, sei es Muskeltätigkeit oder konzentrierte Gehirnarbeit, der **Leistungsumsatz** hinzu. Bei leichter Arbeit sind dies pro Kilogramm und Stunde 0,5 bis 1 kcal (2 bis 4 kJ), bei mittelschwerer Arbeit 1 bis 2 kcal (4 bis 8 kJ), bei schwerer Arbeit und Leistungssport 2 bis 12 kcal (8 bis 48 kJ) und bei Schwerstarbeit (u.a. Hochleistungssport) deutlich mehr als 12 Kilokalorien.

Im Alltagsleben finden diese Bewertungen ihren Niederschlag in den Empfehlungen der Deutschen Gesellschaft für Ernährung. In ihnen wird die tägliche Kalorienzufuhr in Abhängigkeit von der Muskelarbeit angegeben. So betragen die **Richtwerte** für die Energiezufuhr bei Personen mit einem normalen BMI (☞ 3.4) und einer mittleren körperlichen Aktivität 2 300 kcal (9 200 kJ) pro Tag für Frauen und entsprechend 2900 kcal (11 600 kJ) für Männer, jeweils für das Alter zwischen 25 und 51 Jahren. Als Vergleichsgrößen für mittlere körperliche Aktivitäten gelten die Arbeiten von Hausfrauen, Kellnern oder Handwerkern.

Wird in der Freizeit auch noch regelmäßig Sport betrieben, erhöht sich der

Grundumsatz plus Leistungsumsatz					Tab. 2.2 Richtwerte
	männlich		weiblich		der täglichen Energiezufuhr für
Alter	kcal	kJ	kcal	kJ	Personen mit
15 bis 18 Jahre	3 100	12 400	2 500	10 000	einem BMI im
19 bis 24 Jahre	3 000	12 000	2 400	9 600	Normalbereich von
25 bis 50 Jahre	2 900	11 600	2 300	9 200	20 – 25 und
51 bis 65 Jahre	2 500	10 000	2 000	8 000	mittleren körper-
65 Jahre und älter	2 300	9 200	1 800	7 200	lichen Aktivitäten.

Tab. 2.2 Richtwerte der täglichen Energiezufuhr für Personen mit einem BMI im Normalbereich von 20 – 25 und mittleren körperlichen Aktivitäten. Quelle: DGE, 2004

Disziplin	Körpergewicht in kg				
	50	60	70	80	90
Laufen, 12 km	625	750	880	995	1120
Laufen, 8,5 km	410	485	570	650	725
Walking	330	395	460	530	595
Bergwandern	300	360	420	460	540
Spazierengehen	180	215	250	290	325
Radfahren, 25 km	510	610	715	815	920
Radfahren, 15 km	300	360	420	460	540
Schwimmen, zügig	470	560	655	745	840
Schwimmen, ruhig	385	460	540	610	690
Rudern	430	515	605	690	780
Skilanglauf, zügig	460	550	640	730	830
Inline-Skating	360	425	500	570	640
Basketball	415	490	575	660	745
Fußball	395	475	550	630	710
Tennis	330	390	455	520	590
Volleyball	205	245	290	325	365
Golf	260	305	360	410	460
Fitnesstraining, mix	550	665	780	890	995
Aerobic	320	380	440	505	570
Gymnastik	275	335	390	445	505

Tab 2.3 Energieverbrauch pro Stunde Sport in kcal. Quelle: „Spiridon", September 2002

Kalorienverbrauch. Der Mehrverbrauch kann hierbei beträchtliche Ausmaße annehmen, wie Daten von Profisportlern zeigen. So kommen Tour-de-France-Fahrer auf einen täglichen Energiebedarf von 4000 bis 6000 Kilokalorien (16000 bis 24000 kJ), auf Hochgebirgsetappen gar auf einen Verbrauch von bis zu 8000 Kilokalorien. Auch bei dem 86 km langen Vasalauf wurden hohe Energiemengen von bis zu 9000 Kilokalorien (36000 kJ) gemessen. Ähnlich beachtliche Kalorienbilanzen weisen gute Triathleten auf, wenn sie ein Programm von

Art der körperlichen Aktivität	PAL	Beispiele
nur sitzende oder liegende Lebensweise	1,2	alte, gebrechliche Menschen
sitzende Tätigkeit, nur wenig anstrengende Freizeitaktivitäten	1,4 bis 1,5	Büroangestellte, Feinmechaniker
überwiegend sitzende, aber auch gehende oder stehende Tätigkeit	1,6 bis 1,7	Kraftfahrer, Laboranten, Studierende
überwiegend gehende oder stehende Arbeit	1,8 bis 1,9	Hausfrauen, Verkäufer, Handwerker
körperlich anstrengende berufliche Arbeit	2,0 bis 2,4	Bauarbeiter, Landwirte, Leistungssportler

Tab. 2.4 Energieverbrauch für verschiedene Tätigkeiten gemessen am Grundumsatz. Quelle: DGE, 2004

3,8 km Schwimmen, 180 km Rad fahren und 42,195 km Laufen in rund 12 Stunden bewältigen. Da kann dann schon mal die Zeit zum begrenzenden Faktor werden, wenn es darum geht, die entsprechend großen Nahrungsmittelberge verzehren zu müssen, zumal sich gewaltige Anstrengungen meist für die nachfolgenden 1 bis 2 Stunden appetitmindernd auswirken. Letzteres ist deshalb bedauerlich, weil direkt nach Belastungsende die während der Ausdaueraktivitäten verminderten Insulinspiegel überproportional ansteigen, sodass der optimale Zeitpunkt für die Einlagerung von Glucose in die Zellen gerade in dieser Phase liegen würde.

2.2.1 Physical activity level

Statt in Kilokalorien ist es international üblich, den gesamten Energieumsatz als ein Mehrfaches des Grundumsatzes darzustellen. Dieser Wert heißt dann **physical activity level (PAL)**. Ein solches Vorgehen hat den Vorteil, dass bestimmte den Energiebedarf beeinflussende Faktoren wie Alter, Geschlecht und Körpergewicht in diese Maßzahl bereits einbezogen sind und damit der Energieaufwand für definierte körperliche Aktivitäten bei unterschiedlichen Personen vergleichbar wird. Der tägliche Energiebedarf ergibt sich dann aus den zeitlichen Anteilen der einzelnen Aktivitäten. Beispielsweise errechnet sich ein Tageswert für acht Stunden Arbeit mit einem hohen Energiebedarf von 2,4 PAL, acht Stunden mit einem mittleren Energieaufwand von 1,6 PAL und acht Stunden Schlaf mit 0,95 PAL

$$(2,4 \times 8 + 1,6 \times 8 + 0,95 \times 8) : 24$$

von **1,65** PAL. Für sportliche Aktivitäten von 3 bis 5 Stunden in der Woche können pro Tag 0,3 PAL-Einheiten zu den aus der Tabelle ermittelten Werten addiert werden.

2.2.2 Erhöhung der Kohlenhydratreserven beim gesteigerten Leistungsumsatz

Die für sportliche Ausdaueraktivitäten immens wichtigen Glykogenspeicher reichen im Allgemeinen bis zu 1½ Stunden aus. Steigen die Leistungsanforderungen, müssen von den täglichen Ernährungsgewohnheiten abweichende Wege beschritten werden. Dazu gehört einmal die grundsätzliche Erhöhung des Kohlenhydratanteils in der Nahrung auf 60 bis 65 Prozent, um die Glykogenreserven bei sehr hohen Arbeitsleistungen konstant zu halten (☞ 10.3.3). Gilt es darüber hinaus, sich auf ganz besondere sportliche Aufgaben vorzubereiten, kann versucht werden, durch spezielle Diäten die Kohlenhydratspeicher in Leber und Muskeln zu erhöhen. Das gelingt recht gut, wenn sich der Proband nach einigen Tagen mit relativ eiweiß- und fettreicher Ernährung 4 Tage vor dem sportlichen Ereignis entweder einer erschöpfenden Belastung aussetzt oder einen Fastentag einlegt und sich darauf folgend 3 Tage lang überwiegend von nicht leicht aufschließbaren Kohlenhydraten wie Nudeln, Reis, Getreide, Obst und Gemüse ernährt.

> Mit diesem Kohlenhydratloading können die normalen Vorräte in Leber und Muskeln von 80 bzw. 350 g nahezu verdoppelt werden.

Nicht für jeden ist jedoch eine solche Kohlenhydratmast geeignet. Große Koh-

lenhydratmengen können nämlich Verdauungsstörungen hervorrufen bis hin zu Durchfällen. Und beim Gang auf die Waage vermögen sie auch noch leicht zu erschrecken. Pro Gramm zusätzlich eingelagerter Kohlenhydrate werden drei Gramm Wasser gebunden, das Körpergewicht steigt deshalb um rund ein halbes Kilogramm. Aus Gründen der Verträglichkeit ist es also in jedem Fall klug, diese kurzzeitige Ernährungsvariante erst einmal in der Praxis auszuprobieren.

Natürlich ist auch der Zeitpunkt der letzten Nahrungsaufnahme vor sportlichen Aktivitäten nicht beliebig wählbar. Im Allgemeinen ist eine Nahrungskarenz von 2 bis 3 Stunden vor Belastungsbeginn günstig. Dann bleiben auch überschießende Insulinsekretionen aus, falls Sportler 1 bis 2 Stunden vor dem Sport noch leicht resorbierbare Kohlenhydrate wie Trauben- oder Rohrzucker zu sich nehmen. Solche zuckerinduzierten Insulinspitzen sind nach längerer, zum Beispiel nächtlicher Nahrungskarenz, nicht selten. Sie wirken sich möglicherweise leistungsmindernd aus, weil sie einen Zustand der Unterzuckerung und Hemmung der Fettverbrennung direkt vor den sportlichen Aktivitäten verursachen können.

2.2.3 Vermehrter Bedarf an Mikronährstoffen bei erhöhten Leistungsanforderungen?

Mit den zur Deckung eines hohen Energiebedarfs notwendigen großen Nahrungsmittelmengen werden normalerweise auch eventuell erhöhte Bedürfnisse an den verschiedenen essentiellen Nährstoffen erfüllt. Ganz sicher ist das dann der Fall, wenn Lebensmittel mit hoher **Nährstoffdichte** gewählt werden wie Milch, Joghurt, Obst, Gemüse und Vollkornprodukte. Die Nährstoffdichte gibt dabei den Gehalt eines essentiellen Nährstoffs pro 100 Gramm des jeweiligen Lebensmittels und bezogen auf eine Kilokalorie an.

Leistungsverbesserungen im Freizeitsport durch zusätzliche Gabe von essentiellen Nährstoffen sind bei richtiger Ernährung objektiv nicht nachzuweisen. Deshalb erübrigen sich hier entsprechende Nahrungsergänzungen. Ausnahmen bilden lediglich Hochleistungssportler und Menschen in besonderen Lebenssituationen wie Schwangerschaft, Stillzeit oder hohes Lebensalter.

$$\text{Nährstoffdichte} \quad = \quad \frac{\text{Nährstoffgehalt (g, mg oder μg/100 g)}}{\text{Brennwert (kcal/100 g)}}$$

3 Übergewicht

3.1 Pandemische Ausmaße

Während in weiten Teilen der Welt Hunger und Armut herrschen, sind fast 60 Prozent der Deutschen übergewichtig. Die hier rund 45 Millionen betroffenen Menschen bringen zusammen ca. 500 Millionen Kilogramm überflüssiges Fettgewebe auf die Waage, das entspricht etwa dem aktuellen Lebendgewicht aller Einwohner von Berlin und Hamburg!

> Sogar knapp ein Viertel aller Kinder ist inzwischen schon vom Breitenwachstum betroffen und ein Drittel der Jugendlichen.

Das ist besonders tragisch, denn 40 bis 50 Prozent der adipösen jungen Menschen haben ein metabolisches Syndrom (☞ 3.5) und tragen ein hohes kardiales Risiko. Vier von fünf der übergewichtigen zehn- bis 13-Jährigen werden auch als Erwachsene zu schwer sein. Die heute dicken Kinder haben verringerte Chancen, ihre Eltern zu überleben.

In den USA leiden zwei Drittel der Einwohner an Übergewicht. Sie verursachten 2003 Gesundheitskosten von 75 Milliarden Dollar. Zu jeder Zeit im Jahr kämpfen dort 15 bis 35 Prozent der Bevölkerung gegen ihre Gewichtsprobleme. Sie versuchen es mit low calorie, low fat food, Süßstoff, Verzicht auf Süßspeisen, treten kommerziellen Gewichts-Clubs bei, kaufen Diät-Pillen, besuchen Fett-Farmen, unterziehen sich chirurgischen Fettabsaugungen – trotz enormen sozialen Drucks meist nur mit geringem Erfolg.

3.2 Physiologische Gründe für Übergewicht

3.2.1 Die Evolution mästet ihre Kinder – molekulare Mechanismen

Wenn man die Familiengeschichte fettleibiger Menschen betrachtet, dann drängt sich der Verdacht auf, dass zumindest bei einem Teil von ihnen eine Veranlagung zur Entwicklung von Fettleibigkeit vorliegen muss. Tatsächlich wird

> der Anteil genetischer Faktoren als Ursache der Übergewichtigkeit auf 50 bis 70 Prozent geschätzt.

Die Veränderungen meist mehrerer Gene machen auch Sinn, denn viele Millionen Jahre unserer Evolution zeichneten sich durch limitierte Nahrungsressourcen aus. Die Fähigkeiten zur optimalen Verwertung der Nahrung und zur bevorzugten Kalorienspeicherung in Form von Fett boten einen entschei-

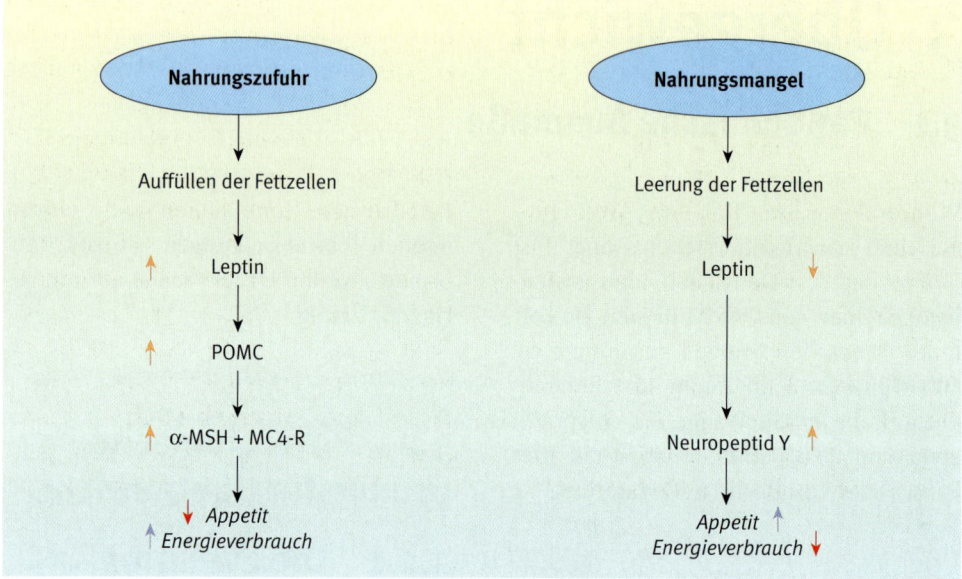

Abb. 3.1 Regulation des Appetits und Energieverbrauchs durch Leptin

denden Überlebensvorteil und haben sich deshalb genetisch fixiert. So gesehen können die Pummeligen von heute als die Elite der Evolution angesehen werden, für viele sicherlich eine zweifelhafte Auszeichnung.

Die Nahrungsaufnahme des Körpers wird im Gehirn gesteuert. Der Hypothalamus (= Teil des Zwischenhirns) spielt hierbei die dominierende Rolle. Die Regulation des Energieumsatzes durch Hunger und Sättigung ist ein außerordentlicher komplexer Vorgang. Das Verständnis für die diesem Prozess zu Grunde liegenden molekularen Mechanismen begann im Wesentlichen mit der Entdeckung des **Leptins** Ende 1994. Leptin ist ein aus 167 Aminosäuren bestehendes Hormon, das in den Fettzellen in Abhängigkeit der dort stattfindenden Fettaufnahme gebildet wird und das über die Höhe seiner Spiegel die hypothalamischen Esszentren an- oder ausschaltet. Stellgrößen in diesem wichtigen Schaltkreis sind weitere Hormone, das **Neuropeptid Y** beispielsweise. Es wird im Gehirn produziert, wenn der Leptinspiegel wegen Nahrungsmangel abfällt. Neuropeptid Y stimuliert den Appetit und schränkt den Energieverbrauch ein. Oder auch das **α-Melanozyten stimulierende Hormon** (α-MSH). Seine Bildung wird vom **Proopiomelanocortin** (POMC) ausgelöst, das seinerseits, durch hohe Leptinspiegel angeregt, in den Neuronen des Nucleus arcuatus synthetisiert wird. Die Bindung von α-MSH an den Melanocortin-4-Rezeptor (MC4-R) dämpft den Appetit und steigert den Energieverbrauch. Neuropeptid Y wirkt also auf den Appetit wie ein Gaspedal und α-MSH wie eine Bremse.

Außer im Hypothalamus als Hauptzielorgan finden sich Leptinrezeptoren auch in anderen Hirnregionen und in zahlreichen peripheren Organen. So bewirkt Leptin in der Leber eine Drosselung der Aktivität des Enzyms Stearoyl-CoA Desaturase-1 (SCD-1), welches die Umlagerung eines Teils der gesättigten Fettsäuren in ihre einfach ungesättigten Komponenten katalysiert. Bei hohen Leptinspiegeln mit folglich verringerten Aktivitäten von SCD-1 werden deshalb die mit der Nahrung zugeführten Fette weniger effektiv in speicherfähige Moleküle umgewandelt und stattdessen zur Wärmeerzeugung herangezogen. Dieser periphere Mechanismus unterstützt die zentral im Gehirn ablaufende Steuerung über das α-MSH. Leptin hat aber nicht nur appetitsenkende und energieverbrauchende Eigenschaften. Es führt beispielsweise in der Nebenniere zu einer vermehrten Ausschüttung von Katecholaminen und es vermindert in den Endothelzellen die Synthese des gefäßerweiternden Stickstoffmonoxids. Leptin spielt darüber hinaus auch eine Rolle bei der Fortpflanzung sowie als Mediator im Immunsystem (☞ 9.4) und es hemmt über eine Modulation des sympathischen

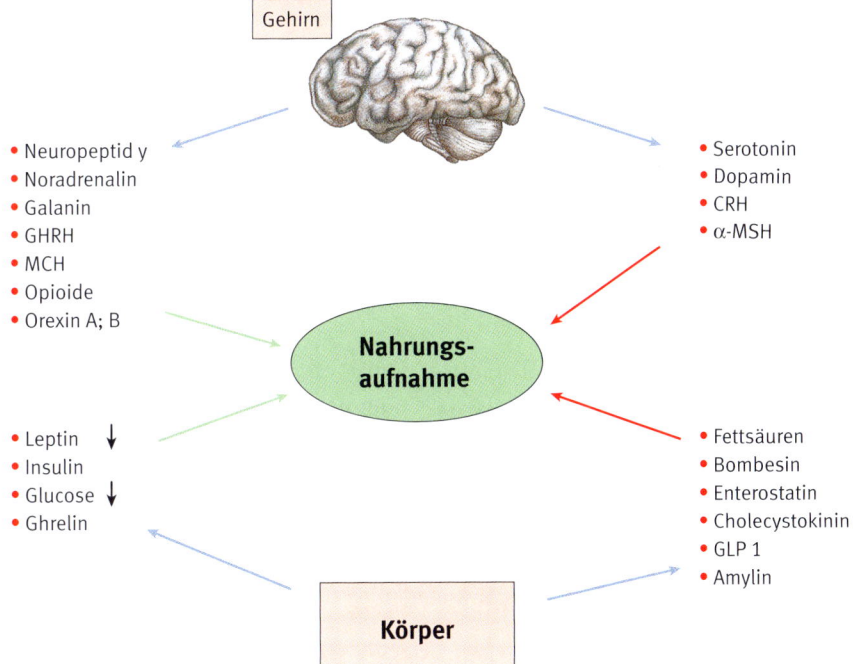

Abb. 3.2 Stimulation (grün) und Hemmung (rot) der Nahrungsaufnahme durch zentrale oder periphere Mechanismen
GHRH = growth hormone-releasing hormone,
MCH = melanine-concentrating hormone, CRH = corticotropin-releasing hormone,
α-MSH = melanocyte-stimulating hormone, GLP 1 = glucagon-like peptide

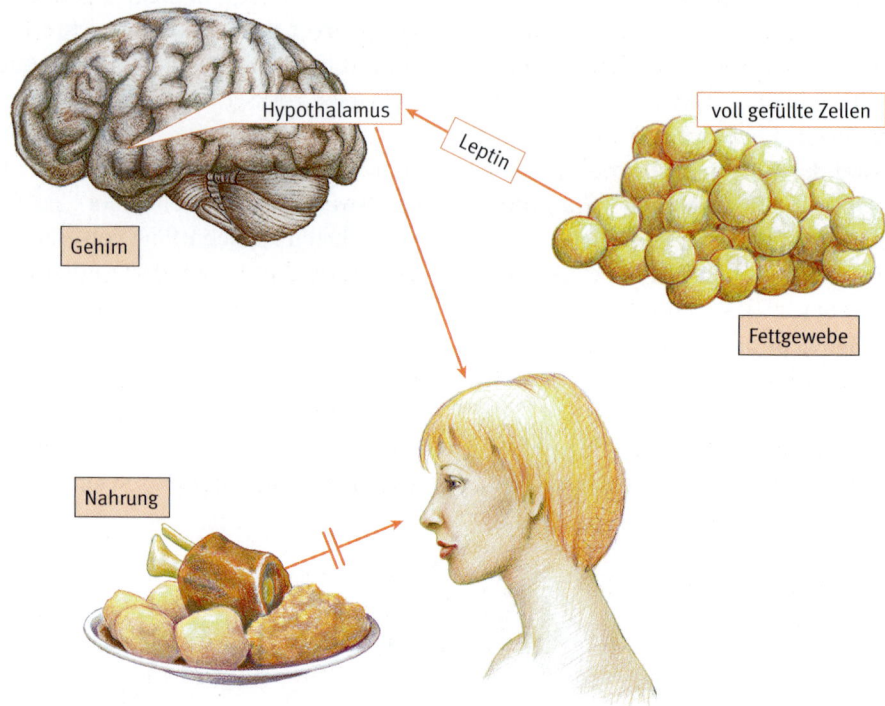

Abb. 3.3 Wirkmechanismus von Leptin

Nervensystems die Bildung von Knochenmasse durch Osteoblasten.

Die Leptinspiegel sind vom Ernährungsstatus abhängig und verhalten sich proportional zum Körpergewicht und der gespeicherten Fettmenge. Adipöse (= fettleibige) Menschen weisen fast doppelt so hohe Konzentrationen auf wie schlanke, adipöse Frauen haben höhere Werte als adipöse Männer. **Leptinkonzentrationen** unterliegen einem ausgeprägten **Tag-Nacht-Zyklus** mit einem Maximum während des Schlafens. In Fastenzeiten sinken sie und bei Nahrungsaufnahme nehmen sie zu. Nagetiere, die mit Leptin behandelt werden, fressen weniger, haben gesteigerte Stoffwechsel-

raten und entwickeln vermehrt körperliche Aktivitäten. Aus allem resultiert dann eine oft dramatische Gewichtsabnahme. Beim Menschen zeigen dagegen die bisher durchgeführten Untersuchungen, dass erhöhte Leptinspiegel keine gewichtsreduzierende Wirkung haben. Verantwortlich dafür sind fehlerhafte Synthesen des Hormons oder Störungen in den nachgeschalteten Signalübertragungen. Zu letzteren gehören zum Beispiel Fehlbildungen des Proopiomelanocortins oder mutationsbedingte Funktionsverluste des Melanocortin-4-Rezeptors. Außerdem deutet vieles darauf hin, dass das Hirn mit zunehmendem Alter unempfindlicher für Leptin wird.

Auch die Passage durch die Blut-Hirn-Schranke wird mit dem Alter schwieriger, die Sättigungssignale des Leptins auf den Hypothalamus mithin in diesen Fällen geringer. Der Leptintransport von den Fettzellen zum Hypothalamus scheint wegen begrenzter Transportkapazitäten im Liquor schlechthin ein Nadelöhr zu sein. So ließe sich die Leptinresistenz fettleibiger Personen wenigstens zum Teil auch damit erklären, dass die hohen Leptinkonzentrationen bei Adipositas vom spezifischen Transportsystem einfach nicht bewältigt werden können.

Unabhängig von der Art der Fehlfunktion verhindern Störungen des Leptin-Regelkreises immer die optimale Energieversorgung des Organismus und führen zur unkontrollierten Fetteinlagerung. Jedoch so bestechend die Leptintheorie ist, beim Menschen reicht sie als alleinige Erklärung für vererbungsbedingte Fettleibigkeit nicht aus. Inzwischen wissen wir, dass die Nahrungsaufnahme nicht erst auf der Ebene der gespeicherten Energie in den Fettzellen beeinflusst wird, sondern einige Stufen zuvor

> schon der Verdauungstrakt entsprechende Signale über das Hormon Ghrelin aussendet.

Ghrelin wird vom Magen und vom Zwölffingerdarm produziert, fördert in der Hypophyse (= Hirnanhangdrüse) die Freisetzung des Wachstumshormons und stimuliert als Appetitauslöser die Nahrungsaufnahme. Aktuelles Signal für seine Bildung ist das Sinken des Energiespiegels. Darüber hinaus spielt Ghrelin auch bei der Langzeitregulation des Körpergewichts eine Rolle.

3.2.2 Thermogenese

Die Bauanweisung für Leptin ist auf dem Chromosom 6 lokalisiert. Betrachtet man das Leptinmodell als Gendefekt, so entspricht dieser der zu hohen Kalorienzufuhr. Auch ein vermehrter Energie**verbrauch** in Ruhe auf Grund genetischer Besonderheiten ist möglich.

> Ein beträchtlicher Anteil unseres Energieumsatzes entfällt auf die ständige Wärmeerzeugung, die Thermogenese.

Sie läuft, gesteuert durch die Schilddrüsenhormone, überwiegend im Muskelgewebe ab. Doch auch im Fettgewebe ist – über einen völlig anderen Mechanismus – Wärmeentwicklung möglich. Beim **Fettgewebe** müssen wir zwischen **weißem** und **braunem** unterscheiden, wobei die Thermogenese besonders hoch im braunen Fettgewebe ist. Stimuli für die Wärmeproduktion sind naheliegenderweise Kältereize, aber auch die Nahrungsaufnahme an sich. Nun ließ sich braunes Fettgewebe beim Menschen nur in den ersten Lebenstagen eindeutig vom weißen Fett abgrenzen. Es bildet sich dann zurück und spielte deshalb unter funktionellen Gesichtspunkten lange Zeit keine Rolle. Mit verfeinerten Techniken können inzwischen jedoch auch beim Erwachsenen, speziell entlang der großen Gefäße, noch minimale Konzentrationen dieses stark kapillarisierten und mit Nervenbahnen durchsetzten Gewebes nachgewiesen werden.

In den Mitochondrien (= „Energiefabriken" der Zellen) des braunen Fettgewebes findet sich das Entkopplungsprotein 1, das **Thermogenin.** In anderen Organen, besonders in der Skelettmuskulatur und im weißen Fettgewebe, kommen weitere so genannte **uncoupling proteins (UCP)** vor. Besonders stark das Thermogenin, aber auch die anderen UCP schließen den Wasserstoffionenfluss an der inneren Mitochondrienmembran kurz, was zur Störung der ATP-Synthese führt (☞ 10.1). Die Wärmefreisetzung erhöht sich mit der Folge, dass weniger Energie in Form von Fett eingelagert wird. Von den energiezehrenden Eigenschaften dieser UCP profitieren manche Individuen in besonderem Umfang, können sie doch scheinbar beliebig viel essen und dabei trotzdem schlank bleiben **(nonexercise activity thermogenesis)**.

Gewissermaßen angeschaltet wird die Thermogenese im braunen Fettgewebe durch Katecholamine (Adrenalin, Noradrenalin, Dopamin). Sie reagieren mit dort verankerten Rezeptoren und in der Beeinträchtigung dieses Prozesses liegt die mögliche Ursache für einen dann verminderten Energieverbrauch. Solche Störung kann eine durch Gendefekte ausgelöste Fehlbildung der Rezeptoren sein, die Wirkung der Hormone des sympathischen Nervensystems geht ins Leere. Die Wärmeproduktion kommt nicht in Gang und der Kalorienverbrauch sinkt. Diese Kausalkette konnte an den überwiegend adipösen, in Arizona lebenden Pima-Indianern bestätigt werden.

Auch Gewichtszunahmen auf Grund anderer Hormonstörungen sind möglich, ihre Häufigkeit wird jedoch meist überschätzt. Ursachen können Unterfunktion der Schilddrüse, verringerte Produktion von Katecholaminen bei Nebenniereninsuffizienz, krankheits- oder medikamentenbedingte Überangebote an Glukokortikoiden oder ein Insulinom sein. Sehr selten sind monogenetische Erkrankungen, die nur sekundär mit Übergewicht einhergehen und bei denen ganz andere Krankheitszeichen als die normalerweise mit Adipositas assoziierten im Vordergrund stehen.

Selbst wenn sich die Erkenntnisse mehren, die besagen, dass unser Essverhalten und damit das Körpergewicht viel stärker genetisch kontrolliert ist als bisher angenommen, die grundsätzliche Diagnose bleibt alternativlos. Denn die meisten von überproportionalen Fettpolstern befallenen Menschen leiden an Fehlernährung und Bewegungsmangel. Schließlich sind die **Gene gleich geblieben,** die Fettleibigkeit hat sich aber in den letzten 20 Jahren verdoppelt.

3.3 Fettgewebe als Syntheseort von Hormonen und Zytokinen

Im Körper eines Erwachsenen finden sich über 500 Milliarden Fettzellen (= Adipozyten). Wenn sie Fett speichern, blähen sie sich auf, und sie schrumpfen wieder bei Nahrungsmangel. Ein dauerhaftes Über-

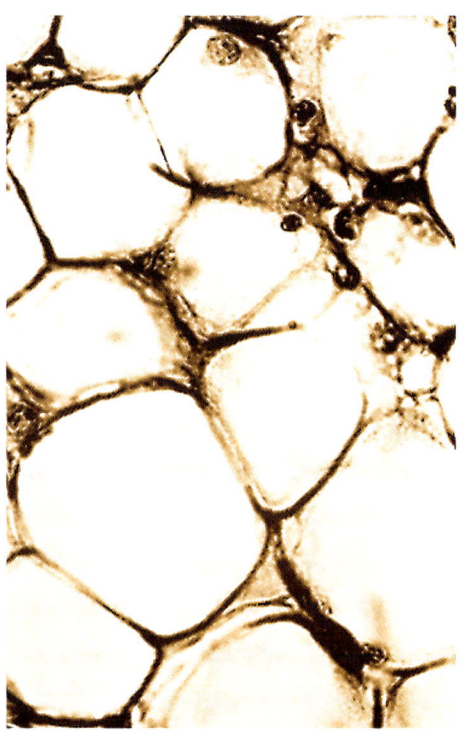

Abb. 3.4 Schematische Darstellung von Fettgewebe

angebot von Fett führt zunächst zur Vergrößerung der Fettzellen und zur Einlagerung von Fett auch in andere Gewebe wie Skelettmuskulatur und Leber. Ab einem Fettanteil von etwa 30 Prozent des Körpergewichts werden neue Fettzellen angelegt, weil die Speicherkapazitäten nicht mehr ausreichen. Fettgewebe besteht aber nicht nur aus Adipozyten, sondern bildet einen verflochtenen Zellverband, in den u.a. auch die Vorstufen der Fettzellen, die Präadipozyten sowie Endothelzellen, Makrophagen oder glatte Muskelzellen integriert sind.

Die althergebrachte Vorstellung, dass Fettgewebe nicht mehr ist als eine pas-

sive Struktur mit ausschließlicher Beteiligung am Energiestoffwechsel, lässt sich heute nicht länger aufrechterhalten.

> Die unterschiedlichen Zelltypen in diesem Gewebe produzieren vielmehr zahlreiche Hormone, Zytokine und andere Botenstoffe, die lokale und systemische Wirkungen entfalten.

So bildet auch Fettgewebe die blutdruckregulierenden Komponenten des Renin-Angiotensin-Systems. Es ist ferner Quelle von Leptin, Resistin, Adiponectin, Stickstoffmonoxid, Insulin-like growth factor-1 und Komplementfaktoren. Schließlich produziert Fettgewebe Gerinnungsmodulatoren wie Plasminogenaktivator-Inhibitor-1 und Prostacyclin sowie die Entzündungsmarker Tumornekrosefaktor α (TNFα) und Interleukin 1, 6 und 8 (IL-1, IL-6, IL-8). Damit sind plausible Deutungen über die Entstehung anderer auf Übergewicht zurückzuführender Erkrankungen möglich. Beispielsweise ist Angiotensin II die Ursache dafür, dass etwa 50 Prozent der übergewichtigen Personen

Adiponectin
Angiotensin II
Insulin-like growth factor-1
Resistin
Stickstoffmonoxid
Prostacyclin
Tumornekrosefaktor α
Interleukine 1, 6 und 8
Östradiol

Tab. 3.1 Wichtige, im Fettgewebe gebildete Hormone, Wachstumsfaktoren und Botenstoffe

einen Bluthochdruck entwickeln. Dieses Gewebshormon stimuliert ferner in Zusammenwirkung mit Cortisol die katalytische Funktion des Enzyms Aromatase. Die daraus resultierende erhebliche lokale Produktion von Östradiol erklärt, warum übergewichtige Frauen eher als normalgewichtige nach der Menopause östrogenabhängige Tumoren wie Gebärmutter- und Mammakarzinome entwickeln, jedoch mit einer geringeren Osteoporosegefährdung rechnen können. Der Tumornekrosefaktor α wiederum ist verantwortlich für die Entwicklung einer Insulinresistenz in der Skelettmuskulatur und trägt damit zur Entstehung des Typ-2-Diabetes bei (☞ 8.3.2). TNFα und IL-6 spielen zusätzlich eine bedeutende Rolle bei der Genese einer Arteriosklerose und erhöhen über die Stimulation des Plasminogenaktivator-Inhibitors die Gefahr von Gefäßthrombosen.

3.4 Medizinische Messgrößen für das Körpergewicht

Zur Abschätzung des Ausmaßes von Übergewichtigkeit hat sich gegenüber der älteren Bezugsgröße, dem Broca-Wert (Körpergröße in cm -100 = Sollgewicht in Kilogramm), die Bestimmung des **Body Mass Index (BMI)** durchgesetzt.

> Der Body Mass Index berechnet sich aus Körpergewicht in Kilogramm dividiert durch Körpergröße in Meter zum Quadrat (kg/m²).

Klassifikation		BMI
Untergewicht		< 18,5
Normalgewicht		18,5 – 24,9
Übergewicht		25 – 29,9
Adipositas	Grad 1	30 – 34,9
	Grad 2	35 – 40
	Grad 3	> 40

Tab. 3.2 Stadieneinteilung des Körpergewichts nach den Richtlinien der WHO

Werte von 18,5 bis 25 kg/m² sind normal, gesundheitlich optimal sind Werte um 22 für Frauen und 24 für Männer. Übergewicht liegt definitionsgemäß bei einem BMI von 25 bis 30 kg/m² vor und betrifft 40 Prozent der deutschen Bevölkerung. Steigt der BMI über 30, spricht man von Adipositas, und zwar zwischen 30 und 35 vom Grad I, zwischen 35 und 40 vom Grad II und über 40 kg/m² vom Grad III. Adipös sind derzeit 21 Prozent der Bevölkerung. Von den 25- bis 34-jährigen Frauen haben nur 70 Prozent einen normalen BMI, bei den gleichaltrigen Männern sind es sogar nur 45 Prozent. 30 Jahre später sind nur noch jede(r) 5. Frau oder Mann normalgewichtig.

Das Zwei-Kompartment-Modell der Körperzusammensetzung unterscheidet zwischen Fettmasse und fettfreier Magermasse. Übergewicht muss danach nicht immer auf zusätzliches Fettgewebe infolge täglicher Sahnetörtchen zurückzuführen sein. Es kann aus Muskelpaketen bestehen und Resultat regelmäßigen Trainings sein. Auch sportliche Übungen nach längerer körperlicher Inaktivität führen eventuell am Beginn zu einer Gewichtszunahme, wenn zwar Fettgewebe abgebaut, gleichzeitig aber schwerere und mehr Wasser speichernde Muskelmasse gebildet wird. Es ist deshalb in manchen Fällen interessant, den Fettanteil am Gesamtkörpergewicht zu kennen. Er sollte für Frauen wünschenswerterweise zwischen 17 und 27 und für Männer zwischen 11 und 19 Prozent liegen.

Der Fettanteil lässt sich mit Hilfe verschiedener Verfahren von der fettfreien Körpermasse abgrenzen. Die zuverlässigsten Ergebnisse liefert die **Körperdichtemessung** mittels Unterwasserwaage. Man nutzt bei dieser Methode die Tatsache, dass Fett auf die Masseneinheit bezogen ein höheres Volumen gegenüber fettfreiem Gewebe beansprucht. Weil über 50 Prozent des Körperfetts subkutan gespeichert sind, lässt sich der Fettanteil auch grob durch eine **Hautfaltendickemessung** abschätzen. Diese sehr kostengünstige Methode ist leider mit relativ hohen Absolutfehlern von ± 3 Prozent behaftet.

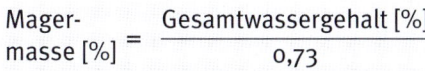

$$\text{Mager-} \atop \text{masse [\%]} = \frac{\text{Gesamtwassergehalt [\%]}}{0{,}73}$$

Wegen ihrer einfachen Durchführbarkeit bewährt hat sich die **bioelektrische Impedanzmessung,** die aus dem Widerstand zwischen zwei Elektroden an Hand und Fuß das in den Geweben enthaltene Elektrolytwasser genau erfasst. Der Gesamtwassergehalt ist der Ausgangswert für die rechnerische Ermittlung der **Magermasse.** Sie ist die Summe aus der Körperzellmasse (Body Cell Mass = BCM) und der extrazellulären Masse (ECM). Die BCM umfasst alle aktiv am Stoffwechsel beteiligten Zellen, vor allem also die Zellen der gesamten Muskulatur, aller inneren Organe und des Zentralnervensystems.

> Die individuelle Körperzellmasse bestimmt jeweils den Kalorienbedarf des Organismus. Sie ist genetisch geprägt und hängt von der Ernährung, dem Trainingszustand und dem Lebensalter ab.

Bei Erwachsenen mit einem normalen Ernährungsverhalten macht die BCM mehr als 50 Prozent der Magermasse aus. Leistungssportler können einen Anteil von bis zu 60 Prozent erreichen.

Die Bestandteile der extrazellulären Masse sind Knochen, Bindegewebe, Haut, Plasma, Liquor, Verdauungssäfte und interstitielles Wasser. Die ECM ist bei Gesunden stets deutlich kleiner als die BCM. Durch spezielle Messverfahren ist eine Differenzierung dieser beiden Größen leicht möglich.

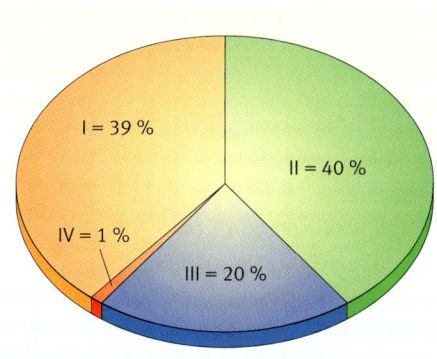

Abb. 3.5
61 Prozent der Deutschen sind zu schwer
BMI: ‹ 25 = I; 25 – 30 = II; › 30 = III; › 40 = IV

Für die wichtige Bewertung des Fettanteils fallen mit der Widerstandsmessung die Ergebnisse für schlanke Personen etwas zu hoch und für adipöse Probanden etwas zu niedrig aus. Übrigens lässt sich der prozentuale Fettgehalt auch ohne mehr oder weniger aufwendige Messungen in grober Näherung mit den Formeln

> $1{,}48 \times BMI - 7$ (für Frauen)
> $1{,}218 \times BMI - 10{,}13$ (für Männer)

berechnen.

Neben der Höhe des Übergewichts ist die Verteilung des überschüssigen Fettgewebes von Bedeutung. Das Gesundheitsrisiko ist nämlich bei Ansammlung der Fettpolster am Körperstamm, also im Wesentlichen in den Baucheingeweiden (männliche Form), deutlich höher als bei ihrer Verteilung im Unterhautgewebe von Hüfte und Oberschenkel (weibliche Form). Der Grund für diese unterschiedlichen Auswirkungen liegt in der größeren Stoffwechselaktivität der Fettzellen in den Bauchorganen.

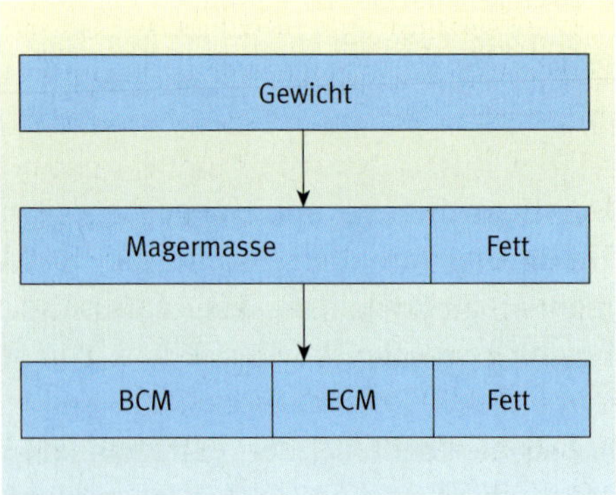

> Das Fettverteilungsmuster ergibt sich aus dem Quotienten von Taillen- und Hüftumfang. Es ist gesundheitlich bedenklich, wenn es bei Frauen über 0,85 und bei Männern über 1,00 liegt.

Besonders reichlich mit Oberflächenrezeptoren für Stresshormone beladen, setzen sie mehr Fettsäuren frei und begünstigen so die Entwicklung der aufgeführten Symptome (☞ 3.5). Die höhere Mobilisierbarkeit der Fettzellen hat aber auch etwas Gutes. Fettpolster am Bauch reagieren nämlich schneller auf fettabbauende Reize als jene in anderen Körperregionen. Der gewichtsreduzierende Erfolg von mehr Bewegung zeigt sich hier am ehesten.

3.5   Gesundheitliche Risiken durch Übergewicht

Die Fähigkeit, große Fettreserven im Körper anlegen zu können, bietet in Mangelzeiten einen Überlebensvorteil. In unserer heutigen Gesellschaft mit ihren fast unbegrenzten Nahrungsressourcen wandelt sich dieser Vorteil aber in sein Gegenteil. Übergewicht und Adipositas sind Ursache sehr ernster Gesundheitsprobleme. Ihre klinischen Bilder sind vielgestaltig. Bluthochdruck, Diabetes mellitus sowie erhöhte Blutfettwerte und in deren Ge-

Abb. 3.6 Grobe Unterteilung des Gesamtgewichts
BCM (Body Cell Mass) = Motor des Organismus
ECM (Extra Cellular Mass) = Stützgewebe und Transportsystem

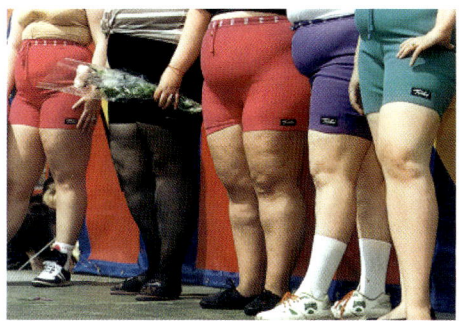

Quelle: dpa

indirekt über die Förderung von Hochdruck, Diabetes oder Fettstoffwechselstörungen bei, sondern es ist ein eigenständiger Risikofaktor. Für ihn existiert hier kein Schwellenwert.

> **Der plötzliche Herztod tritt bei stark adipösen Menschen 15 mal häufiger auf als bei Normalgewichtigen.**

folge ein vermehrtes Auftreten arteriosklerotischer Komplikationen wie Herzinfarkt und Schlaganfall sind Beispiele. Bei diesen Erkrankungen, die unter dem Begriff „metabolisches Syndrom" zusammengefasst werden, kann steigendes Gewicht selbst im Bereich eines normalen Body Mass Index schon mit erhöhten Risiken verbunden sein. So verfünffacht sich bei Gewichtsanstiegen zwischen 20 und 25 kg/m^2 das Diabetesrisiko und die Häufigkeit koronarer Herzkrankheiten nimmt um 50 Prozent zu.

Je mehr Übergewicht, desto größer ist auch der linke Vorhof und umso schlechter wird die Prognose von Hypertonikern, denn ein über die Norm vergrößerter linker Vorhof ist oft mit einer ungeordneten Vorhoftätigkeit assoziiert. Vorhofflimmern birgt jedoch die Gefahr von Gerinnselbildungen, die bei Streuungen zu Gefäßverschlüssen führen können. Aber nicht nur der linke Vorhof unterliegt Veränderungen. Auch die linksventrikuläre (= linke Herzkammer betreffend) Muskelmasse ist Adipositasabhängig erhöht, was der Entstehung einer Herzinsuffizienz Vorschub leisten kann. Dabei trägt Übergewicht zum Entstehen des Linksherzversagens nicht nur

Übergewicht begünstigt ferner direkt oder indirekt Gicht, Venenleiden, Nierenschäden, Gallensteinbildung, Schlafapnoesyndrom (= Atemstillstände während des Schlafes), degenerative Gelenkerkrankungen und erhöht das allgemeine Operationsrisiko. Es ist verbunden mit einer Zunahme von Tumoren der Speiseröhre, Gallenwege, Niere, des Darms und Rektums sowie speziell bei Frauen mit einer Häufung von Brust-, Eierstock- und Gebärmutterkrebs und bei Männern von Prostatakrebs.

Die Vielzahl von möglichen Gesundheitsstörungen infolge von Übergewicht findet ihren Ausdruck auch in einem erhöhten Sterblichkeitsrisiko. Stevens und Mitarbeiter werteten diesbezüglich 1998 die Cancer Prevention Studie I der amerikanischen Krebsgesellschaft aus. Diese Studie erstreckte sich über den Zeitraum von 1960 bis 1972. Die in der Auswertung berücksichtigten 62 116 Männer und 262 019 Frauen hatten nicht geraucht und zeigten keine Anzeichen von Herzkrankheiten, Schlaganfällen oder Krebs. Aus dem umfangreichen Datenmaterial ergibt sich ein gesteigertes Sterblichkeitsrisiko durch erhöhtes Körpergewicht schon oberhalb eines BMI von 22 kg/m^2.

Es nimmt zunächst nur leicht, ab einem BMI von 28 aber deutlich zu und verdoppelt sich bei sehr großer Übergewichtigkeit. Diese Beziehung ist stark altersabhängig mit einem relativ höheren Risiko bei jüngeren Erwachsenen.

In der nachfolgenden Cancer Prevention Studie II wurden speziell die durch starkes Übergewicht bedingten Krebstodesfälle ermittelt und im Jahr 2003 veröffentlicht. Unter 900 000 Personen musste in einer 16-jährigen Beobachtungszeit in 57 000 Fällen der Tod durch Krebs festgestellt werden. Diejenigen, die zu Beginn der Studie sehr adipös waren (BMI größer als 40), starben wesentlich häufiger an bösartigen Tumoren als Normalgewichtige. Bei Frauen war die Sterberate um 62 Prozent, bei Männern um 52 Prozent höher. Aus den Ergebnissen schließen die Autoren, dass Übergewicht und Fettleibigkeit für 20 Prozent aller Krebstodesfälle bei Frauen und für 14 Prozent bei Männern verantwortlich sind.

Ebenfalls in den USA läuft eine weitere prospektive Studie mit einer Million Menschen, deren Zwischenergebnis im Jahr 1999 das hohe, allgemeine Sterberisiko bei Fettleibigkeit, zumindest für weiße Personen, bestätigt. Das gilt für Frauen und Männer gleichermaßen mit Risikofaktoren von 2,0 bzw. 2,6. Bezieht man das Todesrisiko nur auf Herz-Kreislauf-Erkrankungen, dann ist der BMI sogar der beste Vorhersagewert. Besonders betroffen sind hier Männer, steigt doch deren Risiko bei einem hohen BMI gleich auf das 2,9fache im Vergleich zu Normalgewichtigen. Rechnet man die verschiedenen USA-Statistiken auf deut-

sche Verhältnisse um, dann sind bei uns jährlich 60 000 bis 80 000 Todesfälle auf Übergewicht zurückzuführen.

Neben organischen Erkrankungen erleben übergewichtige Personen oft eine nicht unerhebliche Beeinträchtigung ihres Selbstwertgefühls, wobei die sozialen und ästhetischen Gesichtspunkte manchmal die gesundheitlichen noch übertreffen.

> Die gesellschaftlichen Stigmatisierungen werden hier als besonders traumatisch empfunden, weil sie eigentlich immer auf der weitverbreiteten Meinung beruhen, die Ursache der Fettleibigkeit sei allein durch einen Verlust an Eigenkontrolle begründet.

3.6 Langfristige Gewichtsreduktion

3.6.1 Indikation und Voraussetzungen

Die Zahl der Fälle von Übergewichtigkeit ist seit Anfang der 80er Jahre um 50 Prozent gestiegen und weiter im Ansteigen begriffen. Die schnelle Zunahme und die Tatsache, dass bereits fast 25 Prozent der Kinder und Jugendlichen nicht mehr normalgewichtig sind, erfordern sowohl sinnvolle präventive Maßnahmen als auch im Bedarfsfalle geeignete Behandlungsstrategien. Dabei ist die Indikation für eine Gewichtstherapie immer gegeben bei einem BMI von größer als

30 kg/m^2 oder bei einem BMI zwischen 25 und 29.9 kg/m^2, wenn Gesundheitsstörungen bereits vorliegen bzw. ein beträchtlicher psychosozialer Leidensdruck besteht. Das Ziel kann nur die kontinuierliche und langsame Gewichtsreduktion auf Dauer sein. Dabei ist zu bedenken, dass für unsere Vorfahren Nahrungsmangel viel gefährlicher war als Überfluss. Das natürliche Gewichtskontrollsystem schützt uns deshalb vor Gewichtsverlust und nicht vor dem Speckansatz. Wollen wir dennoch dieses Kontrollsystem überlisten, dann muss die beabsichtigte Gewichtsreduktion kontinuierlich und vor allem langsam erfolgen. Denn unser Körper weiß nichts von der absichtlichen Diät. Er reagiert auf die Nahrungsverknappung wie auf eine Hungersnot und senkt erst einmal spontan den Energiebedarf für die Grundfunktionen der Organe.

Für eine Gewichtsabnahme von 10 kg sind bei üblicher Reduktionsdiät mindestens 150 Tage anzusetzen. Nur dann kann sich der „set-point" dauerhaft nach unten regeln und das niedrige Gewicht stabilisiert werden. Schnelle Gewichtsverluste halten dagegen in aller Regel nur kurz an und führen fast immer zu gesundheitsschädigenden Gewichtsschwankungen (JoJo-Effekt). Zusätzliche Probleme, die sich aus den starken Veränderungen der im Fettgewebe gelösten oder gebildeten bioaktiven Substanzen ergeben, sind dabei bisher noch gar nicht richtig einzuordnen.

Voraussetzungen für eine vernünftige Gewichtsreduktion sind Ernährungsumstellungen, die zu einer verminderten Energieaufnahme führen.

> Die Änderung des Ernährungs- und Essverhaltens ist ein langfristiges Trainingsprogramm.

Es sollte praktikabel, leicht verständlich, milieunah und für die Patienten kostengünstig gestaltet werden. Ein überzeugendes Beispiel für eine erfolgreiche Änderung des Essverhaltens ist das bewusste Genießen der Speisen durch langsames Essen. Es dauert etwa 20 Minuten, bis die Schaltkreise vom Magen zum Hypothalamus Sättigung signalisieren. Wer bedächtig genießt statt große Portionen hastig zu verschlingen, wird seine Energieaufnahme deutlich verringern. Unabhängig von solchen einfachen Vorgehensweisen ist immer eine begleitende psychotherapeutische Betreuung wünschenswert. Diese sollte sowohl die Motivation zur Gewichtsabnahme verstärken als auch Misserfolgsprophylaxe durch Wahl erreichbarer Ziele betreiben und ebenfalls Konflikt- und Stressbewältigungsstrategien beinhalten. Rigide Verhaltenskontrollen oder strikte Verbote sind wenig hilfreich und bewirken eher weitere Störungen des Essverhaltens. Das altgriechische „diaita" muss wieder als Form einer geordneten Lebensweise verstanden werden.

3.6.2 Physiologie der Körpergewichtsänderungen

Die Gewichtszunahme durch eine über den Bedarf hinausgehende Nahrungszufuhr schlägt zu 70 Prozent als Fett und zu

25 bis 30 Prozent als an Fett gebundenes Wasser zu Buche. Da das zusätzliche Gewicht getragen und bewegt werden muss, erhöht sich auch das Protein der Muskelmasse geringgradig bis zu drei Prozentpunkten.

> Die Energiespeicherung in Form von Kohlenhydraten ist dagegen auf 400 bis 450 g, davon etwa 350 g in den Muskeln und 80 g in der Leber, begrenzt.

Proteine sind als Energielieferanten normalerweise nur in geringem Maße vorgesehen, können aber im Falle der Nahrungsverknappung vermehrt dazu herangezogen werden, weil Zellen in der Lage sind, aus einigen Aminosäuren Glucose zu synthetisieren. Überwiegend wird also Energie in Form von Fett gespeichert. Schon aus Raumgründen ist dies sinnvoll, da auf die Gewichtseinheit bezogen, Fett mehr als doppelt so viele Kalorien/Joule liefert wie Kohlenhydrate oder Proteine. Deshalb wird der Prozess der Fetteinlagerung aus überschüssigem Nahrungsfett auch von der Natur begünstigt. Er verbraucht nur 3 Prozent der aufgenommenen Kalorien im Vergleich zu 25 Prozent, wenn ein Zuviel an Kohlenhydraten vor Einlagerung erst noch in Fett umgewandelt werden muss. Diese Umwandlung beginnt beim Konsum von komplexen Kohlenhydraten übrigens erst nach Auffüllung der Glykogendepots. Waren diese zum Beispiel zur Hälfte abgeschmolzen, dann sind dafür fast 1 000 Kilokalorien notwendig. Anders als die einfachen Zucker (☞ 8.2)

sind die Polysaccharide deshalb nur bei einer hohen Zufuhr an der Bildung von Übergewicht beteiligt.

3.6.3   Nulldiät

Bei komplettem Nahrungsentzug beginnt der Körper, seine Energievorräte abzubauen. Dazu nutzt er zuerst die nur begrenzt vorhandenen Kohlenhydrate in Form des Glykogens, dann aber neben den Fetten auch die relativ leicht mobilisierbaren Proteine. Die Gewichtsabnahme beim Fasten verläuft deshalb nach einem etwas anderen Schema als die Gewichtszunahme. Denn wegen der Zugriffsmöglichkeiten auf Kohlenhydrate und Proteine macht bei Nulldiät der Fettanteil an der Gewichtsveränderung nur etwa 45 Prozent aus. Dabei ist besonders der Proteinverlust zu Beginn der Nahrungskarenz problematisch, er beträgt in der ersten Woche etwa 500 g. Weil Proteine nicht gespeichert werden, sondern in verschiedenen Formen die unterschiedlichsten Funktionen haben, sind diese Verluste sehr ernst zu nehmen. Schnell spürbare Auswirkungen des Eiweißabbaus können eine Minderung der Leistungsfähigkeit durch Verringerung von Muskelmasse sein oder eine erhöhte Infektanfälligkeit, weil immunologisch schützende Antikörper verloren gehen (☞ 9.3.3). Fasten über mehrere Tage oder gar Wochen sollte daher immer unter ärztlicher Kontrolle geschehen.

3.6.4 Grundsätzliche Betrachtungen zu Gewichtsdiäten

Statistisch betrachtet, verspeisen Deutsche tagtäglich 130 bis 150 Gramm Fett, aber nur 60 bis 80 Gramm sind auf Dauer gesundheitlich vertretbar. Eine solche Begrenzung einzuhalten, fällt jedoch schwer. Denn in vielen Lebensmitteln wie in Wurstwaren beispielsweise oder im Kantinenessen ist der Fettgehalt häufig nicht deklariert. Und eine Menge Fett ist dort versteckt, wo man es gar nicht vermutet, allein bis zu 8 Prozent im Vollkornbrot. Wir essen aber nicht nur zu viel Fett, wir verspeisen überwiegend tierisches Fett und mit den darin enthaltenen gesättigten Fettsäuren das falsche Fett.

> Nach den Gesetzen der Natur sind alle drei Kalorienlieferanten im Übermaß verzehrt, für das Breitenwachstum verantwortlich. Weil aber Fett einen mehr als doppelt so hohen Energieanteil hat wie Kohlenhydrate oder Proteine, ist für das Einhalten oder das Erreichen des Wunschgewichts die Beschränkung der Fettzufuhr besonders effektiv.

Immer wieder werden Diäten propagiert, die einen Fettverzehr ohne Begrenzung erlauben und dafür die Kohlenhydratzufuhr drosseln. Unter dem Blickwinkel der Adipositasbehandlung scheint das zunächst eine durchaus Erfolg versprechende Strategie zu sein. Denn Men-

10 g Fett (gesättigte Fettsäuren) sind enthalten in:
⅔ Croissant
2 Joghurt-Riegel á 25 g
16 Kartoffelchips
20 g gerösteten Erdnüssen
20 g Schokolade
32 g Schlagsahne
4 Tassen Melange

schen essen ohne gleichzeitigen Konsum von Kohlenhydraten ungern große Fettmengen, senken also auf diese Weise recht verlässlich ihre Energieaufnahme. Es kommt zu schnellen Anfangserfolgen, denen auch die Atkinsdiät als bekanntestes Beispiel für den Versuch, mit Fett Gewicht abzubauen, ihre Popularität verdankt. Insgesamt zeigt jedoch eine Meta-Analyse (☞ 1.6.2), in der alle zwischen 1966 und 2003 publizierten Studien über kohlenhydratarme Diäten ausgewertet wurden, dass es in Bezug auf eine Gewichtsabnahme weder ausreichende Beweise für noch gegen solche Diäten gibt. Der Gewichtsverlust hing immer im Wesentlichen von der Dauer einer Diät und der Kalorienbeschränkung ab.

Ernährungsphysiologisch sind fettreiche Diäten schon wegen der erlaubten ungezügelten Aufnahme von gesättigten Fettsäuren bedenklich. Auf der anderen Seite sind Kohlenhydrate Träger von wichtigen Mineralstoffen und Spurenelementen, von bioaktiven Pflanzenstoffen, von wasserlöslichen Vitaminen sowie von Ballaststoffen. Eine kohlenhydratarme Kost kann all diese Substanzen nicht in ausreichendem Maße liefern. Es resultiert recht schnell eine unerwünschte Mangelernährung.

Diätprogramme mit Fetterlaubnis und Kohlenhydratbegrenzung sind auch deshalb problematisch, weil die Kohlenhydratvorräte in unserem Körper nur etwa 450 Gramm ausmachen. Übergewicht in Form von größeren Kohlenhydratdepots ist darum nicht möglich. Weil aber bestimmte Gewebe normalerweise ausschließlich Glucose als Brennstoff benötigen, muss unbedingt eine regelmäßige Kohlenhydratzufuhr erfolgen. Fette, die ja vom Organismus nicht in Kohlenhydrate umgewandelt werden können, sind als deren Ersatz ungeeignet. Als Energiereserven sind sie jedoch in solchem Überfluss vorhanden, dass ihre lebensnotwendigen Mindestmengen – bei Frauen 11 bis 14 und Männern 3 bis 4 Prozent des Körpergewichts – selbst durch andauernden extremen Verbrauch kaum gefährdet werden. Tritt wirklich einmal ein Zustand der Fettunterversorgung auf, kann Fett problemlos aus den Abbauprodukten der Kohlenhydrate synthetisiert werden.

Ein fettarmes Gericht macht bei gleicher Menge genau so satt wie ein fettreiches. Mit fettreicher Ernährung ist man aber pro Jahr drei bis vier Kilogramm schwerer. Jeder Mensch mit Gewichtsproblemen sollte deshalb nach Möglichkeiten suchen, seine tägliche Fettaufnahme zu begrenzen. Grundsätzlich soll dieser Nährstoffanteil nicht mehr als 30 Prozent der Gesamtkalorienaufnahme ausmachen und zu je ⅓ aus gesät-tigten, einfach ungesättigten und mehrfach ungesättigten Fettsäuren bestehen.

Eine auf Dauer zu starke Senkung des Fettanteils in der Nahrung zugunsten einer dann über 60 Prozent ausmachenden Kohlenhydratzufuhr ist allerdings auch nicht sinnvoll, weil sie eine ausreichende Versorgung mit den fettlöslichen Vitaminen behindern würde und negative Auswirkungen auf den HDL-Cholesterinspiegel hätte. Denn sowohl einfache Zucker als auch komplexe Kohlenhydrate in sehr hoher Konzentration erniedrigen die HDL-Fraktion, ein Effekt, der während der gesamten „Sehr-niedrig-Fett-Diät" anhält (☞ 8.2).

Bei einer Reduktionsdiät wird möglicherweise auch die Eiweißzufuhr herabgesetzt. Dies bleibt aber in Bezug auf einen drohenden Eiweißabbau unproblematisch, wenn die Eiweißaufnahme wenigstens 0,8 g pro kg Körpergewicht beträgt und es sich um biologisch hochwertiges Eiweiß handelt.

3.6.5   Energiegewinn bei Nahrungsmangel

Obwohl Glucose ständig verbraucht wird, bleibt der Blutzuckerspiegel bei begrenzter Nahrungskarenz, z. B. nachts, dank der Glucagonwirkung konstant (☞ 8.2). Für Insulin ist kein Bedarf, sein Spiegel sinkt und die antagonistisch (= gegenregulatorisch) wirkenden Glukokortikoide setzen aus körpereigenem Eiweiß Aminosäuren frei. Drei Viertel der unter diesen Bedingungen von der Leber abgegebenen Glucose stammt aus

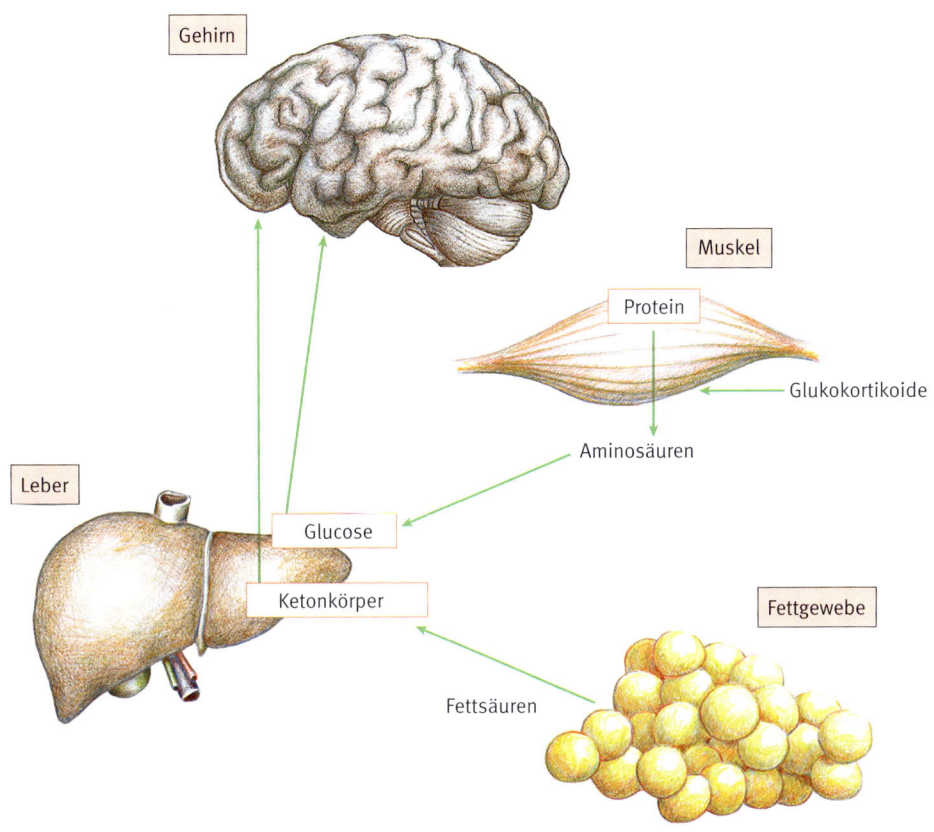

Abb. 3.7 Proteinabbau und Umstellung auf Ketonkörperverwertung nach mehrtägigem Fasten

Glykogen und der Rest aus der Neusynthese. Geht der Zustand der vorübergehenden Nahrungskarenz in Fasten über, verstärken sich diese Anpassungsprozesse des Stoffwechsels. Die Insulinkonzentrationen fallen weiter ab, die Glucagon- und Glukokortikoidwirkungen sind noch ausgeprägter. Das ist notwendig, denn die Glykogenreserven der Leber reichen nur etwa für 24 Stunden. Danach beginnt der Blutglucosespiegel langsam auf etwa ⅔ des Normalbereiches zu sinken, darf aber nicht unter 40 mg/100 ml

abfallen, weil dann das Gehirn seine Funktion einstellen würde. Auch die roten Blutkörperchen und das Nebennierenmark sind auf Glucose als Brennstoff angewiesen.

Fettsäuren können nicht in Glucose umgewandelt werden. Das liegt daran, dass sie beim Abbau in Bruchstücke mit zwei Kohlenstoffatomen (in Essigsäure) zerlegt werden, aber zum Aufbau von Glucose Dreikohlenstoffverbindungen notwendig sind. Glycerin, das bei der Spaltung der Fette ebenfalls entsteht, ist

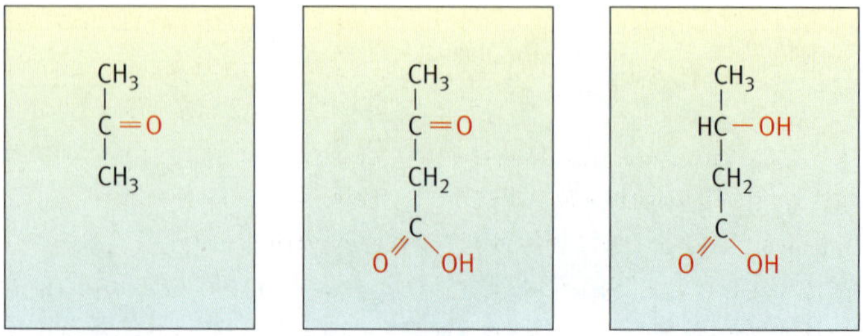

Aceton   Acetessigsäure   3-Hydroxy-
                                     buttersäure

Abb. 3.8 Strukturformeln

zwar ein solch geeignetes Bruchstück, steht jedoch nur in unzureichender Menge zur Verfügung. Als Alternative für die Umwandlung in Glucose kommen neben Glycerin und Laktat Aminosäuren in Frage. Es muss deshalb vermehrt Muskeleiweiß der Glucosesynthese geopfert werden. Da für den Menschen Bewegung lebensnotwendig ist und eine große Muskelmasse erfordert, kann dieser Schritt der Glucosegewinnung für den Organismus nur eine Notlösung sein. Das umso mehr, als für die Synthese von 1 Gramm Glucose immerhin zwei Gramm Eiweiß notwendig sind und länger anhaltender Proteinkatabolismus erhebliche organische Schäden in Form von Muskelatrophien, Osteoporose und Schwächung des Immunsystems anrichten würde. Infolgedessen verlaufen in Fastenzeiten in Bezug auf die Energienutzung alle Anpassungsmechanismen von den Kohlenhydraten weg und hin zu den Fetten und Ketonkörpern. Solche Ketonkörper sind Aceton, Acetessigsäure und 3-Hydroxybuttersäure.

Sie entstehen als Zeichen der Stoffwechselumstellung nach etwa 3 Hungertagen aus dem Fettabbau in der Leber und können als leicht transportable Energieäquivalente der Fettsäuren verstanden werden. Bei Bedarf und nach einer 2- bis 3-tägigen Adaptationsphase können diese sogar vom Gehirn aufgenommen und als Hauptenergiequelle verwertet werden.

Die Hydroxybuttersäure trägt zu einer Erhöhung der Wasserstoffionenkonzentration im Blut bei. Dies wiederum veranlasst auch die Nieren zur Glucosebildung, überwiegend aus der Aminosäure Glutamin. Während einer längeren Fastenperiode produzieren Leber und Niere schließlich zusammen 80 g Glucose pro Tag, jedes Organ ist daran etwa zur Hälfte beteiligt. Diese Syntheserate liegt erheblich unter der, die mit 160 g üblicherweise während der nächtlichen Nahrungskarenz abläuft. Sie spiegelt trotzdem die enormen Anpassungsmöglichkeiten des Organismus wider. Dadurch und wegen der Fähigkeit des Gehirns, von der Glucoseverbrennung auf Ketonkörperverwertung umzuschalten, wird das Körpereiweiß jetzt weitgehend geschont.

3.6.6 Gewichtsverlust durch Ausdauersport

Nur weniger zu essen ohne ein gleichzeitiges Mehr an Bewegung führt selbst bei ausreichender Proteinzufuhr zu einem Abbau von Muskelmasse. Mindestens der Muskelanteil ist ja dann überflüssig, der den Gewichtsunterschied zum ursprünglich größeren Gewicht bewegen musste. Schon die Verminderung der Kalorienzufuhr reduziert den Grundumsatz bis zu 40 Prozent. Wenn auch noch Muskelmasse mit normalerweise hohem Energiebedarf für seine komplizierten Stoffwechselprozesse verloren geht, dann muss insgesamt ein beträchtlicher Teil des Nahrungsverzichts ohne Effekt auf das Gewicht bleiben. Der Übergang zu einer kalorienärmeren Diät sollte darum eingebunden sein in eine Änderung der Lebensweise. Gesundheitliche Aufklärung, Umweltanpassung und Verhaltenstherapie gehören dazu. Es ist immer zu bedenken, dass eine gewisse Gewichtszunahme mit dem Alter physiologisch ist, mit den Jahresringen vergrößert sich nun mal auch der „Rettungsring". Pro Jahrzehnt macht das etwa 3 bis 5 kg aus, selbst athletische Ausdauersportler legen in einem solchen Zeitraum 1 bis 2 kg zu (☞ 12.1.6). Ein ganz wesentlicher Bestandteil der Adipositastherapie ist deshalb die Wiederentdeckung der Nützlichkeit körperlicher Aktivitäten.

> Nur ausreichende Bewegung kann das entscheidende Verhältnis von Muskel- zu Fettmasse günstig beeinflussen.

Vor Beginn sportlicher Trainingsprogramme sollte jedoch die ärztliche Konsultation stehen. Der Arzt stellt die uneingeschränkte Sporttauglichkeit fest oder bestimmt entsprechende Belastungsgrenzen (☞ 13.3).

Bei Reduktionsdiät bietet Ausdauersport mit Einsatz großer Muskelgruppen Gewähr gegen einen unerwünschten Eiweißkatabolismus (= Eiweißabbau).

Wird er mit niedriger bis mittlerer Intensität durchgeführt (60 bis 70 Prozent der maximalen Pulsfrequenz), hat es den zusätzlichen Vorteil, dass in den Muskeln besonders Fettsäuren zur Energiegewinnung herangezogen werden und vom solchermaßen begünstigten Fettabbau primär die risikoreichen abdominellen (= zum Bauch gehörend) Depots betroffen sind (☞ 3.4). Schließlich steigern körperliche Leistungen auch den Grundumsatz und beschleunigen somit zusätzlich die Gewichtsabnahme. Die tägliche Grundumsatzsteigerung macht etwa 5 bis 6 Prozent der für die regelmäßigen sportlichen Übungen aufgebrachten Energie aus. Sind dies beispielsweise jeweils 700 Kilokalorien, so entfallen auf die Grundumsatzerhöhung Tag für Tag bis zu 40 Kilokalorien – oder in Fettverbrauch ausgedrückt – ca. 5 Gramm. Dieser zugegebenermaßen kleine Gewichtsverlust entsteht jedoch ohne weiteres Zutun, gleichsam im Schlaf und summiert sich in 6 Monaten ganz nebenbei auf ein Kilogramm. Es ist wichtig, auf solche Nebeneffekte hinzuweisen, weil das Maß der Gewichtsabnahme durch sportliche Belastungen meist überschätzt wird. Besonders Menschen, die körperliche Aktivitäten nicht mehr gewohnt sind, neigen zu solchen Fehlbeurteilungen, da sie Anstrengungen subjektiv stärker empfinden als diese es objektiv sind.

Die genannten 700 Kilokalorien sind die Energiemenge, die ein etwa 70 kg schwerer Erwachsener verbraucht, wenn er innerhalb einer Stunde eine Joggingstrecke von 10 Kilometer läuft. Sie entsprechen dem kalorischen Gegenwert von 100 g Fettgewebe unter der Berücksichtigung, dass an Fettgewebe etwa 30 Prozent Wasser gebunden sind:

> 77 g Fett + 23 g Wasser
> = 100 g Fettgewebe
> 77 g Fett x 9,1 kcal
> = 700 kcal

Um 100 g Körpergewicht auch wirklich zu verlieren, müsste der Sport treibende Mensch natürlich den erhöhten Schweißverlust mit Wasser oder ungesüßtem Tee ausgleichen und nicht mit Säften, Limonaden oder Bier. Leider schmelzen bei einer solchen Anstrengung auch nicht ausschließlich 100 g Fettgewebe dahin, sondern mindestens die Hälfte des Energieaufwandes wird aus den Kohlenhydratvorräten gedeckt. Also nur 50 g Fettabbau für eine Stunde Dauerlauf?

Welche Bedeutung Bewegungsübungen auf das Erreichen und vor allem auf die Stabilisierung eines Wohlfühlgewichts tatsächlich haben, wird klar, wenn man davon ausgeht, dass die sportlichen Aktivitäten sinnvollerweise regelmäßig und auf Dauer angelegt sein sollten und wenn man die Argumentationskette umdreht. Ein nicht durchgeführter Stundenlauf bedingt bei sonst gleich bleibenden Lebens- und Ernährungsgewohnheiten 50 g zusätzliches Fettgewebe. Und bei 100 solcher „Nichtläufe" pro Jahr könnte sich dies schnell auf 5 Kilogramm addieren. Allerdings erhöht sich mit zunehmendem Gewicht auch der Grundumsatz, sodass in diesem Fall die Kurve der Gewichtszunahme pro Zeiteinheit etwas flacher verlaufen würde (☞ 2.1).

Für normalgewichtige Personen ist es wegen der erwähnten altersbedingten Gewichtszunahme schon ein großer Erfolg, wenn sie ihr Gewicht über lange Zeiträume halten können. Für dieses Ziel müssen sie bei sonst gleichem Lebenswandel dann auch härter trainieren. Nach einer Empfehlung der amerikanischen „National Runners Health Study" sollten Läufer dafür ihr Wochenpensum pro Jahr um 2,3 km hochschrauben.

3.6.7 Medikamentöse Adipositastherapie

Menschen, die sich gewichtsreduzierenden Programmen unterwerfen, feiern anfangs fast immer Erfolge. Die aber entscheidende Gewichtsabnahme auf Dauer – 5 Jahre mindestens – gelingt nur einem Drittel von Ihnen. Das ist enttäuschend, zumal noch immer zu viele Menschen die Adipositas als Ursache für verschiedene, sehr ernste Erkrankungen nicht wahrnehmen und deren erkennbare Neigung zur Chronifizierung verharmlosen. Daran wird sich wohl wenig ändern in einem gesellschaftlichen Umfeld, in dem Milliardensummen zur Verfügung gestellt werden, um für unvernünftiges Ernährungsverhalten und bewegungsarme Freizeitbeschäftigung zu werben.

Was aber tun, wenn konsequente Lifestyle-Änderung mit moderner Diätschulung, verhaltenspsychologischen Maßnahmen und angepassten Sportprogrammen für einen Teil der Probanden eine zu große Hürde darstellen? Schon seit Jahrzehnten wird versucht, den Spagat zwischen Kalorienkürzung und Bewegungsmenge durch medikamentöse Unterstützung zu erleichtern. Die pharmakologischen Ansätze scheiterten bisher aber allesamt entweder an der Erfolglosigkeit der Mittel oder an deren teils erheblichen Nebenwirkungen. Aus diesem Dilemma können zwei Wirkstoffe führen, die als gewichtsreduzierende Therapeutika zugelassen sind.

Orlistat (Xenical®), von der Firma Roche entwickelt, hemmt im Dünndarm langanhaltend die fettspaltende Lipase und vermindert dadurch die Aufnahme von Nahrungsfetten bis zu 30 Prozent. Der Einspareffekt bei der Gesamtnahrungsenergie beträgt pro Tag etwa 200 bis 300 Kilokalorien.

Sibutramin (Reductil®), ein Produkt der Firma Knoll, wirkt dagegen im Kopf. Seine pharmakologisch aktiven Metabolite hemmen im Hypothalamus die Wiederaufnahme von Serotonin, Noradrenalin und Dopamin. Das verstärkt das Sättigungssignal (Serotonin) und erhöht

durch eine β-sympathomimetische Stimulation des Grundumsatzes den Energieverbrauch (Noradrenalin) mit insgesamt ähnlicher Kalorienreduktion wie die Lipasehemmung.

Große Erwartungen werden an eine neue Behandlungsstrategie des Übergewichts geknüpft. Sie besteht in der spezifischen Blockade des Cannabinoid-1-Rezeptors mittels **Rimonabant.** Endocannabinoide steuern sowohl über zentrale neuroendokrine Bahnen als auch über Adipozytenrezeptoren die Sekretion u.a. von Adiponectin (☞ 8.3.2). In ersten Studien zu dieser Therapie wurden deutliche Gewichtsreduktionen und verbesserte Insulinempfindlichkeiten beschrieben.

Die bisher bewährten Mittel Orlistat und Sibutramin sollten nach Empfehlungen der WHO erst bei einem BMI von größer als 30 zur Gewichtsreduktion eingesetzt werden oder ab einem BMI von 27, wenn bereits Folgekrankheiten der Übergewichtigkeit vorliegen. Ihre Verordnung macht auch nur dann Sinn, wenn sie begleitend zu einer Diät-, Verhaltens- und Bewegungstherapie erfolgt, und wenn solche Basistherapie schon längere Zeit im Voraus begonnen wurde. Ein Expertengremium des National Institutes of Health (NIH) in den USA empfiehlt hierfür eine Zeitspanne von mindestens 6 Monaten.

II Bewegung

4 Motor für die Gesundheit

Unter dem Gesundheitsaspekt wird Bewegung zu oft nur als Mittel zur Gewichtsabnahme gesehen. Tatsächlich ist die Bedeutung speziell hierfür auch groß. Doch der Nutzen von Bewegung ist für eine Vielzahl weiterer wichtiger Körperfunktionen so enorm, dass er in den folgenden Kapiteln näher erläutert werden soll. Dabei zeigen zahllose epidemiologische Studien grundsätzlich, dass gesundheitsorientierte körperliche Aktivitäten die Zahl der Krankenhausaufenthalte, die Häufigkeit von Arztbesuchen, krankheitsbedingte Fehltage am Arbeitsplatz und den Verbrauch von Medikamenten reduzieren.

> Besonders vielfältige positive Auswirkungen auf den Gesundheitszustand resultieren aus regelmäßig und systematisch durchgeführtem Ausdauersport.

4.1 Verbesserung der Herzfunktion

In der arbeitenden **Muskulatur** steigt die oxidative Kapazität auf Grund einer Erhöhung der Kapillardichte und einer Volumenvermehrung der Mitochondrien (= Kraftwerke der Zellen). Der Zellstoffwechsel wird effektiver, indem der Sauerstoffverbrauch für eine gleiche Leistung abnimmt. Schnelle Anpassungsprozesse am **Herzen** führen zu einer Vergrö-

ßerung des Muskels von 250 bis auf 500 g, zur Erweiterung des Kammervolumens von 600 bis auf 1 300 ml, zu einer homogenen Verstärkung der Herzwand bis zu 20 Prozent und zu einer Erhöhung des Schlagvolumens von 60 bis auf 110 ml.

Ständiges Training hat also eine Ökonomisierung der Herzarbeit zur Folge. Der gekräftigte Herzmuskel pumpt mit geringerer Schlagzahl das erforderliche Blutvolumen durch den Körper und vermindert dadurch seinen Sauerstoffbedarf bis zu 15 Prozent. Gleichzeitig steigt seine Sauerstoffversorgung, weil der Herzmuskel nur während der Erschlaffungsphase (= Diastole) durchblutet wird und bei einem langsamen Puls hierfür mehr Zeit zur Verfügung steht. Bei einer Herzfrequenz von 70 Schlägen pro Minute pulsiert dieser Motor in 24 Stunden rund 100 000 mal. Wenn durch dauerhaftes Training der Puls nur um 10 Prozent gesenkt wird, erspart das dem Herzen 10 000 Schläge pro Tag oder 150 Millionen Schläge in 40 Jahren!

4.2 Senkung des Blutdrucks

Durch den hohen **Blutdruck** während der Belastungen kommt es zu Kapillarneubildungen, zur Öffnung von Ruhekapillaren („Durchblutung der letzten Wiesen") und zur Ausbildung von Umgehungskreisläu-

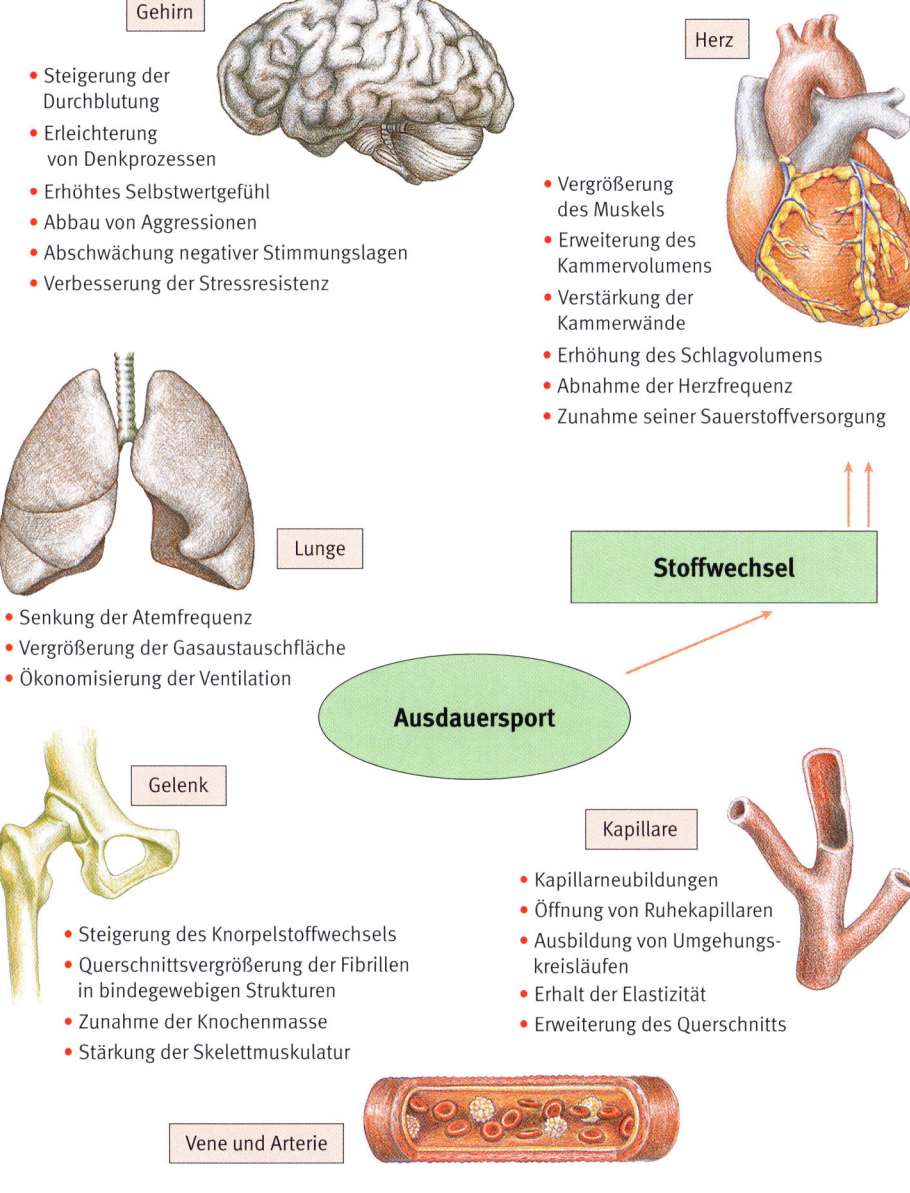

Gehirn
- Steigerung der Durchblutung
- Erleichterung von Denkprozessen
- Erhöhtes Selbstwertgefühl
- Abbau von Aggressionen
- Abschwächung negativer Stimmungslagen
- Verbesserung der Stressresistenz

Herz
- Vergrößerung des Muskels
- Erweiterung des Kammervolumens
- Verstärkung der Kammerwände
- Erhöhung des Schlagvolumens
- Abnahme der Herzfrequenz
- Zunahme seiner Sauerstoffversorgung

Lunge
- Senkung der Atemfrequenz
- Vergrößerung der Gasaustauschfläche
- Ökonomisierung der Ventilation

Stoffwechsel

Ausdauersport

Gelenk
- Steigerung des Knorpelstoffwechsels
- Querschnittsvergrößerung der Fibrillen in bindegewebigen Strukturen
- Zunahme der Knochenmasse
- Stärkung der Skelettmuskulatur

Kapillare
- Kapillarneubildungen
- Öffnung von Ruhekapillaren
- Ausbildung von Umgehungskreisläufen
- Erhalt der Elastizität
- Erweiterung des Querschnitts

Vene und Arterie
- Steigerung des Blutvolumens
- Zunahme der Fließeigenschaften
- Verbesserung des Sauerstofftransports und der Wärmeregulation

Abb. 4.1 Ausdauertraining und seine positiven Auswirkungen auf den Organismus

fen. **Blutvolumina** werden effizienter verteilt und das Sauerstoffangebot besser ausgenutzt. Die **Gefäße** bleiben elastischer und erfahren, zumindest nach ausgedehntem, mehr als 5-stündigem Training pro Woche, eine Erweiterung ihres Querschnitts mit einem beträchtlich gesteigerten lokalen Blutfluss. Das führt zur **Blutdrucksenkung,** die durch den dämpfenden Einfluss des Ausdauertrainings auf das sympathische Nervensystem mit einer Verschiebung zum Vagotonus (= Erregungszustand des vegetativen Nervensystems) und durch die Abnahme der Herzfrequenz noch verstärkt wird. Im Mittel beträgt die Verringerung des **Blutdrucks** (systolisch/diastolisch) 7/6 mmHg, im Einzelfall sogar bis 20/11 mmHg.

4.3   Verminderung der Gerinnselbildung

Regelmäßige Ausdauerbelastungen gehen mit einer Erhöhung des **Blutvolumens** um ein bis zwei Liter einher. Die **Fließeigenschaft** des Bluts nimmt zu, weil in Abhängigkeit vom Trainingsumfang die Bereitschaft zur **Blutgerinnung** durch Senkung der Fibrinogenspiegel gemindert wird. Hohe Konzentrationen dieser Gerinnungssubstanz gelten als eigenständiger Risikofaktor für Herzinfarkt und Schlaganfall. Ferner nimmt die Zusammenballung der Gerinnungsplättchen ab und die für die Fibrinolyse (= Auflösung von Gerinnsel) wichtigen Plasminogenkonzentrationen steigen. Insgesamt verbessern sich **Sauerstofftransportkapazität** und **Thermoregulation.**

4.4   Ökonomisierte Atmung

Die **Atmung** profitiert von einer sparsamen Ventilation durch sinkende Atemfrequenzen und Vergrößerung der Gasaustauschfläche. Bei Patienten mit Asthma bronchiale wird durch diese Anpassung die Schwelle zur Auslösung eines anstrengungsinduzierten Anfalls heraufgesetzt.

4.5   Stabilisierung des Bewegungsapparates

Wechselweiser Druck und Entlastung der Gelenke regt den **Knorpelstoffwechsel** an. Bindegewebige Strukturen wie **Bänder, Sehnen** und **Kapseln** werden durch Querschnittsvergrößerungen und Zunahme der Zugfestigkeit der Fibrillen widerstandsfähiger. Die **Knochenmasse** nimmt zu. Eine gestärkte **Muskulatur** stabilisiert den Bewegungsapparat und ermüdet nicht so leicht.

4.6   Optimierter Hirnstoffwechsel

Die **Gehirndurchblutung** ist schon bei moderaten körperlichen Aktivitäten um etwa 30 Prozent gesteigert. Anstrengende Belastungen sind der stärkste Reiz für die Erhaltung der rund 100 Milliarden Nervenzellen und für den Ausbau ihrer Funktionsfähigkeit durch Knüpfen immer neuer, vielfältiger Synapsen (= Kontaktstellen zwischen den Nervenzellen). So fördert Bewegung die Intelligenz, Lern- und Gedächtnisleistungen werden optimiert. Der verbesserte **Hirnstoffwechsel** führt zur vermehrten Produktion hunderter chemischer Substanzen, darunter Nervenwachstumsstoffe und diverse Botenstoffe wie Dopamin, Serotonin, Noradrenalin oder Endorphine. Diese verschiedenen Verbindungen sind Teil eines dem Gehirn innewohnenden Belohnungsprinzips, das den Überlebenswillen des Menschen sichert. Körperliche Aktivitäten tragen zu einem erheblichen psychologischen Benefit bei, der auf Wohlbefinden, erhöhtem Selbstwertgefühl, Abbau aufgestauter Aggressionen, Distanzierung von überbewerteten Problemen, Abschwächung negativer Stimmungslagen und allgemeiner Stressresistenz beruht. Speziell die bis zum Vierfachen gesteigerten Endorphinausschüttungen können zusätzlich auch in hohem Maße die Schmerzintensität vermindern.

4.7 Senkung der Sterblichkeit durch Ausdauersport

Heute ist unbestritten, dass Bewegungsmangel ein eigenständiger Risikofaktor für Herz- und Kreislauferkrankungen ist, vergleichbar etwa mit dem Rauchen. In einer epidemiologischen Studie wurde bei fast 18 000 Engländern im mittleren Lebensalter die Gesamtzahl von Herzinfarkten, Bypass-Operationen und Fällen mit plötzlichem Herztod erfasst und sie dann in Abhängigkeit sowohl von Rauchgewohnheiten als auch Bewegungsmangel untersucht. Danach würden in den folgenden 10 Jahren nur 1,5 Prozent der Engländer, die nicht rauchen und sich regelmäßig körperlichen Belastungen unterziehen, von einem Herzereignis ereilt, jedoch 12 Prozent der rauchenden und körperlich inaktiven Engländer.

„Ausdauersportler leben nicht länger, sie sehen nur älter aus." Dieser nette Stammtischspruch ironisiert vielleicht die Übereiferer, eher aber scheint sich dahinter Zweifel der inaktiven Zeitgenossen zu verbergen. Natürlich gibt es viele Hinweise darauf, dass regelmäßige, ausdauerbetonte Aktivitäten lebensverlängernd wirken können. Einen solchen lieferten zum Beispiel 1995 Blair und Mitarbeiter in Dallas. Ihre Arbeit ist zwar schon viele Jahre alt, wegen ihrer zeitlosen Ergebnisse bleibt sie jedoch, wie manche andere ältere Untersuchung auch, noch immer zitierfähig. Sie wiesen in einer groß angelegten Studie an 9 777 amerikanischen Männern im Alter von 20 bis 82 Jahren nach, dass nicht nur Sport von Jugend an, sondern auch körperliche Belastungen nach Jahren der Inaktivität die Chancen auf ein höheres Alter verbessern. Nach diesen Ergebnissen sinkt die Gesamtsterblichkeit der in 4 Gruppen zusammengefassten Männer in Abhängigkeit vom Grad der physischen Fitness. Als Maß hierfür galt die maximale Sauerstoffaufnahme im Ergometer-Test auf dem Laufband. Die Studienteilnehmer wurden im Abstand von 5 Jahren zweimal untersucht und in der Nachbeobachtungszeit von weiteren 5 Jahren ihre

Sterblichkeit analysiert. Danach war die Gesamtsterblichkeit mit 122 Todesfällen auf 10 000 Männerjahre am höchsten bei den Probanden, die bei beiden Untersuchungsterminen als nicht fit eingestuft wurden. Nur knapp 40 Todesfälle waren es dagegen in der Gruppe der Männer, die sich sowohl am Anfang als auch am Ende des Untersuchungszeitraums als leistungsstark erwiesen. In dem Kollektiv von Männern, dem lediglich beim ersten Untersuchungstermin eine gute körperliche Fitness bescheinigt werden konnte, wurden 63,5 und umgekehrt bei den erst 5 Jahre später gut trainierten Männern 67,7 Todesfälle registriert. In beiden Gruppen liegt also ebenfalls eine noch deutlich verminderte Gesamtsterblichkeit gegenüber den Männern ohne Fitness vor. Für jede Minute, die ein Studienteilnehmer im zweiten Laufbandtest länger als im ersten laufen konnte, ließ sich eine Verringerung der Gesamtsterblichkeit von 7,9 Prozent errechnen, unabhängig von Lebensalter und Gesundheitsstatus.

„Survival of the Fittest" – das war das Ergebnis einer anderen Untersuchung an 6 213 Männern, die 2002 im „New England Journal of Medicine" publiziert wurde. Danach spielt auch hier die körperliche Ausdauerleistung bei der Senkung der Sterblichkeit eine herausragende Rolle und Inaktivität ist als Risikofaktor sogar noch wichtiger als Rauchen, Diabetes oder Bluthochdruck. Nach einer Beobachtungszeit von 6 Jahren war das Sterberisiko der fittesten Männer nur halb so hoch wie das der körperlich Schwächsten. Das galt gleichermaßen für gesunde Probanden und

Patienten mit Herz-Kreislauf-Erkrankungen.

Der positive Einfluss von Ausdauertraining auf die Gesundheit speziell von Frauen lässt sich aus der prospektiven „Women's Health Inititative Observational Study" ableiten. Acht Jahre lang wurden die 72 488 Teilnehmerinnen im Alter von 40 bis 65 Jahren beobachtet und die Daten 1999 von Manson in Boston analysiert. Danach haben Frauen, die sich körperlich betätigen, ein niedrigeres Herzinfarktrisiko. Bereits ein tägliches flottes Gehen über 3 km oder ein eineinhalbstündiges Joggen pro Woche senkt die Rate koronarer Ereignisse um 30 bis 40 Prozent im Vergleich zu inaktiven oder nur sporadisch Sport treibenden Frauen. Größerer sportlicher Ehrgeiz erhöht den Gesundheitseffekt. Die für die körperlichen Aktivitäten aufgewendeten Energien sind umgekehrt proportional zur Häufigkeit von tödlichen und nichttödlichen Herzinfarkten. In einer erweiterten Folgestudie 3 Jahre später an jetzt 73 743 Frauen im Alter zwischen 50 und 79 Jahren zeigte sich, dass der positive Effekt von körperlichen Anstrengungen unabhängig von solchen Variablen wie Alter, Body Mass Index oder ethnische Abstammung der Frauen auftrat.

Die bedeutsamsten Untersuchungen dieser Art sind inzwischen auch Gegenstand von **Meta-Analysen** geworden. Danach ergibt eine Auswertung von 30 Studien an mehr als 400 000 Personen mit einer Beobachtungszeit von bis zu 25 Jahren für „Bewegungsmuffel" eine immerhin 90 Prozent höhere Wahrscheinlichkeit, koronare Herzkrankheiten zu erleiden. Eine andere Analyse auf der Basis von 15 Studien beschäftigt sich mit der Sterblichkeit und weist ihre Absenkung durch regelmäßige körperliche Aktivitäten um durchschnittlich 36 Prozent nach. Auch in der Gesamtbetrachtung konnte eine Dosis-Wirkungs-Beziehung bestätigt werden.

> Je besser die Leistungsfähigkeit war, umso geringer fiel die kardiovaskuläre und die Gesamtsterblichkeit aus.

Die wohltuenden Wirkungen körperlicher Aktivitäten sind unabhängig vom Alter. Es ist nie zu spät, damit anzufangen. Schon relativ geringe, über die Alltagsaktivitäten hinausgehende körperliche Belastungen wie Wandern, senken die Sterblichkeitsrate auch von älteren Personen. Dies jedenfalls ist die Aussage von Robert Abbott aus Charlottesville in Virginia. Er publizierte die Ergebnisse einer Studie, in der er die Mortalität von 707 amerikanischen Männern im Alter von 60 bis 80 Jahren in Abhängigkeit von unterschiedlichen, täglichen Wanderleistungen über 12 Jahre verfolgte. Innerhalb dieser Zeitspanne verstarben von den älteren Männern, die mehr als 3,2 Kilometer täglich wanderten, 45, aber doppelt so viele in der Gruppe derjenigen, die weniger als 1,6 Kilometer zurücklegten. Diese Ergebnisse waren unabhängig von Risikofaktoren wie Alkohol und Rauchen und auch unabhängig vom Lebensalter.

Wie die Statistik lehrt, müssen Korrelationen nicht automatisch auch Kausalitäten bedeuten. Darum leiden solche Studien wie alle anderen dieser Art an einem grundsätzlichen Problem. Es ist nämlich außerordentlich schwer, in ihnen die vielen, sehr unterschiedlichen sonstigen Einflüsse auf die Gesundheit korrekt zu bewerten: Koffein- und Nikotingenuss, Alkoholkonsum, Drogen (Doping)- und Medikamentenmissbrauch, geregelte, gesunde und maßvolle Nahrungszufuhr, ausreichender Schlaf, ärztliche Vorsorgeuntersuchungen etc. Ist Sport vielleicht nur ein Teil einer allgemeinen gesundheitsbewussten Lebenseinstellung? Sicherlich auch. Es ist aber inzwischen unstrittig, dass über die Ergebnisse der zitierten Beobachtungsstudien hinaus, gerade die Vielzahl der beweis- und reproduzierbaren positiven Einflüsse von körperlichen Aktivitäten auf Physiologie und Biochemie des Organismus sich auch tatsächlich gesunderhaltend und lebensverlängernd auswirkt.

5 Fettstoffwechsel und Ausdauersport

5.1 Bedeutung wichtiger Fettstoffwechselmarker

Übergewicht ist zwar nicht zwangsläufig mit einer Störung des Fettstoffwechsels vergesellschaftet, doch sehr oft ihr Wegbereiter. Liegt eine solche Störung vor, findet sie ihren Ausdruck in einer Vermehrung der Fette (= Lipide) im Blut. So ermöglicht umgekehrt die Bestimmung der Lipide eine einfache und elegante Risikoabschätzung für die Entwicklung einer Arteriosklerose.

Historisch bedingt zählt man zu den Fetten eine Reihe chemisch sehr unterschiedlicher Stoffe, die alle die gemeinsame Eigenschaft haben, in Wasser unlöslich zu sein. Da Blut jedoch ein wässriges Medium ist, müssen die Lipide für ihren Transport im Organismus an Proteine gebunden werden, um die notwendige Wasserlöslichkeit zu erlangen. Die resultierende Stoffklasse bezeichnet man als Lipoproteine. Die spezifischen Transportproteine besitzen auf Grund ihrer verschiedenen Massen und Größen auch unterschiedliche Dichten, was sich für die analytische Trennung der Lipoproteine nutzen lässt. Lipoproteine mit sehr hoher Dichte setzen sich dann z.B. in der Ultrazentrifuge ganz nach unten ab, während diejenigen mit niedriger Dichte und sehr niedriger Dichte in den Fraktionen jeweils darüber zu finden sind.

Weil sich die englischen Bezeichnungen durchgesetzt haben, spricht man von den High Density Lipoproteinen (HDL), Low Density Lipoproteinen (LDL) und Very Low Density Lipoproteinen (VLDL). Eine noch leichtere Fraktion stellen die Chylomikronen dar.

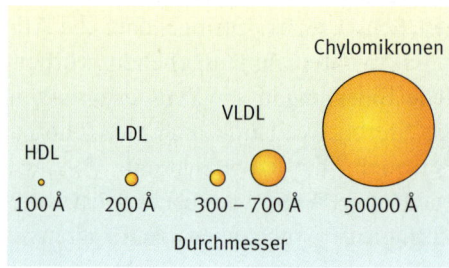

Abb. 5.1 Größenverhältnisse der Lipoproteine

5.2 Triglyceride und ungesättigte Fettsäuren

Neben Cholesterin gelten Triglyceride als Basisgröße für die Beurteilung des Fettstoffwechsels. Triglyceride sind chemisch gesehen Ester der Fettsäuren mit dem dreiwertigen Alkohol Glycerin.

Das von den Triglyceriden ausgehende Arterioskleroserisiko erreicht nicht den Stellenwert des Cholesterins, ist aber potentiell vorhanden.

Fettsäuren unterscheiden sich voneinander durch ihre Bauweise. Von der zwei Sauerstoffatome enthaltenden Säuregruppe am Ende des Moleküls abgesehen, sind Fettsäuren reine Kohlenwasserstoffverbindungen. Sie besitzen jeweils eine gerade Anzahl von Kohlenstoffatomen, 16 zum Beispiel die Palmitinsäure und 18 die Stearinsäure. Im Blut haben die freien, nicht veresterten Fettsäuren nur eine kurze Halbwertszeit von 1 bis 2 Minuten, ein Beleg für ihren raschen Umsatz im Organismus. Besonders der Herz- und Skelettmuskulatur, der Leber und der Nebennierenrinde dienen die freien Fettsäuren als gut oxidierbares, energielieferndes Substrat.

Ist die maximale Zahl der zugehörigen Wasserstoffatome nicht vorhanden, spricht man von ungesättigten Fettsäuren. Fehlen zwei dieser Atome, liegt eine Doppelbindung zwischen benachbarten Kohlenstoffatomen vor. Ölsäure ist beispielsweise eine solche ungesättigte Fettsäure mit einer Doppelbindung (und 18 Kohlenstoffatomen). Daneben enthalten verschiedene Fette auch mehrfach ungesättigte Fettsäuren in unterschiedlicher Art und Konzentration. Die bedeutsamsten besitzen zwischen 18 und 22 Kohlenstoffatome und zwischen zwei und sechs Doppelbindungen. Je nachdem, ob die erste Doppelbindung vom 3. oder 6. Kohlenstoffatom des Kettenanfangs ausgeht, definiert man diese Verbindungen als Omega-3- bzw. Omega-6-Fettsäuren. In der internationalen Literatur ist Omega durch n ersetzt. Zwei dieser mehrfach ungesättigten Fettsäuren können im menschlichen Körper nicht synthetisiert werden, sie sind also unentbehrlicher (= essentieller) Nahrungsbestandteil. Dabei handelt es sich um die **Linolsäure** (Omega-6) mit zwei und um die α-**Linolensäure** (Omega-3) mit drei Doppelbindungen. Aus beiden Säuren kann der menschliche Organismus längerkettige ungesättigte Verbindungen synthetisieren.

Die Linolsäure wird in mehreren enzymkatalysierten Schritten in der Leber und in den Leukozyten zu **Arachidonsäure** (Eicosatetraensäure) umgebaut, während aus α-Linolensäure mit dem gleichen zellständigen Enzymsystem **Eicosapentaensäure** (EPA) und **Docosa-**

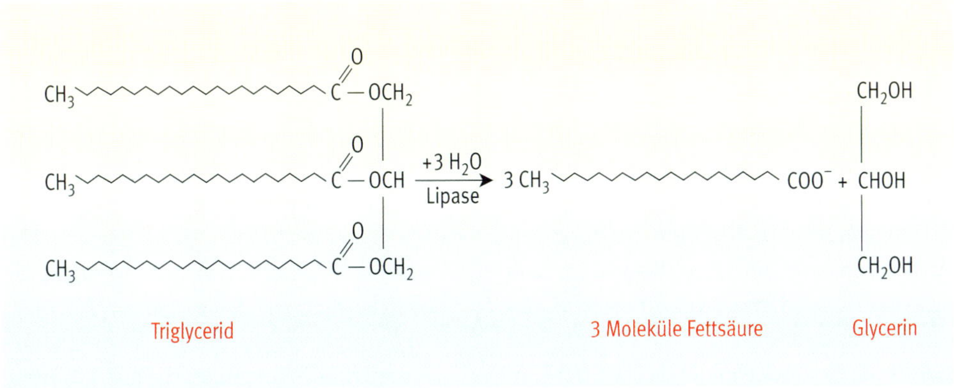

Triglycerid   3 Moleküle Fettsäure   Glycerin

Abb. 5.2 Strukturformeln

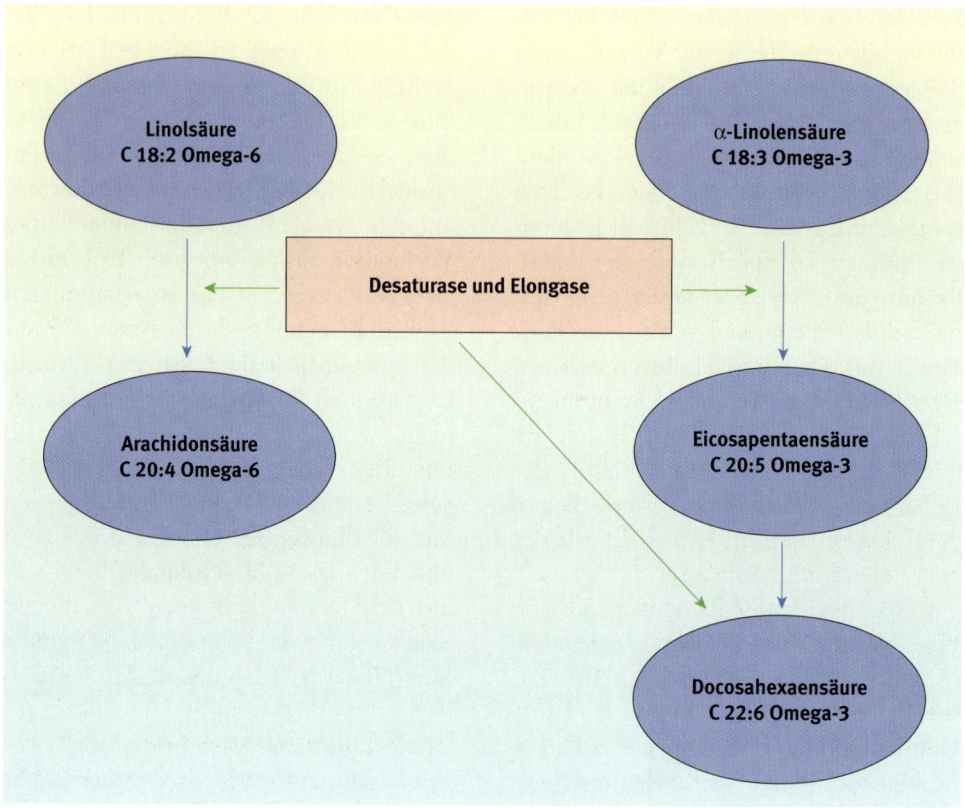

Abb. 5.3 Körpereigene Bildung mehrfach ungesättigter Fettsäuren
Das Enzym Desaturase bildet Doppelbindungen, die Elongase verlängert die Kohlenstoffkette.
C 20:4 Omega-6 bedeutet z. B.: 20 Kohlenstoffatome, 4 Doppelbindungen, Stellung der
ersten Doppelbindung zwischen Kohlenstoffatom 6 und 7.

hexaensäure (DHA) entstehen. Die Bildung von EPA und DHA verläuft allerdings langsam und nur in begrenztem Umfang ab. Sie wird außerdem durch hohe Aufnahmen von Omega-6-Fettsäuren deutlich beeinträchtigt.

Sowohl Omega-3- als auch Omega-6-Fettsäuren sind wichtige Bausteine von Zellmembranen und bestimmen stark deren Eigenschaften. So wird die optimale Funktion der membranständigen Rezeptoren von ihnen geprägt und speziell die

Omega-3-Fettsäuren erhöhen die Flexibilität der Membranen. Eine dadurch bedingte leichtere Verformbarkeit beispielsweise der roten Blutkörperchen befähigt diese besser zur Passage auch feinster Kapillaren mit einer besseren Sauerstoffversorgung der Gewebe. Neben der Beweglichkeit erhöhen Omega-3-Fettsäuren auch deutlich die Reizschwelle für elektrische Impulse mit der Folge, dass Herzfrequenz und Blutdruck sinken. Ob diese Fettsäuren auch bei Herzrhythmusstörungen die Rate tödlicher Komplikationen vermindern, scheint jedoch fraglich. Weil die Omega-3-Fettsäuren EPA und DHA arteriosklerotische Plaques stabilisieren können, schützen sie vor koronaren Herzkrankheiten.

Die mehrfach ungesättigten Fettsäuren üben schließlich einen erheblichen Einfluss auch auf andere Zellfunktionen aus. So ist die primär in die Phospholipidmembran der Zelloberfläche eingebaute Arachidonsäure Ausgangssubstanz für die Synthese von **Prostaglandinen, Thromboxanen** und **Leukotrienen.** Hierbei bestimmt die Enzymausstattung der jeweiligen Zellen, welche dieser Eicosanoide bevorzugt gebildet werden. Die beiden ersten Eicosanoid-Gruppen entstehen unter Einfluss des Enzyms Cyclooxygenase (COX2), für die Bildung der **Leukotriene** ist die 5-Lipoxygenase zuständig. Prostaglandine sind Gewebshormone mit vielfältigen Eigenschaften. Die von der Arachidonsäure abgeleiteten **Prostaglandine** sorgen u.a. für Gefäßverengungen und die Förderung von Entzündungsprozessen. Aber auch EPA und DHA können Vorstufen für Prostaglandinsynthesen sein. Bei den aus ihnen dann hervorgehenden Hormonen überwiegen die gefäßerweiternden und entzündungshemmenden Effekte.

Thromboxane entstehen in Thrombozyten (= Gerinnungsplättchen) und spielen eine wichtige Rolle bei der Blutstillung. Sie tun das, indem sie an der Verletzungsstelle die Plättchenzusammenballung anregen und das betroffene Gefäß engstellen. Linolensäure, EPA und DHA bremsen die Thromboxansynthese. Der eigentliche Gegenspieler des

Thromboxans ist aber das zur Gruppe der Prostaglandine gehörende **Prostacyclin.** Es wird vom Gefäßendothel gebildet und verhindert die Aggregation der Thrombozyten über den Bereich der Verletzung hinaus. Dieser sehr sinnvolle Mechanismus kann allerdings zu einem Problem bei der Arteriosklerose werden. Hier ist das Endothel geschädigt und hat deshalb eine verringerte Kapazität zur Prostacyclinsynthese. Es überwiegen dann die gerinnungsfördernden Wirkungen der **Thromboxane** mit der Gefahr von Thrombosen (☞ 6.1.2).

Ebenfalls aus Arachidonsäure werden von den eosinophilen Leukozyten und den Mastzellen unterschiedliche **Leukotriene** gebildet. Sie zeigen sehr verschiedene Effekte. Das **Dihydroxyleukotrien LTB4** wirkt zum Beispiel chemotaktisch auf Entzündungszellen (☞ 9.2.4) und setzt entzündungsfördernde Zytokine wie Interleukin 1 frei. Die **Cysteinylleukotriene LTC4, LTD4** und **LTE4** verursachen Kontraktionen der glatten Muskelzellen mit negativen Auswirkungen u.a. auf die Atemmuskulatur, den Magen-Darm-Trakt und wegen Gefäßengstellungen auch auf die Durchblutung. Darüber hinaus tragen **Leukotriene** zur Schmerzsteigerung bei, indem sie das körpereigene Cannbinoid Anandamid hemmen.

Prostaglandine, Thromboxane und **Leukotriene** haben also eine immense Bedeutung für die geregelten Funktionsabläufe im Organismus. Dass ihre Bildung zumindest teilweise eng an die Aufnahme bestimmter Nährstoffe gekoppelt ist, belegt auch hier die Wichtigkeit einer ausgewogenen Ernährung.

Sie sollte nicht nur reich an Vitaminen, Mineralien, sekundären Pflanzenstoffen und Spurenelementen sein, sondern auch ausreichend die ungesättigten Fettsäuren enthalten.

5.2.1 Wirkungen wichtiger Medikamente bei Entzündungen

Die im Krankheitsfall oft sehr heftigen Reaktionen der beschriebenen Botenstoffe lassen sich durch unsere heutigen Medikamente recht gut abmildern. Den umfassendsten Einfluss entfalten dabei die Glukokortikoide. Sie verhindern durch Hemmung des Enzyms Phospholi-pase A2 die Freisetzung von Arachidonsäure, sodass die Bildung von **Prostaglandinen, Thromboxan, Prostacyclin** und **Leukotrienen** heruntergeregelt wird. Begrenzter wirken dagegen die so genannten nichtsteroidalen Antirheumatika (NSAR) und die Acetylsalicylsäure (ASS). Sie blockieren lediglich die Cyclooxygenasen. Eine spezifische Hemmung der Cyclooxygenase 2 ist hier angezeigt, weil nur diese für die Bereitstellung entzündlicher Mediatoren verantwortlich ist. Die Cyclooxygenase 1 sichert die Funktion der Magenschleimhaut und anderer Gewebe, ihre Ausschaltung ist darum als unerwünschte Nebenwirkung zu werten. Allerdings steigt bei lang anhaltender Verschiebung des Mengenverhältnisses von COX-2 zu COX-1

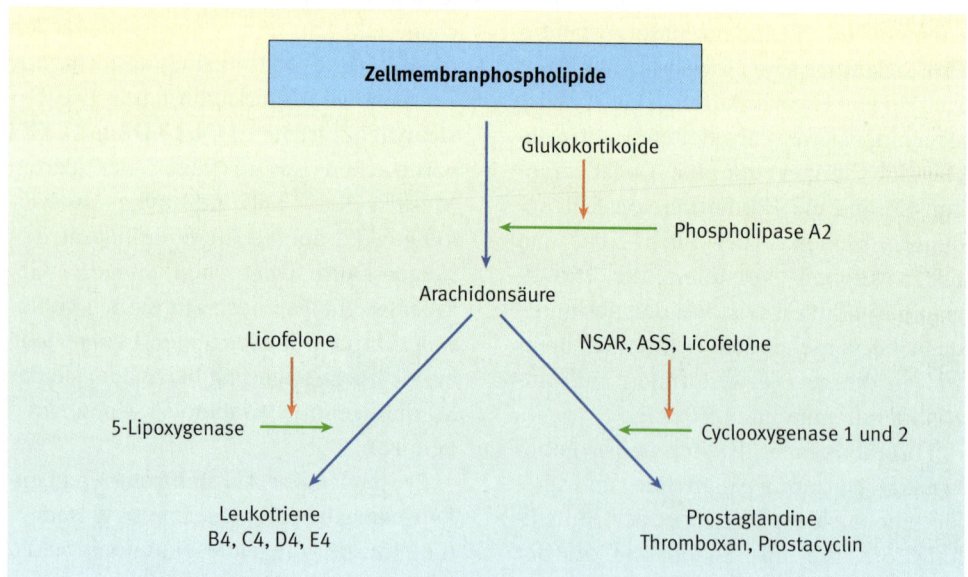

Abb. 5.4 Freisetzung von Arachidonsäure aus Zellmembranen, ihre Umwandlung in wichtige Botenstoffe bzw. Gewebshormone und mögliche Medikamentenwirkungen
NSAR = nichtsteroidale Antirheumatika, ASS = Acetylsalicylsäure
grün = Reaktion aktivierend, rot = Reaktion hemmend

über ein Mehr von Thromboxan die Blutgerinnungsneigung und damit auch das Herzinfarkt- und Schlaganfallrisiko (s. Vioxx®). Der cortisonunabhängige antientzündliche Effekt der Cyclooxygenasehemmer kann durch die zusätzliche Blockade der Synthese von Leukotrienen unterstützt werden. Eine Wirksub-

Fett	gesättigt	Ölsäure 1fach un- gesättigt	Linol- säure 2fach un- gesättigt	α-Linolen- säure 3fach unge- sättigt	Haltbar- keit in Monaten	Vitamin E (mg/100 ml)
Butter	64	33	3	–	3	10
Schweine- schmalz	41	49	10	–	4	–
Rindertalg	52	44	4	–	18	–
Kokosfett	91	7	2	–	12	1
Distelöl	10	13	76	‹ 1,0	9	45
Erdnussöl	18	58	24	‹ 1,0	12	38
Hanföl	9	40	44	7	9	89
Haselnussöl	8	78	14	‹ 1,0	6	43
Kürbiskernöl	19	28	53	‹ 1,0	12	45
Leinöl	10	23	17	50	4	36
Mandelöl	8	70	22	‹ 1,0	10	45
Mohnöl	10	28	62	‹ 1,0	9	30
Olivenöl	15	76	9	‹ 1,0	12	15
Rapsöl	6	55	20	9	12	55
Sesamöl	9	19	59	13	12	41
Sojaöl	15	21	56	8	3	99
Sonnen- blumenöl	10	30	60	‹ 1,0	9	65
Trauben- kernöl	10	19	71	‹ 1,0	12	70
Walnussöl	6	24	55	15	6	36
Weizenkeimöl	16	22	62	‹ 1,0	24	200

Tab. 5.1 Zusammensetzung verschiedener Fette (Mittelwerte in Prozent) und ihre Haltbarkeit

stanz hierfür ist Licofelone. Licofelone hemmt außerdem die Lipoxygenasen.

5.2.2 Vorkommen der ungesättigten Fettsäuren

Wichtigste Quellen für Linolsäure (Omega-6) sind verschiedene Getreidearten, Sojabohnen und viele pflanzliche Öle. Die α-Linolensäure (Omega-3) kommt gleichfalls in diversen Pflanzenölen vor und findet sich daneben in einigen grünen Blattgemüsen. Qualitativ hochwertige Pflanzenöle sind kalt gepresst. Dadurch bleiben die wertvollen mehrfach ungesättigten Fettsäuren und die Vitamine komplett erhalten. Wegen der leichten Oxidierbarkeit der Öle ist ihre Haltbarkeit begrenzt. Sie beträgt bei kühler und dunkler Lagerung zwischen 4 Monaten (Leinöl) und 2 Jahren (Weizenkeimöl). Diese Zeiten wären noch kürzer, wenn die Öle nicht reich an dem antioxidativ wirkenden Vitamin E wären.

Die längerkettigen Omega-3-Verbindungen wie Eicosapentaensäure und Docosahexaensäure sind in fetten Meeresfischen, besonders in Wildlachs, Hering, Makrele oder Thunfisch und in den daraus hergestellten Fischölen enthalten. Die Fettsäuren entstammen hier den im Wasser schwebenden pflanzlichen Organismen, die den Fischen als Nahrung dienen.

In einer ausgewogenen Kost finden sich zwar reichlich Omega-6-Fettsäuren, jedoch nur in begrenztem Maße Omega-3-Verbindungen. Das Verhältnis dieser beiden Säuren in unserer Nahrung beträgt im Mittel etwa 8:1. Um von den herz- und gefäßschützenden Eigenschaften der Omega-3-Fettsäuren zu profitieren, sollten mehr fette Meeresfrüchte verzehrt und dadurch das Fettsäure-Verhältnis auf 5:1 gesenkt werden. Die tägliche Zufuhr von einem Gramm der Omega-3-Fettsäuren, das entspricht einer Fischmahlzeit von etwa 500 g pro Woche, ist für eine gute Versorgung ausreichend.

	Fett, gesamt (g)	MUF (g)	Vitamin D (µg)	Vitamin B12 (µg)
Aal	24,5	3,2	20,0	1,0
Heilbutt	2,5	0,7	5,0	1,0
Hering	17,8	4,2	26,7	8,5
Lachs	13,6	2,6	16,0	2,9
Makrele	12,0	3,0	3,4	2,2
Rotbarsch	3,6	0,9	2,4	3,8
Seelachs	0,8	0,2	<1,0	3,5
Thunfisch	15,5	4,6	4,5	4,25

Tab. 5.2 Gehalt an mehrfach ungesättigten Fettsäuren (MUF) und den Vitaminen D bzw. B12 einiger Fischarten pro 100 g verzehrbarem Anteil

5.2.3 Welche Fette eignen sich zum Braten?

Die Konsistenz (= Festigkeitsgrad) der Fette wird stark von ihrer Zusammensetzung bestimmt. Fette, die überwiegend gesättigte Fettsäuren enthalten, sind fest. Ein hoher Anteil an ungesättigten Fettsäuren verleiht den entsprechenden Fetten eine flüssige Struktur.

Durch die Hitze beim Braten gerinnen spontan die Proteine in der Außenschicht der Lebensmittel, verschließen dadurch die Poren und verhindern den Austritt des Zellsaftes während des Garens. Das Lebensmittel bleibt saftig. Aber nicht alle Fette sind für die notwendig hohen Brattemperaturen von 130 bis 180 °C geeignet. Wasser im Fett wie in fettreduzierter Butter verdampft bei 100 °C und beginnt dann zu spritzen. Begleitstoffe aus dem Fruchtfleisch kalt gepresster Öle können sich beim Erhitzen über 150 °C verändern und einen unangenehmen Geruch oder Geschmack entwickeln. Speiseöle mit einem hohen Gehalt an mehrfach ungesättigten Fettsäuren verlieren beim Braten durch Reaktion mit

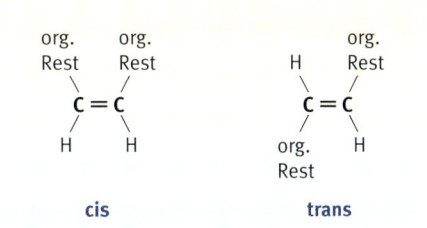

Abb. 5.6 cis-trans-Isomerie

Sauerstoff ihre wertvollen Eigenschaften. Die Oxidationsgeschwindigkeit nimmt dabei mit der Anzahl der Doppelbindungen deutlich zu. Auch können bei den hohen Temperaturen für Sekundenbruchteile die Doppelbindungen aufgehen und dadurch in geringem Umfang Umlagerungen von den natürlichen **cis-** zu den gesundheitsschädlichen **trans-Fettsäuren** stattfinden. Gute Bratfette enthalten also wenig Wasser, sind frei von Geruchs- und Geschmacksstoffen und haben einen hohen Rauchpunkt. Beispiele hierfür sind Butterschmalz, Palmfett oder raffiniertes Rapsöl.

Weil die erwähnten trans-Fettsäuren den Spiegel von LDL-Cholesterin steigern und den des HDL-Cholesterins senken, sollte ihre Aufnahme begrenzt werden. Maximal ein Prozent der Nahrungsenergie, das sind etwa zwei bis drei Gramm pro Tag, gelten als unbedenklich, ein Wert, der bei maßvollem Konsum von Chips und Pommes frites leicht einzuhalten ist. Auf Grund der fermentativen Prozesse im Wiederkäuermagen enthält auch Milch sehr geringe Mengen trans-Fettsäuren.

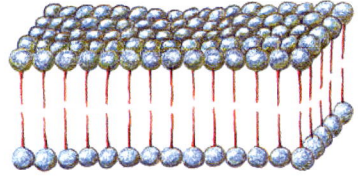

Abb. 5.5 Lipiddoppelschicht als Grundgerüst biologischer Membranen

| = wasser**un**löslicher Teil der Lipidmoleküle

● = wasserlöslicher Teil

5.3 Cholesterin

Cholesterin ist Vorstufe für die Bildung von Vitamin D_3 in der Haut, Gallensäuren und Steroidhormonen in der Leber und ähnlich wie die Triglyceride ein wesentlicher Bestandteil von Zellmembranen.

Es wird zu etwa ⅔ in allen Zellen gebildet und zu einem Drittel mit der Nahrung zugeführt. Ausgangssubstanz für die zelleigene Synthese ist das Essigsäuremolekül aus dem Fettabbau. Je mehr gesättigte Fettsäuren mit der Nahrung angeboten werden, umso mehr aktivierte Essigsäure steht für eine dann erhöhte Cholesterinbiosynthese zur Verfügung.

Darüber hinaus gehen hohe Triglyceridspiegel logischerweise auch mit entsprechend großen Mengen an Transportproteinen, wie z.B. an VLD-Lipoproteinen einher. Haben diese Eiweiße aber nach Ablösung der Triglyceride im Gewebe ihre Funktion erfüllt, können sie (als „remnants" bezeichnet) Cholesterin

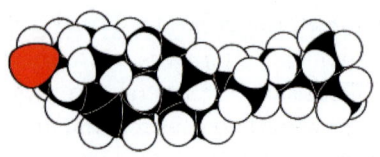

Abb. 5.7 Molekülmodell des Cholesterins ($C_{27}H_{46}O$)

vom „guten" HDL übernehmen und sich im weiteren Verlauf in LDL-Cholesterin umwandeln. So tragen über diesen Mechanismus hohe Triglyceridspiegel dazu bei, dass die Konzentrationen des schädigenden LDL-Cholesterins zu Lasten des schützenden HDL-Cholesterins zunehmen.

Gesättigte Fettsäuren verringern schließlich auch die Zahl der LDL-Rezeptoren auf den Zelloberflächen, wodurch die Aufnahme von Cholesterin in die Zellen und damit ihre Entfernung aus dem Blutkreislauf erschwert wird.

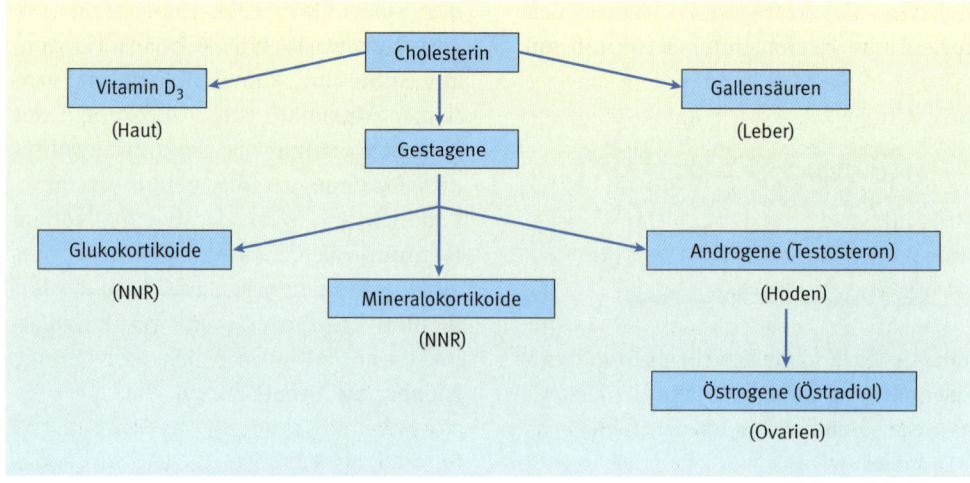

Abb. 5.8 Cholesterin als Ausgangssubstanz wichtiger bioaktiver Verbindungen

Anders als gesättigte Fettsäuren bewirken ungesättigte Fettsäuren eine Senkung der Cholesterinkonzentration, weil sie Bildung und Aktivität der auf den Oberflächen von Leberzellen und steroidhormonbildenden Organen vorhandenen HDL-Rezeptoren fördern. Damit beeinflussen sie positiv den Cholesterintransport aus der Peripherie an die zentralen Zielorte.

5.3.1 Beurteilung der Cholesterinfraktionen

Triglyceride, Cholesterin und Phospholipide finden sich in den vier Lipoproteinfraktionen in unterschiedlichen Konzentrationen wieder. Triglyceride werden in der VLDL-Fraktion und den Chylomikronen transportiert. Unter dem Gesichtspunkt arteriosklerotischer Veränderungen liegt aber das Augenmerk mehr auf den cholesterinhaltigen Fraktionen LDL und HDL. Diese kommen normalerweise im Verhältnis von etwa 3 : 1 vor. LDL-Cholesterin findet sich überall im Organismus und fördert den Prozess der Gefäßentzündung. Hohes LDL-Cholesterin ist deshalb identisch mit einem gesteigerten Arterioseroserisiko. Differenziert man die LDL-Moleküle nach ihrer Größe, dann sind es eher die kleinen Partikel, die besonders risikoreich sind.

Die Moleküle der HDL-Fraktion als reverse Cholesterinfähren zur Leber entfernen dagegen schädliches Cholesterin aus der Zirkulation und signalisieren folglich einen relativen Schutz vor dieser degenerativen Gefäßerkrankung. Daraus ergibt sich, dass zur Beurteilung des Cholesterinstoffwechsels die Quotienten von LDL zu HDL oder auch vom Gesamtcholesterin zu HDL-Cholesterin aussagekräftiger sind als der Wert des Gesamtcholesterins allein. Die Ermittlung dieser Quotienten, die idealerweise kleiner als 3 bzw. 4 sein sollten, ist eigentlich nur bei unbedenklichen Gesamtcholesterinwerten von unter 200 mg/dl entbehrlich.

5.4 Phospholipide

Die sehr unterschiedlich strukturierten Phospholipide enthalten Phosphate und sind wesentliche Bestandteile von Zellmembranen. Bekanntester Vertreter dieser Substanzklasse ist das **Lecithin.** Es kommt in den Markscheiden der Nervenfasern vor und ist Lieferant von Cholin. Cholin wiederum ist eine Vorstufe bei der Synthese von Acetylcholin, einem wichtigen Überträgerstoff im Nervengewebe. Die daraus abgeleitete Vermutung, dass die vermehrte Zufuhr von Lecithin aus Eiern oder Weizenkeimöl die Hirnleistung oder gar die körperliche Leistungsfähigkeit verbessert, konnte bisher nicht bewiesen werden.

5.5 Lipoprotein (a)

Einen vom bisher beschriebenen Fettstoffwechsel unabhängigen Risikofaktor für die Entwicklung einer Arteriosklerose stellt das Lipoprotein(a) dar. Es wird in der Leber gebildet und enthält einen Proteinanteil, der eine strukturelle Ähnlichkeit mit dem gerinnselauflösenden Plasminogen aufweist, ohne jedoch selbst die Fibrinolyse aktivieren zu können. Das Maß der Lp(a)-Synthese ist genetisch festgelegt. Über seine physiologische Funktion besteht noch weitgehend Unklarheit. Epidemiologische Studien zeigen, dass vermehrte Lp(a)-Konzentrationen im Blut die negativen Wirkungen bereits geringer LDL-Cholesterin-Erhöhungen verstärken. Betroffen von dieser Risikoerhöhung sind offenbar nur Männer, nicht aber Frauen. Und von den in ihrer Größe unterschiedlichen Lp(a)-Molekülen sind speziell die kleinen Moleküle risikoreich.

Die Lp(a)-Spiegel verhalten sich erstaunlich resistent gegenüber Medikamenten und Diäten. Regelmäßige sportliche Aktivitäten bleiben ebenfalls ohne Einfluss. Im Gegenteil, gerade bei Ausdauersportlern findet sich eine Tendenz zu erhöhten Werten. Darum wird angenommen, dass Lp(a) nicht nur eindeutig atherogene Eigenschaften hat, sondern zusätzlich eine Rolle bei den Reparaturprozessen der mit körperlichen Belastungen stets einhergehenden geringen Gewebeverletzung spielt (☞ 9.4). Für diese Vermutung spricht auch eine südafrikanische Studie. Weil beim Herzinfarkt ebenfalls verletztes Gewebe repariert werden muss, sollten bei solchen Ereignissen erhöhte Lp(a)-Konzentrationen dazu beitragen, die Schäden am Herzmuskel gering zu halten. Genau diese Vermutung konnte bestätigt werden.

5.6 Fettstoffwechsel-training

Wenn Ausdauertraining das Körpergewicht vermindern kann, dann sollte es auch einen positiven Einfluss auf die Zusammensetzung der Blutfette haben. In der Tat gilt dieses unbestritten für die Triglyceridspiegel im Blut. Sie sinken bei regelmäßigen Bewegungsübungen deutlich, parallel zu einer Verringerung besonders der leicht mobilisierbaren abdominellen Fettdepots. Weniger klar ist dagegen der Einfluss körperlicher Aktivitäten auf das LDL-Cholesterin. Es scheint nur bei extremen Ausdauerbelastungen leicht abzunehmen. Wird aber gleichzeitig eine fettarme Diät eingehalten, senkt nach einer Untersuchung aus Stanford (Kalifornien) bereits wöchentliches Jogging von 16 km seine Konzentration um etwa 20 mg/100 ml.

Daten verschiedener Untersuchungen machen auch einen positiven Zusammenhang zwischen Ausdaueraktivitäten und dem HDL-Cholesterin wahrscheinlich. So zeigte beispielsweise ein Kollektiv von Joggern gegenüber einer inaktiven, aber sonst ähnlich zusammengesetzten Kontrollgruppe erhöhte Werte des gefäßschützenden HDL-Cholesterins. Für einen solchen Effekt ist offenbar als Minimum eine wöchentliche Laufleistung von 13 km notwendig. Die HDL-Fraktion scheint dabei naheliegenderweise in Abhängigkeit vom Trainingsumfang zu steigen. Bei einer täglichen Laufleistung von 3 km wurde in einer weiteren Studie eine Zunahme des HDL-Cholesterins von 2,8 mg/dl gemessen, eine Verdopplung der Leistung verdoppelte anfangs auch dessen Zuwachs.

Die exakten Zahlen suggerieren zwar Eindeutigkeit, es bleiben trotzdem Unsicherheiten bei ihrer Interpretation. Denn auch Gewichtsabnahmen nur auf Grund von Diät ohne körperliche Aktivitäten können die Konzentrationen von Triglyceriden und HDL-Cholesterin in dem beschriebenen positiven Sinne verändern. Naturgemäß ist es jedoch sehr schwer, auseinander zu halten, in welchem Ausmaß jede der beiden möglichen Ursachen daran dann wirklich beteiligt ist. Um verfälschende Einflüsse durch Gewichtsreduktionen auszuschließen, haben W. E. Kraus und Mitarbeiter aus North Carolina bei ihren Probanden während einer 8- bis 9-mo-

natigen Versuchsdauer auf die Einhaltung des Körpergewichts geachtet. Sie teilten die Versuchspersonen in drei Gruppen, ließen diese pro Woche 39 oder 19 km joggen bzw. 19 km wandern und prüften die Auswirkungen der Anstrengungen auf die LDL-Subfraktionen. Der vermutete positive Effekt allein durch Training konnte in der Tat nachgewiesen werden. Die durchschnittliche Größe der LDL-Partikel nahm zu, was zwangsläufig mit einer Abnahme besonders der das Arterioskleroserisiko fördernden kleinen Partikel verbunden war. Von diesem Vorteil profitierten gerade die Versuchspersonen mit dem höchsten Umfang an körperlichen Aktivitäten.

6 Arteriosklerose und Ausdauersport

6.1 Entstehungsmechanismen der Arteriosklerose

Zu den Hauptursachen bei der Entstehung von Arteriosklerose gehören Fettstoffwechselstörungen. Die risikoreichen hohen LDL-Cholesterinspiegel im Blut bewirken aber nur bei einem Teil der Betroffenen Herz- und Kreislauferkrankungen. Arteriosklerose muss also mehr sein als eine Einlagerung von Lipiden in die elastischen und muskulären Areale mittlerer und großer Arterien. Betrachtet man diese Schädigungen deshalb genauer, stößt man auf biologische Prozesse, die typischerweise den zellulären Reaktionen chronischer Entzündungen ähneln.

> Eine Arteriosklerose entwickelt sich sehr langsam.

Und sie beginnt viel früher als im Allgemeinen angenommen. Bei Obduktionen von Verkehrsopfern fand man schon in der Altersgruppe der 30- bis 39-jährigen in 60 Prozent der Fälle arteriosklerotische Veränderungen.

6.1.1 Das Endothel

Die Gefäßwand besteht aus drei Schichten. Die äußere Schicht ist die bindegewebige Adventitia, die das Gefäß mit der Umgebung verankert. Es folgt dann die hauptsächlich aus glatten Muskelzellen bestehende Media und innen liegt die Intima. Diese setzt sich aus Subendothel und Endothel zusammen.

Gefäßschädigungen starten immer mit einer Funktionsstörung des Endothels.

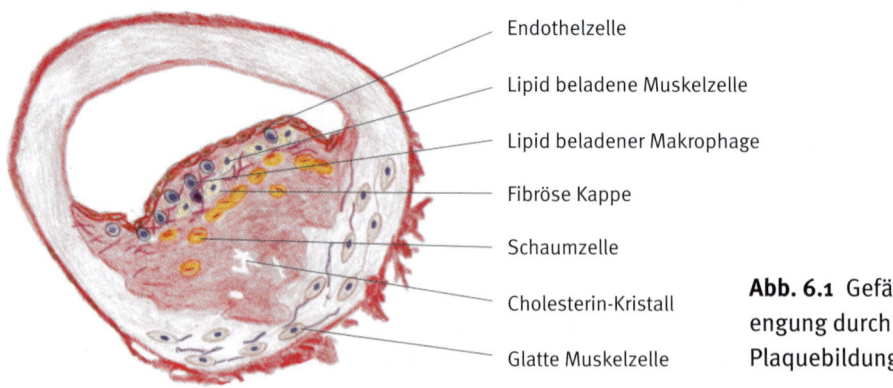

Endothelzelle

Lipid beladene Muskelzelle

Lipid beladener Makrophage

Fibröse Kappe

Schaumzelle

Cholesterin-Kristall

Glatte Muskelzelle

Abb. 6.1 Gefäßverengung durch Plaquebildung

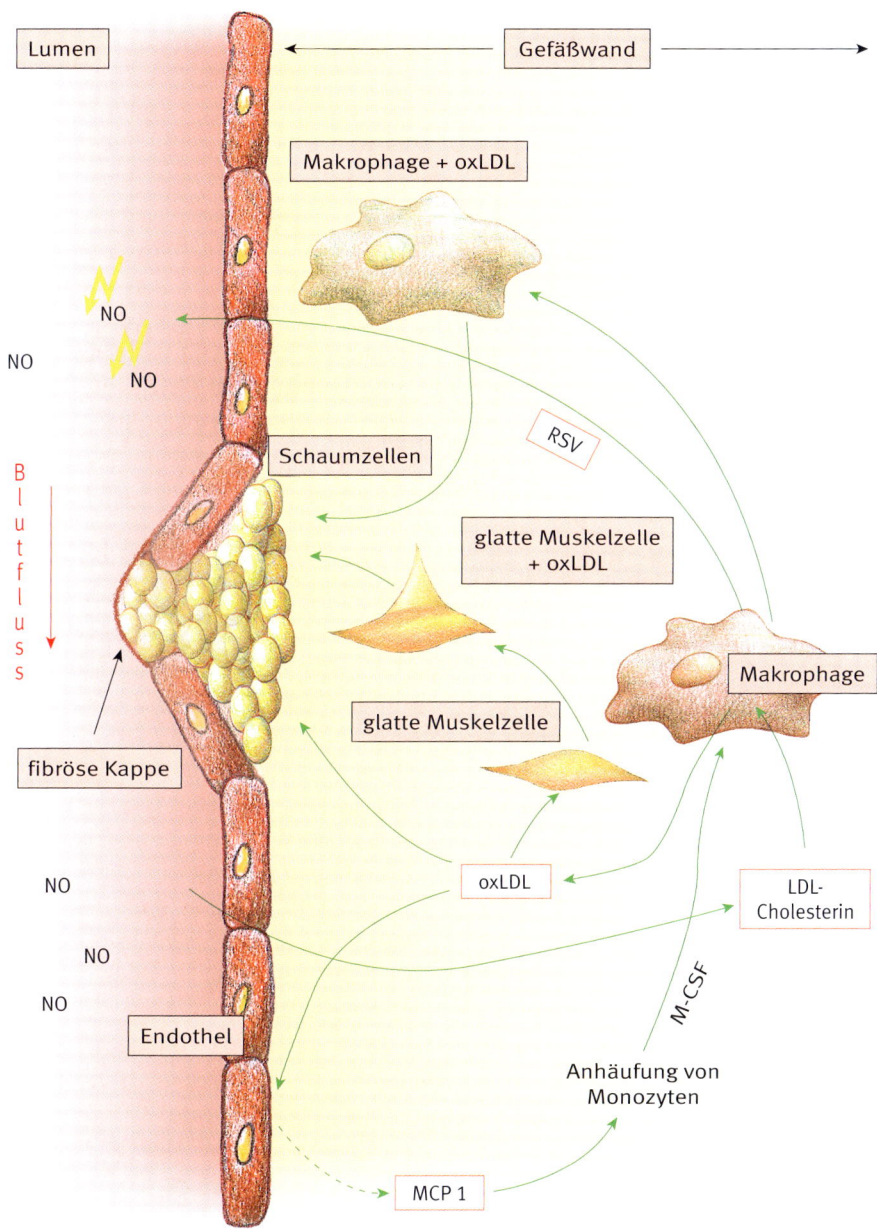

Abb. 6.2 Lipidablagerung in der Gefäßwand nach Oxidation von LDL-Cholesterin
MCP1 = monocyte chemoattractanl protein-1;
M-CSF = Makrophagen-coloniestimulierender Faktor;
RSV = reaktive Sauerstoffverbindungen; NO = Stickstoffmonoxid-Radikal

Auf den ersten Blick scheint das Endothel eigentlich nicht mehr als eine glatte Zellschicht zu sein, die das Lumen (= lichte Weite) der Gefäße auskleidet. Doch schon hier imponiert es durch seine Ausmaße. Denn immerhin wiegen die etwa 10^{13} Endothelzellen rund 1,5 kg und würden aneinander gereiht eine Oberfläche von 800 m^2 ergeben. Der gestalterische Aspekt der Natur, die Gefäßwand mit einer Barriere zu versehen, ist jedoch von marginaler Bedeutung im Vergleich zu den zahlreichen Funktionen dieses Organs im Bereich des Gefäßsystems.

> Offenbar stellt das Endothel eine komplizierte Schaltstation dar, die Gefäßtonus, Konzentrierung von Entzündungszellen oder Gerinnungsabläufe moduliert und dabei Signale aus der Blutzirkulation verwendet.

Ein wichtiger Botenstoff in diesem Wechselspiel ist das kleine Stickstoffmonoxid-Radikal (NO). Vom gesunden Endothel in Abhängigkeit von der Schubspannung des strömenden Blutes und unter Mitwirkung verschiedener Botenstoffe aus der Aminosäure L-Arginin gebildet, spielt es eine zentrale Rolle beim Schutz der Gefäße. So blockiert NO die Anheftung (= Adhäsion) von Monozyten an das Gefäßendothel und erschwert dadurch das Einwandern dieser Entzündungszellen in den subendothelialen Raum, wirkt also antientzündlich. Sehr bedeutend sind darüberhinaus seine gerinnungshemmenden Eigenschaften. Stickstoffmonoxid diffundiert dazu in die Thrombozyten (= Gerinnungsplättchen) und reduziert dann sowohl die Haftung der Plättchen am Endothel als auch ihre Aggregation (= Zusammenballung). Vor allem aber bewirkt NO die Erschlaffung der Gefäßmuskulatur (= Media). Die daraus resultierende Gefäßerweiterung ist notwendig, wenn bei einem erhöhten Sauerstoffbedarf der Blutfluss gesteigert werden soll.

Diese Zusammenhänge machen deutlich, dass bei Fuktionsstörungen das Endothel schnell in den Mittelpunkt kardiovaskulärer Erkrankungen rückt. Zu Fehlfunktionen des Endothels kommt es dabei nicht erst bei dauerndem Nikotinmissbrauch, anhaltendem Bluthochdruck, Diabetes mellitus oder hohen gefäßtoxischen Homocysteinkonzentrationen im Blut. Bereits Hypercholesterinämien sorgen für endotheliale Dysfunktionen, weil der Versuch der Makrophagen, LDL-Cholesterin durch oxidative Verdauungsprozesse aus dem Bereich von Gefäßläsionen zu entfernen, mit einer permanenten Freisetzung sehr reaktiver Sauerstoffverbindungen (RSV) einhergeht. Und diese energiereichen Radikale inaktivieren das für die normale Gefäßfunktion so bedeutende Stickstoffmonoxid.

6.1.2 Entzündungsprozesse in der Gefäßwand

Die eigentlich zerstörerischen Prozesse spielen sich in der Gefäßwand ab. Schadhafte Stellen am Endothel bilden hierfür die Kristallisationspunkte. In der Folge

produzieren die gestressten Endothelzellen Adhäsionsmoleküle wie VCAM-1
(Vascular Cell Adhesion Molecule-1),
ICAM-1 (Intercellular Adhesion Mole-
cule-1) und das E-Selectin, an denen bevorzugt Monozyten, aber auch Lymphozyten und Thrombozyten hängen bleiben.
Unter Einfluss von Chemokinen durchdringen die angehäuften Entzündungszellen die Endothelbarriere. Auch LDL-
Cholesterin kann jetzt diese Schranke
passieren und wird in der Gefäßwand
hauptsächlich durch Makrophagen oxi-
diert (☞ 9.2.1). Wenn dabei die großen
LDL-Moleküle zuvor durch Proteasen
(= eiweißspaltende Enzyme) und die
Cholesterinesterase angedaut wurden,
können sie von den Makrophagen über
deren so genannte Scavenger-Rezep-
toren erleichtert aufgenommen werden,
was den Oxidationsprozess insgesamt erheblich beschleunigt.

Oxidiertes LDL-Cholesterin (oxLDL)
veranlasst das Endothel, monocyte che-
moattractant protein-1 (MCP-1) auszu-
schütten und ist gleichzeitig der wichtigste Stimulus für die Freisetzung von
Tumornekrosefaktor α und Interleukin 1
aus den Makrophagen. MCP-1 hat starke
chemotaktische Eigenschaften und bewirkt eine erneute Invasion von Monozyten aus dem Blutkreislauf in das Gebiet der primären Lipidansammlung.
Diese Abläufe dienen dem Versuch der
Natur, Endothel und die angrenzende
glatte Gefäßmuskulatur vor Lipidabla-
gerungen zu schützen. Dem MCP-1
kommt hierbei ein hoher Stellenwert zu.

Bei dauerhafter Anflutung gefäß-
toxischer Substanzen versagt jedoch der
beschriebene Schutzmechanismus und

die Wirkungen des MCP-1 werden stattdessen zum Startsignal der Arterioskle-
roseentstehung. Unter diesen Umständen setzen sich in den fettbeladenen
Makrophagen die Oxidationsprozesse
fort. Glatte Muskelzellen (= Myozyten)
wandern in das Ablagerungsgebiet ein
und proliferieren (= Gewebevermeh-
rung durch Wucherung) dort. Das von
ihnen gebildete Kollagen und Elastin
sind wesentliche Bestandteile der fi-
brösen Kappe, die sich gefäßseitig um
den Lipidkern der arteriosklerotischen
Läsion legt.

Losgelöst aus ihrem ursprünglichen
Zellverband können auch Myozyten
LDL-Cholesterin oxidieren bzw. oxLDL
aufnehmen. Sie werden dann wie auch
verbrauchte Makrophagen zu so genannten Schaumzellen. An das entstehende Zellkonglomerat heften sich
T-Lymphozyten. Sie hemmen durch Interferon γ-Freisetzung die Kollagensyn-
these der glatten Muskelzellen und beeinflussen dadurch die Stabilität der sich
bildenden Plaques. Von T-Lymphozyten
und den Makrophagen ferner gebildeter
Tumornekrosefaktor α lockt weiteres
LDL-Cholesterin in den Läsionsbereich
und verstärkt die Einwanderung neuer
Entzündungszellen. Botenstoffe aus
Makrophagen erleichtern diesen Vorgang, weil sie die Bildung von Adhäsionsmolekülen durch das Endothel fördern.

Diese Abläufe münden in einem tü-
ckischen circulus vitiosus aus Lipidansammlung und Entzündungsschub.

Der jetzt chronische Prozess führt zu einer fortlaufenden Verdickung der Arterienwand. Innerhalb dieser Verdickung findet man häufig fokale Nekrosen aus untergegangenen Makrophagen, Zelltrümmern, Lipiden und Lymphozyten. Im fortgeschrittenen Stadium der Gefäßverletzung stellt sich die fibröse Kappe um die Zelltrümmer an der Gefäßwand als mehr oder minder derbe Haut dar. Die Einengung des Gefäßquerschnitts nimmt zu und die Fähigkeit zur Weitstellung des Gefäßes als direkte Kompensationsmaßnahme auf diese Verengung sinkt. Die feste Einbindung der gebildeten Plaques hat jedoch den großen Vorteil, dass sich diese nicht spontan lösen und nachfolgende Gefäße abrupt verstopfen können.

6.1.3   Instabilität der Plaques

Das Höchstmaß der Schädigung des Organismus wird leider dennoch oft erreicht. An den Rändern der faserigen Abkapselung setzen sich nämlich die atheromatösen Veränderungen fort. Neue Makrophagen wandern ein, die, von aktiven T-Lymphozyten stimuliert, verschiedene Proteinasen wie **Elastasen** oder **Cathepsin** sezernieren. Diese Eiweiß spaltenden Enzyme beschädigen die stabilisierende Faserkappe und die Plaques geraten dann doch in Bewegung. Von gleichzeitig gebildeten Gerinnseln begleitet, gelangen sie mit dem Blutstrom in kleinere Gefäße und führen dort zum Verschluss. Während kollagenreiche Plaques noch relativ stabil sind, zeigen Plaques mit einem großen lipid-

reichen Kern und dünner fibröser Kappe eine besonders hohe Verletzlichkeit. Sie führen in ungünstigen Fällen zu kardialen Ereignissen oder Schlaganfällen, obwohl die röntgenologischen Gefäßdarstellungen eher harmlos scheinen.

> Es wird geschätzt, dass nur etwa 20 Prozent aller arteriosklerotischen Plaques zur Instabilität neigen, diese jedoch für etwa 80 Prozent der akuten Herzinfarkte verantwortlich sind.

Für die dezenten Entzündungsprozesse, die die Faserkappen einreißen lassen, sind C-reaktives Protein sowie die Interleukine 1, 6 und 10 wichtige Prognosefaktoren. Ihr rechtzeitiger Nachweis wäre von Vorteil, weil gerade die Verletzlichkeit der Plaquestruktur mit einhergehender Rupturneigung durch aggressive Senkung des LDL-Cholesterins gut beeinflussbar ist. In gleichem Sinne wirken regelmäßige körperliche Aktivitäten. Sie vermindern indirekt über eine Senkung des Blutdrucks die Konzentrationen der die Plaques instabilisierenden Entzündungsmarker.

6.2   Chlamydienhypothese

Warum manche Menschen mit gleich mehreren Risikofaktoren lebenslang symptomfrei bleiben und andere schwer erkranken oder früh sterben, könnte auch eine andere Erklärung haben. Sie geht auf eine ältere Beobachtung zurück, die in jüngster Zeit wieder vielfache Beachtung findet. 1988 entdeckten nämlich finnische Wissenschaftler in einer Anzahl arteriosklerotisch veränderter Gefäße **Chlamydia pneumoniae**. Bei diesen handelt es sich um gramnegative, innerhalb von Körperzellen wachsende Bakterien, die besonders in Kindheit und Jugend für oft ernsthafte Erkältungskrankheiten und für etwa 10 Prozent aller Nasennebenhöhlen-Entzündungen verantwortlich sind. Chlamydia pneumoniae können unter Laborbedingungen Makrophagen, Endothelzellen sowie glatte Muskelzellen infizieren und im Tierversuch eine Arteriosklerose induzieren. Ein indirekter Hinweis auf die eventuelle Mitwirkung von Chlamydia pneumoniae am Entstehen von Gefäßerkrankungen ergibt sich aus Krankenblattstudien. Danach erlitten Personen seltener einen Herzinfarkt, wenn sie in den drei Jahren zuvor aus anderen Gründen mit Antibiotika behandelt wurden, die auch gegen Chlamydien wirksam waren.

Anhänger dieser Chlamydienhypothese sehen in den unterschiedlichen Todesursachen von Frauen und Männern eine Bestätigung ihrer Vorstellung. In Industrienationen leben Frauen 5 bis 8 Jahre länger als Männer. Das Mehr an Lebensjahren verdanken sie ihrer geringeren Sterblichkeit an Herz-Kreislauf-Erkrankungen im Alter unter 60 Jahren. In diesen jüngeren Jahren erkranken und sterben Frauen aber auch seltener als Männer an Infektionskrankheiten. Sie profitieren dabei erheblich von ihren geschlechtsspezifischen Hormonen.

> Denn speziell Östrogene sind natürliche Immunstimulanzien, die Frauen im reproduktiven Alter einen besonders guten Infektionsschutz verleihen.

Nach diesen Überlegungen sollten sich nach Versiegen der Östrogenproduktion die Sterblichkeitskurven für beide Geschlechter sowohl in Bezug auf Herz-Kreislauf-Erkrankungen als auch für Infektionskrankheiten annähern. Und das tun sie in der Tat überraschend deutlich.

Ob nun beim Menschen wirklich Infektionserreger als direkte Verursacher einer Arteriosklerose in Frage kommen, wird wohl noch weiter Thema kontroverser Diskussionen sein. Denkbar wären Erreger ja auch als späte Schädlinge, die an der Instabilität von Plaques mitbeteiligt sind oder als zufällige Begleiter auf gutem Nährboden im arteriosklerotischen Gewebe. Sollten Chlamydien jedoch, auf welchem Wege auch immer, am Entstehen von Herz-Kreislauf-Erkrankungen beteiligt sein, wären die Konsequenzen interessant. Zwar zeigen zwei große amerikanische Untersuchungen an jeweils über 4000 Probanden, dass bei Patienten mit schon vorhandenen koronaren Herzkrankheiten eine ein bis zwei Jahre dauernde ergänzende Therapie mit Antibiotika nicht hilft. Die Chancen lägen eventuell aber in einer sehr frühen Infektionsprophylaxe. Und da Ausdauersport, wenn er nicht extrem betrieben wird, das Immunsystem stärkt, könnte auch er dazu beitragen, eine solche Infektion zu vermeiden oder sie schnell einzudämmen. Möglicherweise wäre das ein weiterer wichtiger kardioprotektiver Effekt körperlicher Aktivitäten.

6.3 Risikofaktor Homocystein

Hohe Homocysteinwerte sind ein eigenständiger Risikofaktor für kardiovaskuläre Erkrankungen und machen hier nach Meta-Analysen mindestens 10 Prozent des Gesamtrisikos aus. Ihre Wertigkeit entspricht damit etwa der des Rauchens. Homocystein entsteht aus der essentiellen Aminosäure **Methionin.** Es ist der Teil des Aminosäuremoleküls, der übrig bleibt, wenn Methionin als wichtiger Methylgruppenlieferant im Stoffwechsel seine Methylgruppe übertragen hat. Methylierungen sind z.B. notwendig für die Synthese von Proteinen, Neurotransmittern, DNA oder RNA.

Vor zu hohen Homocysteinspiegeln schützt sich der Organismus in erster Linie durch die Vitamin-B_{12}-abhängige Remethylierung des Homocysteins wieder zu Methionin. Für diese durch die Methionin-Synthase katalysierte Reaktion wird Folsäure (als Methyltetrahydrofolat) benötigt. Im Nebenweg kann Homocystein Vitamin-B_6-abhängig zum Cystathionin (= Zwischenprodukt bei der Synthese des zellständigen Antioxidanz Glutathion) umgewandelt werden.

In geringem Maße, aber steigend mit der Höhe der Homocysteinkonzentration erfolgt zusätzlich eine Autooxidation des Homocysteins zu Homocystin. Das dabei entstehende H_2O_2 verändert das vom Endothel gebildete Stickstoffmonoxid (☞ 6.1.1) zu Peroxynitrit, eine gewebeschädigende Verbindung, die im Gegensatz zum NO eine gefäßverengende Wirksamkeit besitzt. Mit 200 bis 800 µg Folsäure pro Tag und durch Vitamin-B_6-

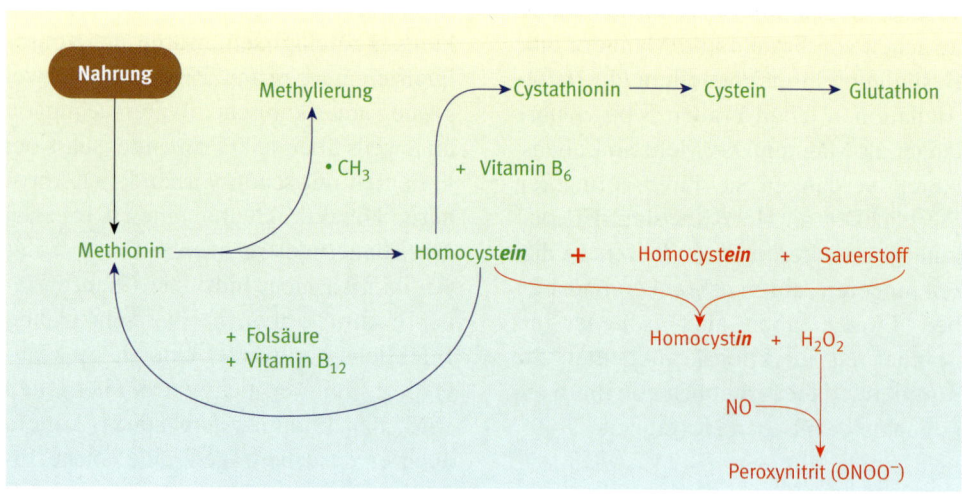

Abb. 6.3 Stoffwechselwege von Homocystein
grün = normal, rot = gefäßschädigend

und B_{12}-Einnahme in der täglichen Mindestdosierung (2 mg bzw. 3 µg) können die gewünschten vitaminabhängigen Umbauwege unterstützt und damit die Homocysteinspiegel gesenkt werden. Schon deren Reduzierung von 3 bis 5 µmol/l verringert nach verschiedenen Untersuchungen die Sterblichkeit an koronaren Herzkrankheiten um bis zu 25 Prozent. Der endgültige Beweis für den Zusammenhang zwischen guter Homocysteinsenkung und tatsächlicher Verminderung des Arterioskleroserisikos steht allerdings noch aus, weil bislang die dafür notwendigen großen, kontrollierten Interventionsstudien fehlen.

6.4 Endotheltraining

Eine inverse Relation zwischen dem Ausmaß körperlicher Aktivitäten und der Häufigkeit von Herz-Kreislauf-Erkrankungen gilt als bewiesen. Der positive Einfluss von Ausdauertraining auf Stoffwechsel, Übergewicht und Blutdruck ist unbestritten die dafür anerkannte Begründung. Es sieht nun aber so aus, als ob dieses Erklärungsbündel um eine neue Kausalität erweitert werden muss. Tierversuche und eine interessante Beobachtung an Patienten mit kardiovaskulären Erkrankungen zeigen nämlich nach regelmäßigen Ausdaueraktivitäten deutlich verbesserte Endothelfunktionen. Als Grund für diesen positiven Effekt wird angenommen, dass der unter Belastung erhöhte Blutstrom die auf die Endothelbarriere einwirkenden Scherkräfte vergrößert. Die Endothelzellen antworten mit einer vermehrten Synthese der gefäßerweiternden Substanzen NO und Prostacyclin. Weil speziell Stickstoffmonoxid über die Gefäßweitstellung hinaus zusätzlich das Einwandern von Entzündungszellen in den Wandbereich vermindert und die Thrombozytenaktivität dort begrenzt, trägt auch kontinuierliches „Endotheltraining" dazu bei, die Arteriosklerosebildung zu verhindern oder das Fortschreiten einer eventuell vorhandenen Erkrankung zu verlangsamen.

7 Temperaturregulation und Ausdauersport

7.1 Wärmeabgabe

Körperliche Leistungen gehen nach den Naturgesetzen immer mit Wärmeentwicklung einher, weil die chemische Energie der Nahrungsstoffe lediglich mit einem Wirkungsgrad von etwa 40 Prozent in Arbeit umgewandelt werden kann (☞ 10.1). In Ruhe wird Wärme zu ungefähr 55 Prozent von den inneren Organen und zu knapp 20 Prozent von der Muskulatur erzeugt. Während körperlicher Betätigung erhöht sich die Wärmebildung und der Anteil der in den Muskeln entstehenden Wärme kann dann bis zu 90 Prozent der Gesamtwärmeproduktion ausmachen. Da wir nur in einem eng geregelten Temperaturbereich überlebensfähig sind, muss das Zuviel an Wärme umgehend wieder abgeführt werden. Dazu tragen verschiedene Mechanismen bei. Zunächst wird die Wärme aus dem Körperinneren an die Oberfläche befördert. Das geschieht im Wesentlichen mit dem Blutstrom. Die daneben auch stattfindende Wärmeleitung in den Geweben ist in Bezug auf den Wärmeabtransport vernächlässigbar gering.

Diesem inneren Wärmestrom folgt über die Haut ein äußerer mit dem eigentlichen Wärmeverlust an die Umgebung. Auch hier ist die Wärmeleitung, z.B. durch Kontakt mit einer festen Unterlage, von geringer Bedeutung. Wichtige

Wege der Wärmeabgabe sind vielmehr Strahlung, Konvektion sowie Wasserverlust durch Diffusion oder über die Schweißdrüsen.

Durch **Strahlung** verliert der Körper Wärme an die Umgebung (oder nimmt sie auf), ohne dass hierfür irgendwelche Vehikel, z.B. Luftmoleküle, notwendig

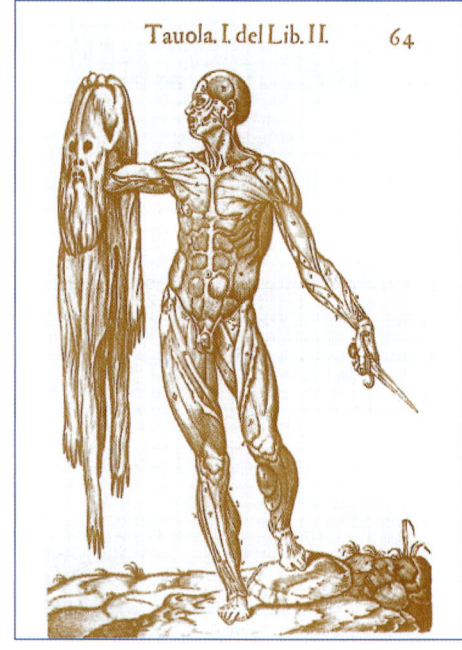

Abb. 7.1 Ein Mann schwenkt seine Haut. Bercerra (1560) in Anatomia del corpo humano von Valverde
Quelle: Andreas + Andreas Verlagsbuchhandel, Salzburg, „Illustrierte Geschichte der Medizin"

sind. Selbst die Temperatur der den Körper umgebenden Luft hat nur einen minimalen Einfluss auf den solcher Art bedingten Wärmetransfer, wie uns die schon warmen Sonnenstrahlen an kalten Märztagen lehren. In Ruhe entfallen 65 Prozent der Wärmeabgabe auf Strahlung.

Bei der **Konvektion** erwärmt die Haut die umgebende Luft, die daraufhin, weil nun leichter, nach oben steigt. Eine möglichst große freie Körperoberfläche sowie Luftbewegungen steigern den Effekt. Dieses physikalische Prinzip führt unter Ruhebedingungen zu Wärmeverlusten von 15 Prozent.

Die Wärmeabgabe durch **Wasserverdunstung** ist die effektivste Möglichkeit, dem Missverhältnis von Wärmeentwicklung und -abgabe entgegenzuwirken. Sie muss unterteilt werden in die ständige Wasserdiffusion durch Haut und Schleimhäute der Atemwege (= Perspiratio insensibilis) und der Wasserproduktion durch Schweißdrüsen. Die Perspiratio insensibilis trägt in Ruhe mit den restlichen etwa 20 Prozent zur Wärmeabgabe bei.

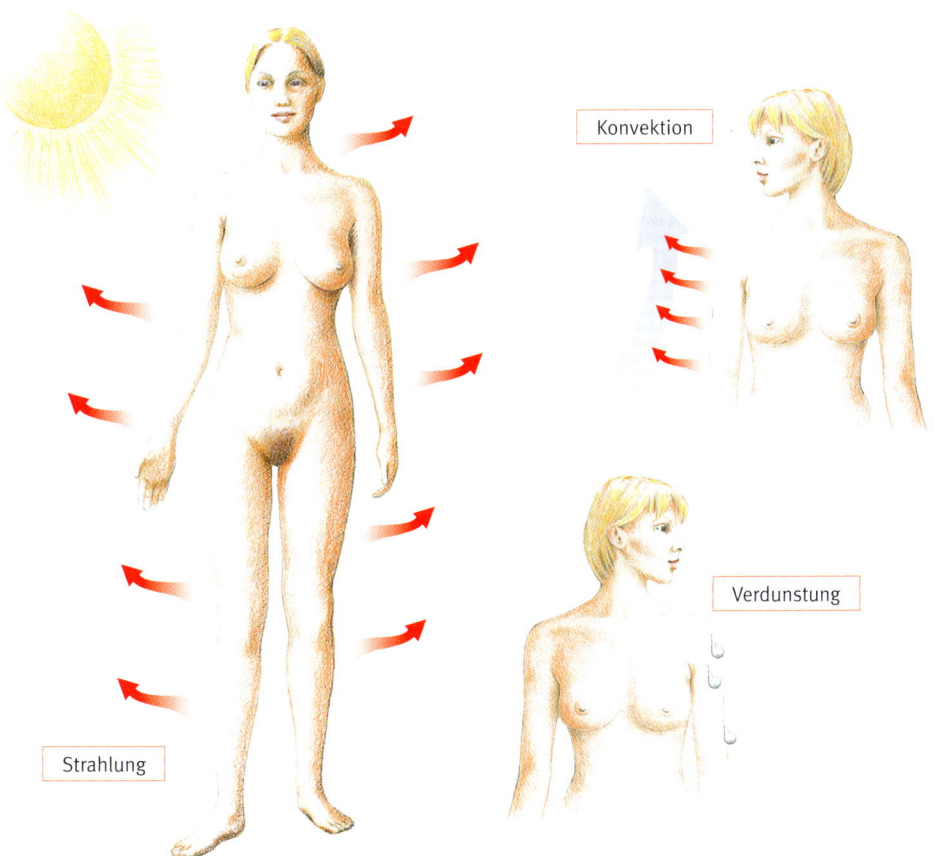

Konvektion

Verdunstung

Strahlung

Abb. 7.2 Möglichkeiten der Wärmeabgabe

Bei körperlicher Arbeit oder hohen Umgebungstemperaturen kann gerade durch Verdunstungskühlung die Wärmeabgabe noch erheblich gesteigert werden. Denn zusätzlich wird hier die Wasserproduktion in den Schweißdrüsen in Gang gesetzt. Der Wärmeverlust durch Strahlung und Konvektion macht unter solchen Bedingungen nur noch je 15 Prozent aus, während die anderen 70 Prozent dann auf Verdunstungskühlung nach Schweißproduktion entfallen. Je feuchter die Luft, umso schlechter gelingt allerdings diese Art der Wärmeabgabe. Die Grenze ist bei 100 % Luftfeuchtigkeit und einer Lufttemperatur von 33 °C erreicht. Nur darunter ist der Wasserdampfdruck auf der Hautoberfläche notwendigerweise größer als der der Umgebung.

In gleichem Maße wie die körperliche Belastung steigt, wird auch die Schweißproduktion angeregt. Pro Stunde können 1 bis 2, in extremen Situationen bis 2,5 Liter Schweiß gebildet werden. Ein Teil davon klebt unnütz auf der Haut und in der Kleidung, jedoch etwa die Hälfte des produzierten Schweißes verdunstet (speziell jene Moleküle mit der höchsten Energie) und entzieht pro Liter dem Körper bei trockener bis mäßig wasserdampfhaltiger Luft Wärme in der Größenordnung von 575 kcal (2300 kJ).

> Als Faustregel gilt: Pro Stunde Bewegung sollten je nach Außentemperatur und Intensität ein bis anderthalb Liter getrunken werden, möglichst Saftschorlen mit natriumreichem Mineralwasser.

Weil Trinkmengen von mehr als 500 ml die Magenentleerung stören, ist die Aufteilung in mehrere kleine Portionen in jeweils kürzeren Abständen angezeigt. Bei Ausdaueraktivitäten bis zu zwei Stunden ist ein Zusatz von Kohlenhydraten nicht erforderlich. Für eine noch längere Belastung empfiehlt sich die Zugabe von Malzzucker (= Maltose) oder die Aufnahme von Glucose in Form von Bananen.

Der Energieverbrauch eines 70 kg schweren Menschen beträgt beispielsweise bei einem einstündigen Lauf über 10 km etwa 700 Kilokalorien. Davon entfallen 420 Kilokalorien (60 Prozent) auf Wärmeentwicklung. An einem sonnigen Tag zwischen Frühjahr und Herbst wird dazu noch einmal 1/3 dieser Energiemenge in Form aufgenommener Sonnenstrahlung addiert, sodass in diesem Falle gut 600 Kilokalorien an Wärme abgeführt werden müssen. Das entspricht der Verdunstungskühlung von einem Liter Schweiß. Auch wenn dazu noch in geringerem Maße Wärme in Form von Konvektion und Strahlung verloren gehen, zeigt dieses Beispiel doch, dass die Möglichkeiten der Thermoregulierung begrenzt sind.

7.2 Leistungseinbuße durch Flüssigkeitsverluste

Geringe Verluste an Flüssigkeit werden vom Organismus problemlos toleriert. Ist jedoch bei intensiven Belastungen die Schweißbildung sehr hoch, macht sich dies u.a. in einer Verminderung des zirkulierenden Blutvolumens bemerkbar. Dadurch sinkt das Schlagvolumen des Herzens, der Körper reagiert kompensatorisch (= ausgleichend) mit einem Anstieg der Herzfrequenz.

Damit die Wärme aus dem Körperinneren optimal nach außen abgeleitet werden kann, werden für eine bessere Oberflächendurchblutung reflektorisch die Hautgefäße weit gestellt, wodurch sich die Menge des effektiven Blutvolumens weiter verringert. Bevor über diesen und andere Mechanismen Hitzeschäden auftreten, kommt es zunächst zu einer Abnahme der Leistungsfähigkeit. Bereits bei einer Verringerung des Blutvolumens um 3 Prozent, das entspricht etwa der Menge von 150 bis 180 ml, macht sich ein Leistungsabfall bemerkbar. Auf den Gesamtflüssigkeitsverlust bezogen, existiert diesbezüglich die Faustregel, nach der

> Flüssigkeitsverluste von je einem Prozent Körpergewicht zu Leistungsverlusten von jeweils zehn Prozent führen.

7.3 Hitzeschäden

Mit dem Schweiß gehen auch Elektrolyte verloren. Da jedoch im Schweiß die Salzkonzentrationen etwa nur halb so hoch wie im Blutplasma sind, konzentrieren sich die Salze in letzterem wegen des relativ höheren Wasserverlustes. In einer Rückkoppelungsreaktion wirkt

diese gestiegene Salzkonzentration auf die Schweißdrüsen im Sinne einer Begrenzung der Schweißproduktion, was letztlich in einen Anstieg der Körpertemperaturen mündet. Als Zeichen dieser Dysbalancen kann es dann zu Krämpfen oder anderen Störungen der Wärmeregulation wie Hitzeerschöpfung oder gar zum Hitzschlag kommen. Hitzeerschöpfung und der meist sehr schwer wiegende Hitzschlag mit Bewusstseinseintrübung oder Bewusstlosigkeit treten besonders bei Aktivitäten in sehr warmer Umgebung auf. Warnsymptome sind Koordinationsstörungen wie häufiges Stolpern, ungewohnt starkes Schwitzen bzw. Versiegen der Schweißproduktion, Übelkeit, Kopfschmerzen und Apathie. Untrainierte Personen sind trotz ihrer geringeren Leistungsfähigkeit diesen Gefahren eher ausgesetzt, weil bei Ihnen die Mechanismen der Thermoregulierung weniger gut ausgebildet sind. Wegen einer möglichen Gefährdung der Sportler sind präventive Maßnahmen gegen Hitzeschäden unerlässlich. Zu ihnen gehören u.a. die Vermeidung von Ausdauerbelastungen bei Temperaturen von mehr als 28 °C, eine leistungs- und hitzeangepasste körperliche Verfassung sowie ausreichender Flüssigkeitsersatz.

7.4 Wasserüberladung

Handelt es sich nicht um extrem lange Ausdauerübungen, müssen im Grunde beim Flüssigkeitsausgleich die Verluste an Salz nicht berücksichtigt werden. Es reicht der Ersatz des Wassers. Obwohl dieses Vorgehen sehr einfach scheint, können selbst hierbei Fehler begangen werden. Führt man dem Organismus mehr Wasser zu als mit dem Schweiß verloren gegangen ist, kommt es kurzzeitig zu einer Erhöhung des Blutvolumens und in Folge zu einem relativen Absinken u.a. der Kalium- und Natriumionen. Ist dieser Verdünnungseffekt groß genug, resultieren aus den verminderten Salzkonzentrationen Symptome, die zum Teil denen bei Hitzeschäden – Krampfanfälle, Verwirrtheitszustände – ähneln. In extremen Situationen können hier auch Lungenödeme auftreten.

> Beim Ausgleich der verlorenen Wassermenge ist zu bedenken, dass ein nicht unerheblicher Teil der verlorenen Flüssigkeit aus dem Abbau der Energiedepots stammt und deshalb keiner akuten Ergänzung bedarf.

Zwei Wege sind es, auf denen im Stoffwechsel Wasser freigesetzt wird. Einmal wird mit dem Abschmelzen von Fett- und Kohlenhydratdepots das dort locker gespeicherte Wasser frei. Zum anderen entsteht Wasser als Endprodukt der Oxidation der Energieträger. Um welche Größenordnung es sich bei diesen Wassermengen handelt, verdeutlicht folgendes Rechenbeispiel:

Für einen einstündigen Dauerlauf soll ein Energieverbrauch von 750 kcal (3 000 kJ) angenommen werden, der zu 40 Prozent, also mit 300 kcal (1 200 kJ), aus der Fettverbrennung gedeckt wird. In dieser Stunde verringert sich die Fettmasse folglich um 33 Gramm. Fett speichert 30 Prozent Wasser, sodass dann 10 ml Wasser gewonnen werden, eine zunächst nur sehr kleine Menge. Anders sieht es bei den Kohlenhydraten aus. Die in ihnen gespeicherte Wassermenge beträgt immerhin das Dreifache ihres Gewichts. In unserem Beispiel entfallen 450 kcal (1 800 kJ) der benötigten Energie auf den Verbrauch von Kohlenhydraten. Deren Reserve nimmt dabei um 110 g ab, was mit einer gleichzeitigen Wasserfreisetzung von 330 ml verbunden ist.

Bei vollständiger Verbrennung der Energieträger zu Kohlendioxid und Wasser liefern Fett und Kohlenhydrate grundsätzlich pro Gramm 1,1 bzw. 0,6 ml Wasser. Zu den insgesamt 340 ml Speicherwasser addieren sich somit noch einmal etwa 100 ml Oxidationswasser. Die Energieversorgung für die einstündige Ausdauerübung liefert also rund 45 Prozent der Wassermenge, die über den Schweiß abgesondert wird. Sie muss während dieser Zeit nicht nachgeführt werden, sondern findet natürlichen Ersatz durch die nachfolgenden Mahlzeiten.

8 Hormone und Ausdauersport

8.1 Eigenschaften der Hormone

Der von der Natur vorgegebene Sinn des Stoffwechsels liegt in der Bereitstellung von Energieäquivalenten in Form von ATP-Molekülen und in der Synthese von Bausteinen für die Vielzahl der biochemischen Zellprozesse. Das hierfür sehr komplizierte Netzwerk von Reaktionen wird durch unterschiedliche Steuermechanismen gelenkt. Wichtige Elemente bei diesen Koordinationsvorgängen sind Hormone. Sie fungieren als körpereigene Signalstoffe, die in die Blutbahn abgegeben werden und innerhalb von Minuten bis Stunden große biologische Wirkungen erzielen. Hormone werden nach Bedarf in den so genannten endokrinen Drüsen oder in speziellen Geweben gebildet. Unvorstellbare kleine Mengen von einem hunderttausendstel bis gar nur einem billionstel Gramm pro Liter reichen für ihre Wirkung aus. Chemisch handelt es sich bei

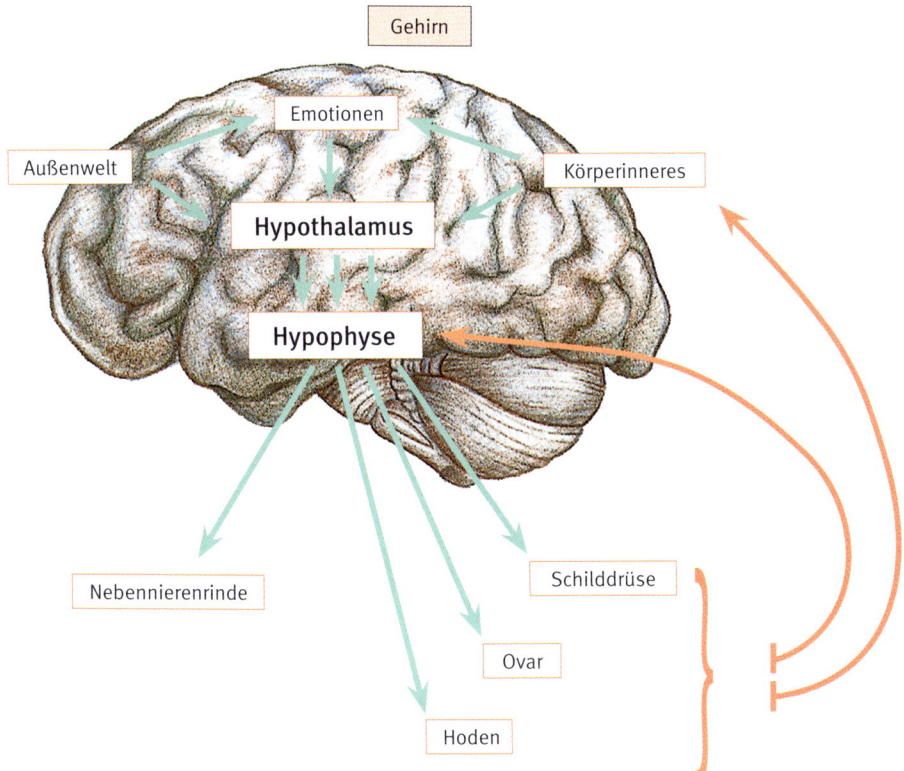

Abb. 8.1 Beispiele für übergeordnete hormonelle Regelkreise

den Hormonen um sehr unterschiedliche Substanzklassen. Einige gehören zu den aus einer kleinen Zahl von Aminosäuren zusammengesetzten Peptiden (Insulin, Glucagon, Calcitonin, Parathormon). Andere Hormone leiten sich von einfachen Aminosäuren (Adrenalin, Noradrenalin, Schilddrüsenhormone), von Fettsäuren (Prostaglandine) oder vom Cholesteringrundgerüst (Glukokortikoide) ab.

Synthese und Sekretion der Hormone unterliegen einer strengen Kontrolle. Sie werden in meist mehrstufigen Regelkreisen überwacht und durch Rückkoppelungen oder modulierende Ergänzungsreaktionen in ihren Wirkungen verstärkt, abgeschwächt oder verändert. Bei vielen Hormonen spielt dabei die hierarchische Hypothalamus-Hypophysen-Achse eine wichtige Rolle.

Hormone wirken nur auf bestimmte Organe oder Gewebe. Allein diese jeweiligen Erfolgsorgane enthalten Rezeptoren, die Hormone binden und deren Wirkungen vermitteln. Dabei stehen die etwa 50 bisher bekannten Hormone nicht nur untereinander, sondern auch mit einer immer größer werdenden Gruppe neu entdeckter Wachstumsfaktoren und den das Immunsystem steuernden Zytokinen in mannigfacher Wechselwirkung. In Bezug auf Signalstoffe und Wirkungsmechanismen bestehen daneben viele Ähnlichkeiten und Koppelungen mit dem Nervensystem, das allerdings im Millisekundenbereich und damit wesentlich schneller als die hormonelle Kommunikation arbeitet.

Diese insgesamt hochkomplexe Reaktionsarchitektur ermöglicht dem Individuum die rasche Anpassung an ständig wechselnde innere und äußere Lebensverhältnisse. Eben noch steht beispielsweise im Zustand der Ruhe die Regeneration der Organe und der Aufbau von Leistungsreserven im Vordergrund, während schon im nächsten Augenblick körperliche Aktivitäten dem Organismus die volle Belastungsfähigkeit abverlangen können. Gerade unter dem Aspekt körperlicher Anstrengungen sind einige hormonelle Abläufe an ihren jeweils wichtigsten Zielorganen besonders gut untersucht und die Ergebnisse für das Verständnis der betroffenen Stoffwechselvorgänge sehr hilfreich.

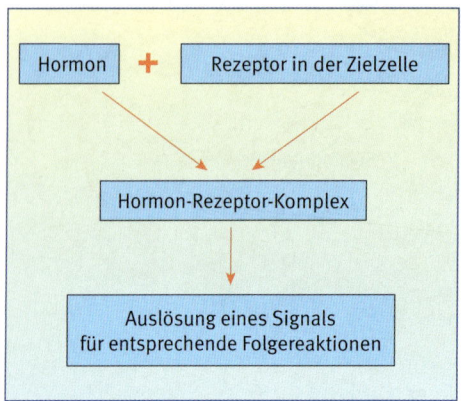

8.2 Hormonelle Regulation des Energiestoffwechsels

Zu den Hormonen, die den Energiestoffwechsel steuern, gehören im Wesentlichen Insulin, Glucagon, Adrenalin, das Wachstumshormon, die Glukokortikoide und die Schilddrüsenhormone. Einige von ihnen haben neben ihren Funktionen im

Stoffwechsel noch andere Eigenschaften, die aber aus thematischen Gründen hier nicht behandelt werden sollen.

> **Insulin ist das einzige blutzuckersenkende Hormon.**

Es wird in den Langerhansschen Inselzellen der Bauchspeicheldrüse gebildet und dann ausgeschüttet, wenn der Glucosespiegel im Blut auf über 135 mg/100 ml ansteigt (normal sind etwa 100 mg/100 ml). Die Reaktionszeit auf erhöhte Glucosespiegel ist mit 10 Minuten sehr kurz. Insulin wird auch sehr schnell wieder abgebaut, schon 3 bis 5 Minuten nach seiner Sekretion ist das Hormon zur Hälfte inaktiviert. Reicht die erste Insulinausschüttung zur Senkung einer hohen Glucosemenge nicht aus, erfolgt nach Neusynthese 20 bis 30 Minuten später ein zweiter Sekretionsschub.

Hohe Glucosespiegel nach einer kohlenhydratreichen Nahrungszufuhr sind keineswegs die Ausnahme. Um welche Dimensionen es sich handeln kann, verdeutlicht das Beispiel der manchmal ärztlich angezeigten Glucosebelastung.

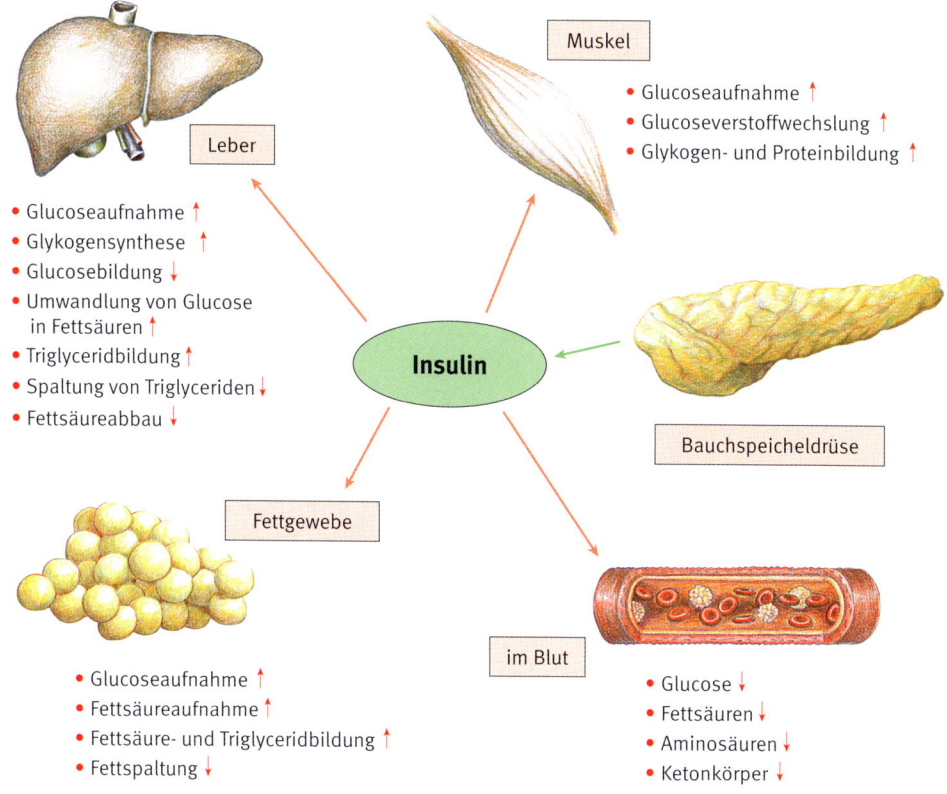

Muskel
- Glucoseaufnahme ↑
- Glucoseverstoffwechslung ↑
- Glykogen- und Proteinbildung ↑

Leber
- Glucoseaufnahme ↑
- Glykogensynthese ↑
- Glucosebildung ↓
- Umwandlung von Glucose in Fettsäuren ↑
- Triglyceridbildung ↑
- Spaltung von Triglyceriden ↓
- Fettsäureabbau ↓

Insulin

Bauchspeicheldrüse

Fettgewebe
- Glucoseaufnahme ↑
- Fettsäureaufnahme ↑
- Fettsäure- und Triglyceridbildung ↑
- Fettspaltung ↓

im Blut
- Glucose ↓
- Fettsäuren ↓
- Aminosäuren ↓
- Ketonkörper ↓

Abb. 8.2 Wirkungen des Insulins im Stoffwechsel

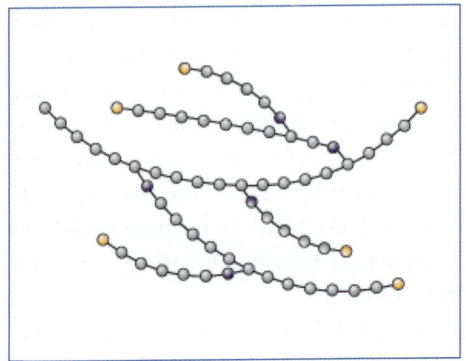

Abb. 8.3 Verzweigtkettige Verknüpfung von Glucosemolekülen (Kugeln) zum Glykogenmodell

100 g Glucose, in einem viertel Liter Flüssigkeit verabreicht, verteilen sich nach Resorption im Magen-Darm-Trakt auf den extrazellulären Raum, der etwa 20 Prozent des Körpergewichts ausmacht. Das heißt, der Blutglucosespiegel sollte nach 30 Minuten auf etwa 700 mg/100 ml angestiegen sein. Tatsächlich erhöht er sich auf Grund der sofort einsetzenden Insulinwirkung nicht auf das Siebenfache, sondern nur auf 160 bis 180 mg/100 ml und befindet sich innerhalb von 2 Stunden wieder im Normalbereich. Der Plasmainsulinspiegel steigt

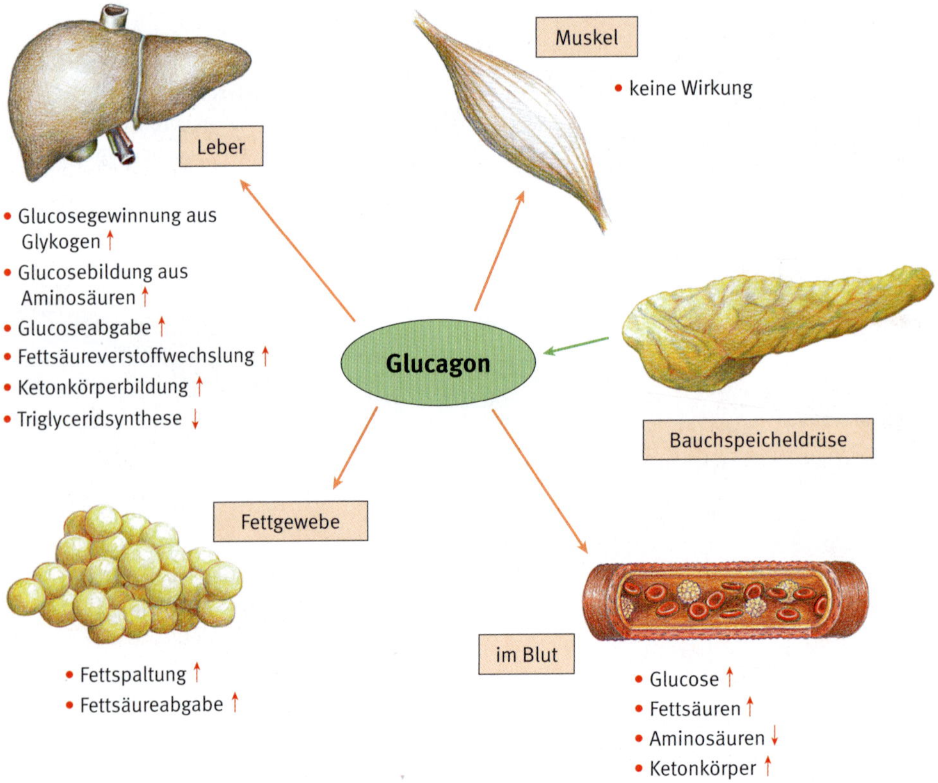

Muskel

• keine Wirkung

Leber

• Glucosegewinnung aus Glykogen ↑
• Glucosebildung aus Aminosäuren ↑
• Glucoseabgabe ↑
• Fettsäureverstoffwechslung ↑
• Ketonkörperbildung ↑
• Triglyceridsynthese ↓

Glucagon

Bauchspeicheldrüse

Fettgewebe

• Fettspaltung ↑
• Fettsäureabgabe ↑

im Blut

• Glucose ↑
• Fettsäuren ↑
• Aminosäuren ↓
• Ketonkörper ↑

Abb. 8.4 Wirkungen des Glucagons im Stoffwechsel

für die Bewältigung dieser Glucosemenge um das Fünf- bis Zehnfache. Besonders wichtig ist in solchen Fällen die sehr schnelle Hormonantwort, weil hohe Glucosekonzentrationen kurzfristig nicht mit dem Bewusstsein und auf Dauer nicht mit dem Leben vereinbar wären.

Insulin senkt den Blutglucosespiegel, indem es einmal den Transport dieses Moleküls durch die Zellmembran von Muskel-, Fett- und Leberzellen beträchtlich beschleunigt und zusätzlich in diesen Zellen die Glucoseverwertung fördert. Glucoseverwertung bedeutet in der Muskel- und Leberzelle die Aneinanderkettung von 1000 bis 2000 solcher Moleküle zum Reservekohlenhydrat Glykogen. Fettzellen bilden und speichern kein Glykogen. Sie tragen aber zur Verminderung der Glucosekonzentrationen bei, indem sie unter Insulinwirkung aus Glucose Fettsäuren und Triglyceride synthetisieren.

Im Muskel, besonders aber in der Leber, können unter Insulineinfluss diese Vorgänge nebeneinander ablaufen, sowohl die Bildung von Glykogen als auch die Umwandlung von Glucose in Fett-

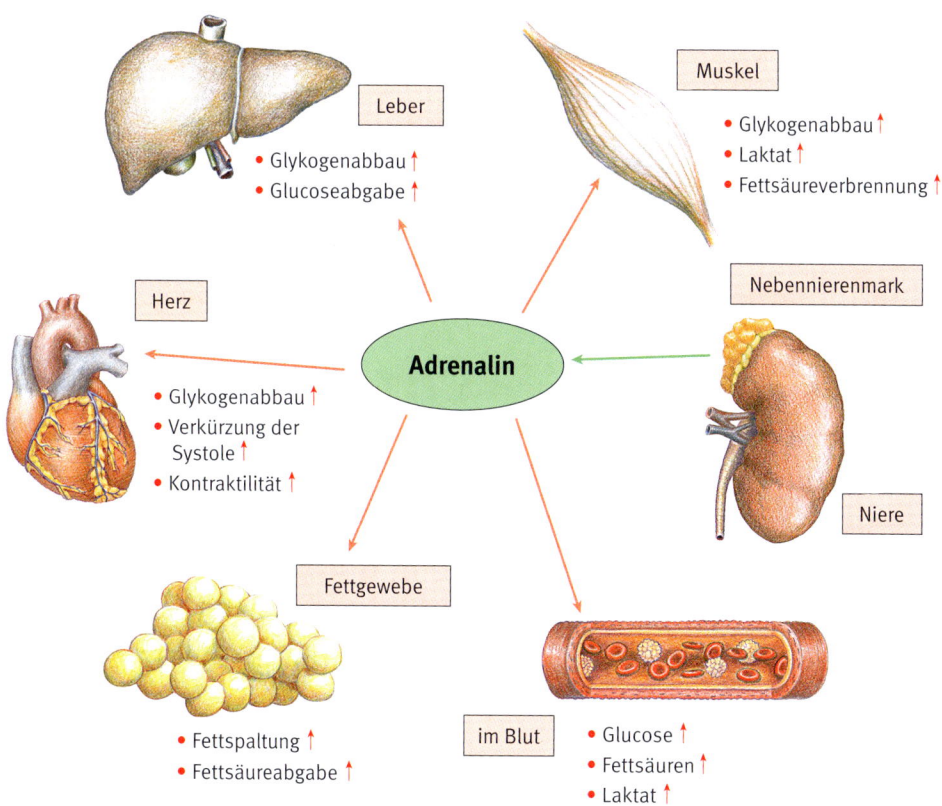

Abb. 8.5 Wirkungen des Adrenalins im Stoffwechsel

säuren und Triglyceride. Beide Prozesse sind eng miteinander gekoppelt, wobei ein hohes Glucoseangebot folglich mit starker Insulinsekretion überwiegend zur Fettsynthese führt. Das geschieht u.a. bei Zufuhr größerer Mengen leicht resorbierbarer Kohlenhydrate in Süßigkeiten, Limonaden oder Fruchtsäften, da diese den Insulinspiegel schnell in die Höhe treiben. Aus komplexen Kohlenhydraten wie Obst, Gemüse, Getreide und Hülsenfrüchten wird dagegen Glucose schrittweise freigesetzt, die Insulinkonzentrationen steigen nur moderat und die Bildungsrate der Energiespeicher wird vom Fett in Richtung Glyko-

gen verschoben. Über einen bisher nicht bekannten Mechanismus beeinflussen Kohlenhydrate mit langsamerer Glucosefreisetzung auch positiv die Konzentration des günstigen HDL-Cholesterins (☞ aber 3.6.4).

Zu den weiteren Wirkungsfeldern von **Insulin** gehört die Stimulation der Aufnahme von Fettsäuren durch Fett- und Muskelzellen und die Hemmung des Fettabbaus durch Blockierung des Enzyms Lipase. Lipase leitet den Abbau von Fetten ein, indem es diese in Fettsäure und Glycerin spaltet. Schließlich wirkt Insulin im Eiweißstoffwechsel, wo es die Proteinbiosynthese in Leber und Mus-

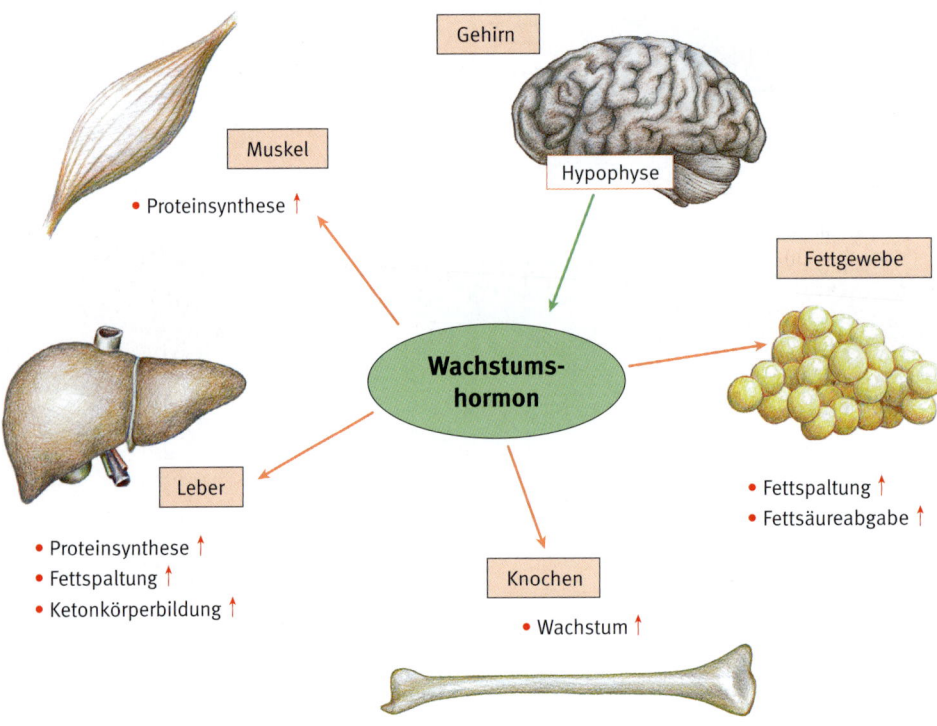

Abb. 8.6 Wirkungen des Wachstumshormons im Stoffwechsel

keln fördert. Damit trägt es zur Absenkung der Aminosäurekonzentration im Blut bei, was wiederum eine Beschränkung der Synthesemöglichkeit von Glucose aus Aminosäuren bedingt. Insgesamt besteht also die Aufgabe des Insulins darin, den Aufbau der Energiespeicher zu aktivieren und deren Abbau zu verhindern.

Als Gegenspieler des Insulins fungiert das **Glucagon.** Es wird ebenfalls in der Bauchspeicheldrüse gebildet und mobilisiert die Energiereserven des Körpers. Seine Sekretion wird bei einem Absin-

ken der Blutglucose unter 50 mg/100 ml ausgelöst. Es steigert in der Leber die Neubildung von Glucose aus Aminosäuren und fördert dort auch die Spaltung von Glykogen zu Glucose. Im Muskel entfaltet Glucagon keine Wirkung, setzt aber im Fettgewebe durch Aktivierung der Lipase Fettsäuren frei.

Von den Katecholaminen hat nur **Adrenalin** eine nennenswerte Stoffwechselwirksamkeit. Es wird in Notfallsituationen über die Erregung des Sympathikus rasch vom Nebennierenmark sezerniert und aktiviert die prompte Freisetzung

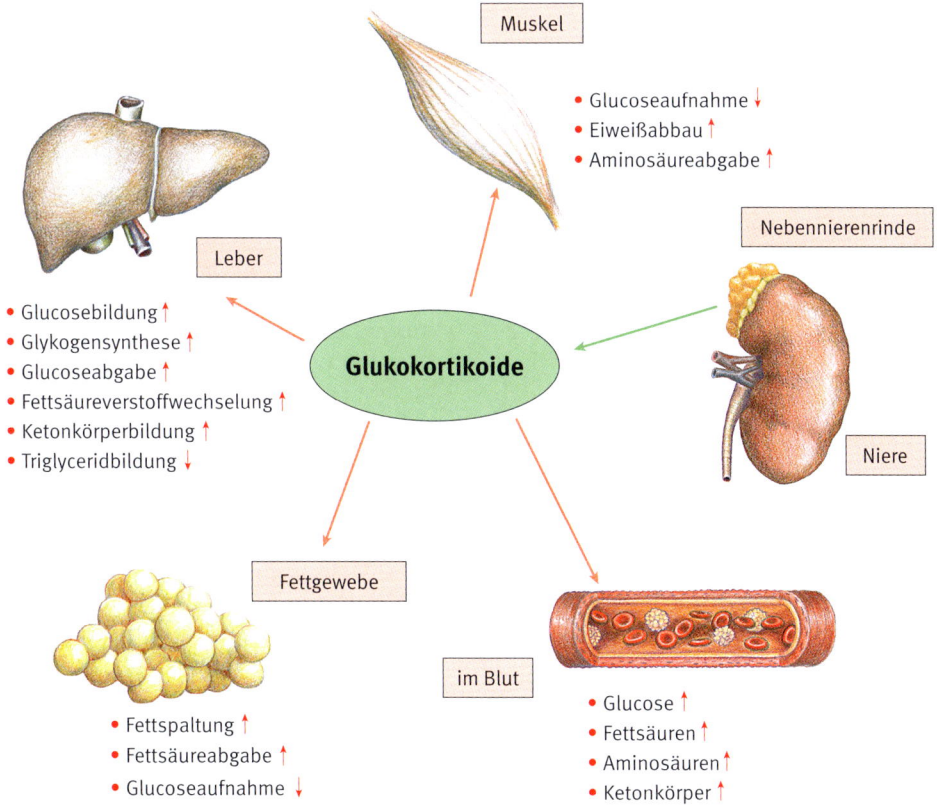

Abb. 8.7 Wirkungen der Glukokortikoide im Stoffwechsel

von Glucose aus den Glykogenspeichern in Leber und Muskulatur. Adrenalininduziert steigt auch die Konzentration der Fettsäuren, ähnlich wie bei der Glucagonwirkung durch Spaltung der Fette im Fettgewebe.

Seinem Namen entsprechend fördert das **Wachstumshormon** u.a. das Muskelwachstum und senkt wegen der dadurch gesteigerten Eiweißsynthese die Aminosäurenkonzentration im Blut. Es erleichtert ferner dem Organismus die Stoffwechselanpassung an Hungerbedingungen, indem es die periphere Glucoseverwertung mindert und aus dem Fettgewebe vermehrt durch Lipolyse Fettsäuren als Energieträger zur Verfügung stellt.

Zu den besonders wichtigen Hormonen gehören die in der Nebennierenrinde gebildeten **Glukokortikoide** (Steroidhormone).

> Glukokortikoide schützen den Körper vor den Folgen andauernder Strapazen. Dazu zählen ebenso Hunger, Durst, extreme Temperaturen, Verletzungen, Infektionen wie auch starke körperliche oder psychische Belastungen.

Bedeutendster Vertreter dieser Substanzklasse ist das Cortisol. Es bremst in den peripheren Geweben die Verstoffwechselung von Glucose und aktiviert die Glucosebildung in der Leber. Weil dafür Aminosäuren benötigt werden, kommt es gleichzeitig zu einem Proteinabbau besonders in Muskeln und Knochen. Teilweise sind aber auch die lymphatischen Gewebe vom Proteinabbau betroffen. Wegen der dadurch einge-

schränkten Antikörperbildung kann es zu negativen Auswirkungen in der Immunabwehr kommen (☞ 9.4.5). Therapeutisch wird diese Eigenschaft der Glukokortikoide genutzt, wenn sie zur Entzündungshemmung oder zur Vermeidung der Transplantatabstoßung verordnet werden. Auch Glukokortikoide setzen aus Fettgewebe Fettsäuren frei.

Erheblichen Einfluss auf den Stoffwechsel haben schließlich auch die **Schilddrüsenhormone.** Sie fördern die Proteinsynthese, die Glucoseresorption im Darm, die Glucosefreisetzung aus Glykogen in Leber und Muskeln und mobilisieren Fettsäuren in den Fettdepots.

Das fein abgestimmte Zusammenspiel der Hormone ist Voraussetzung für den optimalen Ablauf der Stoffwechselprozesse. Betrachtet man nicht nur isoliert den Kohlenhydratstoffwechsel, sondern den gesamten Nahrungsumsatz, dann müssen Insulin und die Glukokortikoide als die eigentlichen Antagonisten angesehen werden. Glucagon und Adrenalin greifen in diese Balance modulierend ein. Das Wachstumshormon ist auch in die Regulations- und Rückkoppelungsmechanismen eingebunden, es zielt jedoch mehr auf längerfristige, mehrere Stunden dauernde Prozesse.

8.2.1 Hormonelles Koordinationsmuster nach Nahrungszufuhr

Nach einer kohlenhydratreichen Mahlzeit steigt der Insulinspiegel im Blut. Die Glykogendepots und – bei hoher Anflutung von Glucose nach deren Umwandlung in

Fett auch die Fettspeicher – werden aufgefüllt. Das mit jeder Nahrung zugeführte Fett wird in Form von Fettsäuren vom Fettgewebe und von den Muskeln aufgenommen. Insulin fördert dort gleichzeitig die Resynthese der Fettsäuren zu Triglyceriden.

Besteht die Mahlzeit überwiegend aus Proteinen, führt dies zu einem Anstieg der Aminosäuren, die dann unter Einfluss von Insulin verstärkt zur Bildung von körpereigenem Eiweiß herangezogen werden. Zusätzlich stimulieren die Aminosäuren die Ausschüttung von Glucagon, weil Insulin ja nicht nur die Eiweißsynthese fördert, sondern auch den Blutzuckerspiegel senkt. Glucagon muss gewissermaßen der drohenden Unterzuckerung entgegenwirken und tut dies durch Aktivierung der Umwandlung der vorhandenen Aminosäuren in Glucose.

Eine sowohl protein- als auch kohlenhydratreiche Kost lässt den Insulinspiegel stark ansteigen, während Glucagon wegen der aufgenommenen Glucose normal bleiben kann. Unter diesen Nahrungsverhältnissen werden Eiweiß, Kohlenhydrate und Fett gleichermaßen synthetisiert. Die Bildung von Eiweiß erfolgt auch insulinunabhängig und wird in diesem Fall durch das Wachstumshormon angeregt.

8.2.2 Glykämischer Index und glykämische Last

Der **Glykämische Index (GLYX)** beschreibt die sofortige Wirkung von Kohlenhydraten aus der Nahrung auf die Blutzuckerkonzentration. Mit ihm lässt sich grob abschätzen, wie schnell 50 verwertbare Gramm dieses Energieträgers aus einem bestimmten Lebensmittel den Blutzuckerspiegel über den Normalwert anheben.

> Je steiler der Glucosespiegel im Blut (= Glykämie) nach der Nahrungszufuhr ansteigt, je höher ist der Glykämische Index.

Mit einem GLYX unter 55 führen Lebensmittel nur zu einem geringen Blutzuckeranstieg. Als Referenz wird Traubenzucker (= Glucose) mit 100 Prozent angesetzt. Die GLYX-Werte sind immer nur Anhaltsgrößen, zu deutlich sind bei ihrer Ermittlung die individuellen Schwankungen der Testpersonen, die Unterschiede im Zustand der Nahrungsmittel und die Variationen bei der Essenzubereitung.

Berechnung der glykämischen Last einer Mahlzeit:

$$GL = \frac{GLYX \times KH\text{-}Anteil\ [\%]}{100} \times \frac{Verzehrportion\ [g]}{100}$$

Der **Glykämische Index** wurde 1981 von David Jenkins und Kollegen an der Universität Toronto für die bessere Einstellung von Diabetikern entwickelt. Er erlaubt aber auch einen Hinweis darauf, welche Lebensmittel auf Grund ihres hohen GLYX die Insulinausschüttung in die Höhe treiben, wodurch Kohlenhydrate begünstigt zu Fett verstoffwechselt werden. So ist der **Glykämische Index** ebenfalls hilfreich für Menschen, die

	GLYX	KH [1]	GL [2]		GLYX	KH [1]	GL [2]
Baguett	95	50	48	Vollkornbrot	58	46	27
Kartoffelbrei	85	13	11	Bananen	52	20	10
Cornflakes	81	87	70	Orangensaft	50	11	5,5
Pommes frites	75	20	15	Pumpernickel	50	40	20
Weizenbrötchen	73	53	39	Müsli	49	66	23
Mohrrüben	70	3	2,1	Makkaroni	47	27	13
Couscous	65	23	15	Pfirsiche	42	13	5,5
Naturreis	64	24	15	Bandnudeln	40	26	10
Rosinen	64	72	46	Erdbeeren	40	3	1,2
Spaghetti	61	25	15	Äpfel	38	13	4,9
Ananas	59	11	6,5	Birnen	38	9	3,4
Knäckebrot	59	60	35	Bohnen, weiß	38	21	8,0
Weintrauben	59	15	8,9	Joghurt, natur	36	5	1,8
Colagetränk	58	10	5,8	Linsen	29	12	3,5

Tab. 8.1 Glykämischer Index und glykämische Last einiger ausgewählter Lebensmittel. 1) Kohlenhydratanteil in Gramm pro 100 g Lebensmittel, 2) in Gramm pro Verzehrportion von 100 g

sich bewusst ernähren wollen. Er sagt aber nichts aus über die Wertigkeit der aufgenommenen Kohlenhydrate. Solche im Obst zum Beispiel sind gut, weil sie Vitamine, sekundäre Pflanzenstoffe und Ballaststoffe transportieren. Die Kohlenhydrate im Haushaltszucker liefern dagegen nur leere Kalorien und sind entbehrlich.

Auch der absolute Anteil der Kohlenhydrate in einem Lebensmittel wird durch den GLYX nicht erfasst. Fünfzig Gramm der leicht verdaulichen Energie-lieferanten sind beispielsweise schon in 100 Gramm Weißbrot enthalten, sie finden sich aber erst in 1600 g Mohrrüben. So ist es in vielen Fällen sinnvoll, die **glykämische Last (GL)** der einzelnen Nahrungsmittel zu berechnen. Sie berücksichtigt nämlich neben dem GLYX auch den tatsächlichen Kohlenhydratanteil pro 100 g Lebensmittel. Mit der **glykämischen Last** einer definierten Verzehrportion lässt sich der direkt nach der Nahrungszufuhr erfolgende Insulinverbrauch gut abschätzen.

8.3 Störungen des Glucosestoffwechsels

8.3.1 Typ-1- und Typ-2-Diabetes

> Das Unvermögen des Organismus, die aufgenommenen Kohlenhydrate zeitgerecht zu verwerten oder den Blutzuckerspiegel auf Dauer zu normalisieren, führen zum Krankheitsbild des Diabetes mellitus.

Zur Zeit sind mindestens 6 Millionen Bundesbürger hiervon betroffen. Die Ursache ist in einem Insulinmangel oder in einer eingeschränkten Insulinreaktion zu sehen. Wenn die Blutzuckerkrankheit Folge anderer definierter Erkrankungen ist, spricht man vom sekundären Diabetes. Weitaus häufiger ist jedoch der Diabetes mellitus primär verursacht. Er wird in den insulinabhängigen Typ 1 und den nichtinsulinabhängigen Typ 2 unterteilt. Eine von der WHO vorgeschlagene Klassifikation orientiert sich an den klinischen Schweregraden. Sie umfasst fünf Patientengruppen.

Für die Entwicklung eines primären Diabetes spielen sowohl Umwelteinflüsse als auch genetische Faktoren eine Rolle. Beim Typ-1-Diabetes scheinen viral oder bakteriell ausgelöste immunologische Prozesse die betreffenden Areale der Bauchspeicheldrüse zu zerstören, wobei Menschen mit bestimmten genetischen Merkmalen auf dem kurzen Arm des Chromosoms 6 (HLA DR3, HLA DR4) eher eine solche Schädigung erfahren als Personen mit anderen Faktoren. Etwa fünf bis zehn Prozent der Diabetiker gehören dem Typ 1 an. Er kann in jedem Lebensalter beginnen.

Überernährung und körperliche Inaktivität sind dagegen die Basis, auf der der Typ-2-Diabetes, meist bei älteren Personen, entsteht.

> Nüchtern-Glucosewerte über 90 mg/100 ml sind unabhängig vom Körpergewicht mit einem erhöhten Risiko verbunden, an Krebs von Speiseröhre, Leber, Bauchspeicheldrüse, Cervix oder Darm zu erkranken. Das Risiko steigt mit der Höhe dieses Wertes.

Patientengruppe	bisheriger Typ	Therapie
NIR non-insulin requiring	2	orale Antidiabetika (o A)
IRC insulin requiring for control	2	o A + Insulin
IRS insulin requiring for survival	1, evtl. 2	Insulin
ND non diabetes	–	noch nicht behandlungsbedürftig
IGT impaired glucose tolerance	–	noch nicht behandlungsbedürftig

Tab. 8.2 WHO-Klassifikation des Diabetes

In den westlichen Ländern wird nach gegenwärtigen Schätzungen bis 2010 jeder zehnte Mensch, in Deutschland möglicherweise jeder Achte, einen Typ-2-Diabetes entwickeln. Diese Form unterliegt, wie Zwillingsuntersuchungen zeigen, einem größeren Einfluss der Gene als der Typ 1. Kinder von Typ-2-Diabetikern haben ein etwa 35-prozentiges Risiko, im Laufe ihres Lebens ebenfalls zu erkranken, wenn ein Elternteil betroffen ist und ein 60-prozentiges Risiko bei zwei diabetischen Elternteilen. In etwa 80 Prozent der Fälle beruht der Typ-2-Diabetes auf einer Insulinresistenz.

8.3.2 Insulinresistenz

Fettgewebe besitzt eine bestimmte Kapazität, Fettsäuren zu speichern. Wird sie überschritten, häufen sich die Fette auch außerhalb des Fettgewebes an, etwa in der Leber und in der Skelettmuskulatur.

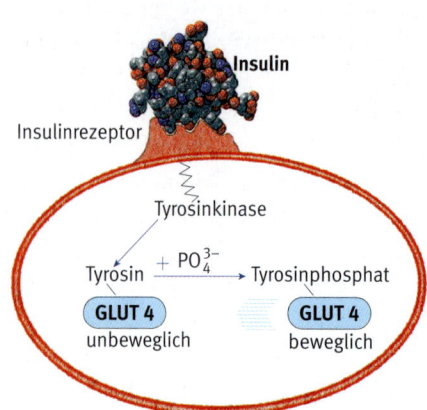

Abb. 8.8 Normale Wirkung von Insulin nach ungestörter Kopplung an seinen zellständigen Rezeptor.

> Der in den überschüssigen Fettablagerungen gebildete Tumornekrosefaktor α und das Polypeptidhormon Resistin erzeugen in den Muskelzellen eine Insulinresistenz.

Das geschieht über eine Ausschaltung der Insulinrezeptoren auf der Oberfläche der Zellen. Insulinrezeptoren gehören zur Familie der Transmembran-Tyrosinkinasen, die auch bei zahlreichen anderen Zellaktivitäten eine Schlüsselrolle spielen (☞ 1.8). Die Rezeptoren fungieren mit ihrer nach außen ragenden Region als Andockstelle für Insulin. Koppelt das Hormon hier an, bewirkt das einen Reiz, der den in das Zellinnere gerichteten enzymatischen Teil des Rezeptors aktiviert. In der Folge wird die Aminosäure Tyrosin im Schaltzentrum des Glucosetransportproteins **GLUT 4** mit Phosphatgruppen beladen und so das Glucose-Shuttle in Gang gesetzt. Wenn aber unter Einfluss von **TNFα** oder **Resistin** die Insulinrezeptoren in ihrer Funktion gestört sind, erlischt die Signalkette in das Zytoplasma. Die Glucosefähre verharrt dort im Innenraum, anstatt von der Oberfläche Glucose abzuholen. Über diesen Mechanismus wird der Glucoseeinstrom in die Zelle heruntergeregelt. Zusätzlich erreicht der hier zu Grunde liegende Defekt auch das Enzym Glykogensynthase im Zellinneren, was eine Einschränkung der Synthese von Glykogen aus Glucose nach sich zieht. Beides, der verminderte Übergang von Glucose in die Zelle und ihre verringerte Umsetzung dort, führen zu einem Anstieg des Glucosespiegels im

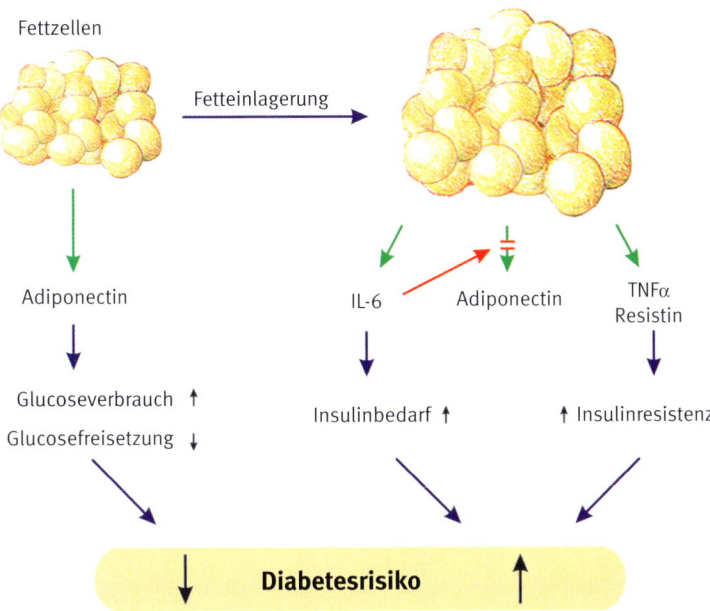

Abb. 8.9 Einflüsse auf das Diabetesrisiko
grün = Bildung, rot = Hemmung

Blut und so zur Entwicklung des Typ-2-Diabetes.

Auch hohe Interleukin-6-Spiegel bei chronischen Entzündungen, z.B. bei einer Arteriosklerose, können die physiologische Regulierung der Blutzuckerwerte beeinträchtigen, da sie die Glucosebildung in der Leber anregen und so einen zusätzlichen Insulinverbrauch initiieren. Außerdem hemmt IL-6, das zu etwa 30 Prozent im Fettgewebe produziert wird, die Adiponectinbildung.

Das aus 247 Aminosäuren bestehende **Adiponectin** bietet einen gewissen Schutz vor dem Typ-2-Diabetes. Es verstärkt die insulininduzierte Hemmung der Glucosefreisetzung in den Leberzellen und stimuliert in Muskelzellen die Fettverbren-nung und den Glucoseverbrauch. Dabei wirkt es über eine Aktivierung der Adenosin-Monophosphat-Kinase. Dieses Enzym vermittelt auch die Insulinempfindlichkeit nach sportlichen Betätigungen. **Adiponectin** wird wie Leptin im Fettgewebe gebildet, aber mit hohen Spiegeln nur bei schlanken Menschen. Übergewichtige haben Adiponectinkonzentrationen, die umso niedriger sind, je größer ihr Körperumfang ist. Weil das Hormon zusätzlich die Bildung von Adhäsionsmolekülen im Gefäßendothel und von IL-6 herabsetzt, hilft es, der Arteriosklerose im Allgemeinen und dem Herzinfarkt im Besonderen vorzubeugen.

Der Definition entsprechend benötigen Typ-1-Diabetiker als Therapeutikum

Insulin. Beim Typ-2-Diabetes sind eher Gewichtsreduktion und körperliche Aktivitäten gefragt. Eine hilfreiche Begleitmaßnahme besteht in der Verteilung der Kohlenhydrate auf viele kleinere Mahlzeiten. Gelingt es so nicht, den Blutzuckerspiegel ausreichend zu senken, ist die zusätzliche Einnahme von oralen Antidiabetika, eventuell ergänzt durch Insulin, angezeigt. Mancher Typ-2-Diabetiker kann sogar vollständig auf Insulin angewiesen sein, wenn nach längerer Krankheit die hormonbildenden Betazellen in der Bauchspeicheldrüse erschöpft sind.

8.3.3 Ausdauertraining und Typ-1-Diabetes

Zu Beginn körperlicher Belastungen dienen immer Kohlenhydrate als Energielieferanten. Dabei werden erst die Depots in den Muskeln angezapft und, zunächst noch unter Insulineinfluss, auch die zirkulierende Glucose im Blut verwertet. Bei andauernder Belastung ist dann aber der Einsatz der Leber gefragt, die unter dem Stimulus fallender Insulinspiegel und steigender Konzentrationen der gegenregulatorischen Hormone durch vermehrte Glucosesynthese den Blutzuckerspiegel auf normalem Niveau hält.

Beim Typ-1-Diabetiker kann der Anpassungsmechanismus nicht mit dem bei Gesunden gewohnten Automatismus erfolgen. Unterzieht er sich nach einer für den normalen Tagesablauf gedachten Insulininjektion körperlichen Aktivitäten, kommt es während dieser Zeit wegen des dann konstant bleibenden, relativ zu hohen Insulinspiegels nicht zu der notwendigen hepatischen Glucoseproduktion. Weil aber der gesteigerte Glucoseverbrauch in den Muskelfasern anhält, resultiert letztlich eine Unterzuckerung. Der insulinunabhängige, nur durch Muskelkontraktion ausgelöste Glucoseeinstrom in die Zellen, verstärkt diesen Prozess. Deshalb muss der Typ-1-Diabetiker vor Ausdauerübungen die Insulindosis um 30 bis 60 Prozent senken. Für diese Anpassung lassen sich leider keine festen Regeln festlegen. Jeder Patient muss durch wiederholtes Messen der Blutglucose seine eigenen Therapieschemata für Belastungssituationen erarbeiten und diese auf jeden Fall mit dem behandelnden Arzt durchsprechen.

> **Sport erschwert die medikamentöse Einstellung des Typ-1-Diabetikers.**

Befindet sich beispielsweise die Injektionsstelle über einem tätigen Muskel, kann dadurch die Insulinabsorption vom subkutanen Gewebe beschleunigt werden. Eine Rolle spielen ferner der Blutzuckerwert vor der beabsichtigten Belastung, Zeit und Dosis der letzten Insulininjektion, Art und Menge der zuvor zugeführten Kohlenhydrate, Zeitpunkt dieser Mahlzeit, der Trainingszustand und schließlich Dauer, Intensität sowie Form der körperlichen Übung. Die Tageszeit ist ebenfalls wichtig, weil auch über das Ende einer andauernden Belastung hinaus die Kohlenhydratdepots in den Muskeln zu Lasten des Blutglucosespiegels wieder aufgefüllt werden.

Damit die Blutglucose nicht zu heftig absackt, muss die Verringerung der Insulindosis auch die Zeit nach der körperlichen Belastung berücksichtigen. Dabei ist zu bedenken, dass die kontraktionsbezogene Stimulation der Glucoseaufnahme in den aktiven Muskel die muskuläre Arbeit um etwa zwei Stunden, bei erschöpfender Anstrengung gar um 4 bis 6 Stunden, überdauern kann, den Insulinbedarf für diese Zeit also weiter vermindert.

Am Tage wird ein Versäumnis der Insulinreduktion in der Regel vom Diabetiker schnell bemerkt. Symptome der eventuell auftretenden Unterzuckerung sind Unruhe, Heißhunger, Schwächegefühl, Schweißausbruch, Zittern, Sehstörungen oder Konzentrationsschwäche. Die Hypoglykämie kann sofort durch Zusatzbroteinheiten ausgeglichen werden. Leicht resorbierbare Zucker wie sie in Fruchtsäften enthalten sind, eignen sich dafür gut oder Brot, wenn ein etwas länger anhaltender Effekt gewollt ist. Findet der Sport aber abends statt, dann lässt eine nicht angepasste Insulindosis den Diabetiker in eine nächtliche Unterzuckerung rutschen. Weil sich so die geschilderten Symptome u. U. während des Schlafs einstellen, können die Folgen fatal sein.

Bei konventioneller Insulintherapie mit zwei oder drei täglichen Injektionen ist es also am sinnvollsten, körperliche Belastungen am Tage durchzuführen und sie nicht im Gipfelpunkt der Insulinwirkung, sondern etwa 1 bis 3 Stunden nach einer Mahlzeit zu beginnen. Sind langdauernde aerobe (= mit Sauerstoff) Leistungen geplant, wird zusätzlich zur Senkung der Insulindosis eine Aufnahme von 40 g Kohlenhydraten pro Stunde empfohlen. Einfacher haben es Patienten mit kontinuierlicher subkutaner Insulinversorgung. Sie müssen eine belastungsbezogene Verringerung der Insulinmenge erst bei Ausdauerleistungen von mehr als 80 Minuten vornehmen. Aber auch sie sollten dann auf eine ausreichende Kohlenhydrataufnahme achten.

Während abendlichem Sport kann sich, wenn die Insulininjektionen sehr früh am Tag erfolgen, noch ein anderes Problem einstellen. Dann liegt bei dem Diabetiker vor der Belastung möglicherweise ein zu niedriger Insulinspiegel vor. Die Leber produziert fleißig Glucose mit der Konsequenz eines erhöhten Blutglucosespiegels. Hier sollte der Diabetiker vor der körperlichen Arbeit sicherheitshalber 2 bis 4 Einheiten Insulin spritzen und eine Broteinheit zu sich nehmen.

Bei Blutzuckerwerten ab 250 mg pro 100 ml müssen die Ketonkörper im Urin gemessen werden. Sind sie erhöht, dürfen körperliche Belastungen erst dann wieder durchgeführt werden, wenn der Diabetiker mit Insulininjektionen seinen Stoffwechsel in den Griff bekommen hat und die Gefahr einer belastungsinduzierten Ketoazidose nicht mehr droht. Verlässliches Zeichen ist hier neben einem gut eingestellten Blutzuckerspiegel der negative Ketonkörper-Test im Urin.

Reduziert der Diabetiker seine Insulindosis in der Absicht, sich einer Ausdauerbelastung zu unterziehen, diese fällt dann aber aus, so ist bei dem Versuch des Nachdosierens Vorsicht geboten. Zusammen mit der folgenden, regulären Insulinmenge baut sich möglicherweise eine zu starke Hormonwirkung auf, die wieder das Hypoglykämie-Problem heraufbe-schwören kann. Wenn die Nachdosierung nicht alsbald nach der reduzierten Injek-tion erfolgt, ist es sicherer, für wenige Stunden eine geringe Hyperglykämie zu riskieren und diese dann bei der nächs-ten Mahlzeit zu korrigieren.

8.3.4 Ausdauertraining als vorbeugende Maß-nahme bei Typ-2-Diabetes

So sehr körperliche Aktivitäten ganz all-gemein als eine wichtige Stütze in der Di-abetes-Therapie betrachtet werden kön-nen, so differenziert ist ihre vorbeugende Wirkung gegen diese Erkrankungen zu beurteilen. Der stimulierende Einfluss von Ausdauersport auf das Immunsystem ist zwar bekannt (☞ 9.4), trotzdem wird sich die entzündliche Genese des Typ-1-Diabetes durch körperliche Aktivitäten kaum beeinflussen lassen.

Anders verhält es sich beim Typ-2-Di-abetes. Weil hier die Insulinresistenz im Vordergrund steht und als deren Auslö-ser übergewichtige Fettpolster und kör-perliche Inaktivität angesehen werden, ist Prävention durch regelmäßige Aus-dauerübungen und kontrollierte Ernäh-rung gut möglich.

> Eine bereits zehnprozentige Ge-wichtsreduktion verbessert die Insu-linempfindlichkeit deutlich.

Die Gesamtsterblichkeit sinkt um 20 Prozent, die Diabetes bedingte Sterb-lichkeit gar um 30 Prozent. Die Störung der regelhaften Ausprägung der Insulin-rezeptoren auf den Muskelzellen ist nämlich durch andauernde Muskelar-beit schnell reversibel, was in Untersu-chungen an genetisch belasteten Nach-kommen von Typ-2-Diabetikern belegt werden konnte. Es fand sich bei diesen Probanden in den Zellen des Zwillings-wadenmuskels (M. gastrocnemius) be-reits nach sechswöchigem intensivem Training eine Verdopplung der ur-sprünglich verminderten Glykogensyn-theserate. Die vorbeugende Wirkung von Ausdauertraining beim Typ-2-Dia-betes schlägt sich auch in epidemiolo-gischen Studien nieder, nach denen die-ser Typ bei Nichtsportlern achtmal häufiger zu finden ist als bei Menschen, die sich regelmäßig mindestens einmal pro Woche körperlichen Belastungen unterziehen.

8.3.5 Besondere Vor-sichtsmaßnahmen für Sport treibende Diabetiker

Bei Typ-2-Diabetikern ist auf Grund ihres meist höheren Lebensalters mit zu-sätzlichen gesundheitlichen Problemen zu rechnen. Der Trainingsaufbau muss deshalb sehr sorgfältig gestaltet werden, vor allem wenn eine längere körperliche Inaktivität vorausgegangen ist. Eine zu starke Steigerung der körperlichen Leis-tung erhöht im Verhältnis zu gleich-altrigen Gesunden überproportional das Herzinfarktrisiko. Besteht der Diabetes länger, was häufig beim schon in jungen Jahren auftretenden Typ-1-Diabetes der Fall ist, stellen sich besonders an Arterien Folgeschäden ein, die unter Belastungen zu schwer wiegenden Komplikationen führen können.

Diabetes bedingte neurologische Störungen beeinträchtigen ferner die Schweißsekretion und können bei entsprechenden äußeren Temperaturen einen Hitzestau verursachen. Werden erste Hypoglykämiewahrnehmungen, Störungen der Gefäßmotorik oder diabetische Fußschäden nicht ausreichend beachtet, sind erhebliche gesundheitliche Probleme kaum zu vermeiden.

Neben den besonderen Schwierigkeiten der Insulineinstellung sind es diese möglichen Risikofaktoren, die Sport treibende Diabetiker stets veranlassen sollten, sich in eine spezielle ärztliche Betreuung zu begeben.

8.4 Knochenstoffwechsel

> Zum Stützgewebe des Menschen gehören 208 Knochen, die etwa 10 Prozent des Körpergewichts ausmachen. Sie sind Ursprungsorte und Ansatzpunkte von 501 Muskeln, dienen aber auch als Mineralstoffreservoir und Lagerstätte für das Blut bildende Knochenmark.

> Absolut nicht erlaubt sind dem Diabetiker körperliche Aktivitäten bei Herzrhythmusstörungen, unbehandeltem schwerem Bluthochdruck von >180/105, unbehandelter Niereninsuffizienz, unbehandelten Netzhautschäden, akuten Infektionen oder schwerer Neuropathie.

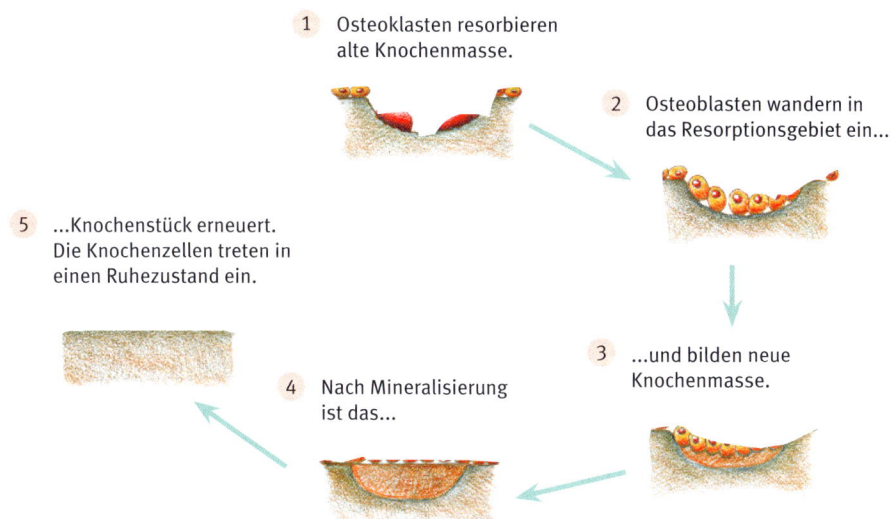

1 Osteoklasten resorbieren alte Knochenmasse.

2 Osteoblasten wandern in das Resorptionsgebiet ein...

3 ...und bilden neue Knochenmasse.

4 Nach Mineralisierung ist das...

5 ...Knochenstück erneuert. Die Knochenzellen treten in einen Ruhezustand ein.

Abb. 8.10 Schema des Knochenumbaus

Oft wird das **Skelett** als ein festes, sehr stabiles und ziemlich lebloses Gebilde angesehen. Letzteres ist aber ganz und gar nicht der Fall. Der Knochen ist vielmehr ein hoch stoffwechselaktives Gewebe, das durch eine Fülle komplizierter biochemischer Prozesse charakterisiert ist. Diese zielen alle auf die Aufrechterhaltung einer ausreichenden organischen Grundsubstanz und deren normaler Mineralisierung.

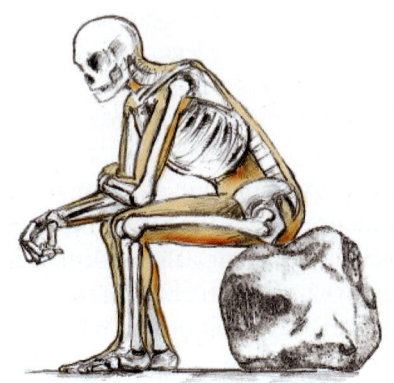

Das Knochengrundgerüst besteht zu 90 Prozent aus dem Protein Kollagen, daneben aus Osteocalcin und mehreren anderen Eiweißen. Die Mineralisierung erfolgt vorwiegend durch Einlagerung von Calciumsalzen. Diese geben dem Knochen seine Stabilität.

Gesteuert durch ein komplexes Zusammenspiel von Nebenschilddrüse, Schilddrüse, Niere und Darm finden im Knochen fortwährend Umbauprozesse statt, bei denen alte oder zerstörte Knochenmasse durch neue ersetzt wird. Eingeleitet wird dies durch spezielle Knochenzellen, den **Osteoklasten.** Sie leiten sich von der Zellpopulation der Monozyten ab und fungieren insofern als eine Verbindungsstelle des Knochenstoffwechsels zum Immunsystem. Osteoklasten besitzen die Fähigkeit, kollagenverdauende Enzyme zu synthetisieren, mit deren Hilfe sie die Knochenauflösung bewerkstelligen. Dabei werden die eingelagerten Calciumsalze und ein spezifischer Wachstumsfaktor (transforming growth factor β) freigesetzt. Erreichen diese eine bestimmte Konzentration, stellen die Osteoklasten ihre Tätigkeit wieder ein. Das geschieht im Mittel bei einer Tiefe der gebildeten Knochenlakunen von 0,06 bis 0,07 mm. Bevor sich

die Osteoklasten zur Ruhe setzen, senden sie Stimulationssignale an die Knochenmasse bildenden **Osteoblasten** aus. Diese werden aktiviert, wandern in das Resorptionsgebiet ein und füllen die entstandenen Defekte durch Sekretion von Kollagen und Osteocalcin schichtweise wieder auf. Mit der nachfolgenden Durchsetzung mit Calciumsalzen erhält der Knochen seine ursprüngliche Festigkeit.

Die eng miteinander gekoppelten Vorgänge des Ab- und Aufbaus erfolgen in kleinsten Umbaueinheiten, von denen ca. 1,5 Millionen ständig und in unterschiedlichen Phasen am menschlichen **Skelett** aktiv sind. Diese Reparaturmechanismen sind in jeweils 90 bis 100 Tagen komplettiert. Die feinverästelte Bälkchenstruktur in den trabekulären Knochen, z.B. in den Wirbelkörpern, ist von diesen Umbauprozessen weit mehr betroffen als die festen Knochenhüllen. So erneuern sich pro Jahr etwa 25 Prozent des trabekulären Knochenanteils, aber nur 3 Prozent der Kompakta von Röhrenknochen. Übersteigt bei dem Remodeling das Maß des Abbaus der Knochen längere Zeit den Umfang ihres Aufbaus, kommt es zum Krankheitsbild der **Osteoporose.**

8.4.1 Hormonelle Regulation des Knochenstoffwechsels

Die Umbaudynamik im Knochengewebe wird durch die klassischen Calcium regulierenden Hormone **PTH** (Parathormon), **Calcitonin** und **Vitamin D₃-Hormon** (Calcitriol) bestimmt. Dabei ist das in den Nebenschilddrüsen gebildete PTH der entscheidende Mediator für die Entwicklung und Aktivität der knochenabbauenden Osteoklasten. Auf diese wirkt PTH jedoch nicht direkt ein, sondern es stimuliert vielmehr in den Gegenspielern der Osteoklasten, den Osteoblasten, einen Botenstoff mit der sehr technischen Bezeichnung **Receptor Activator of Nuclear factor kappa B-ligand** (RANKL). RANKL ist ein Zytokin der Tumornekrosefaktor-Familie und spielt eine Schlüsselrolle im Knochenstoffwechsel. Erst durch Andocken dieses Kontaktmoleküls an seine Rezeptoren auf der Oberfläche von Osteoklasten (Receptor Activator of Nuclear factor kappa B = RANK), werden die knochenabbauenden Zellen vermehrt gebildet und ihre Aktivität gesteigert. Dieser Vorgang wird durch Interleukin 1 und Tumornekrosefaktor α unterstützt. Sie regen Osteoblasten dazu an, den Makrophagen-coloniestimulierenden Faktor (M-CSF) zu bilden, der dann seinerseits die Entwicklung von Osteoklasten-Vorstufen fördert.

Gegenspieler von RANKL ist das **Osteoprotegerin** (OPG). Es wird von Osteoblasten unter Einfluss von Östrogenen produziert und ist von seiner

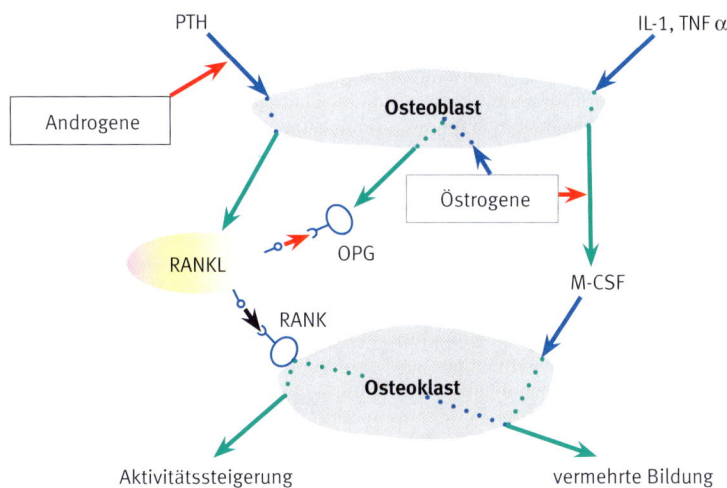

RANKL	= Receptor Activator of Nuclear factor kappa B-ligand	grün	= Bildung
RANK	= Receptor Activator of Nuclear factor kappa B	blau	= Stimulation
OPG	= Osteoprotegerin	rot	= Blockierung
M-CSF	= Makrophagen-coloniestimulierender Faktor	schwarz	= Bindung

Abb. 8.11 Osteoklastenentwicklung und Einflussgrößen

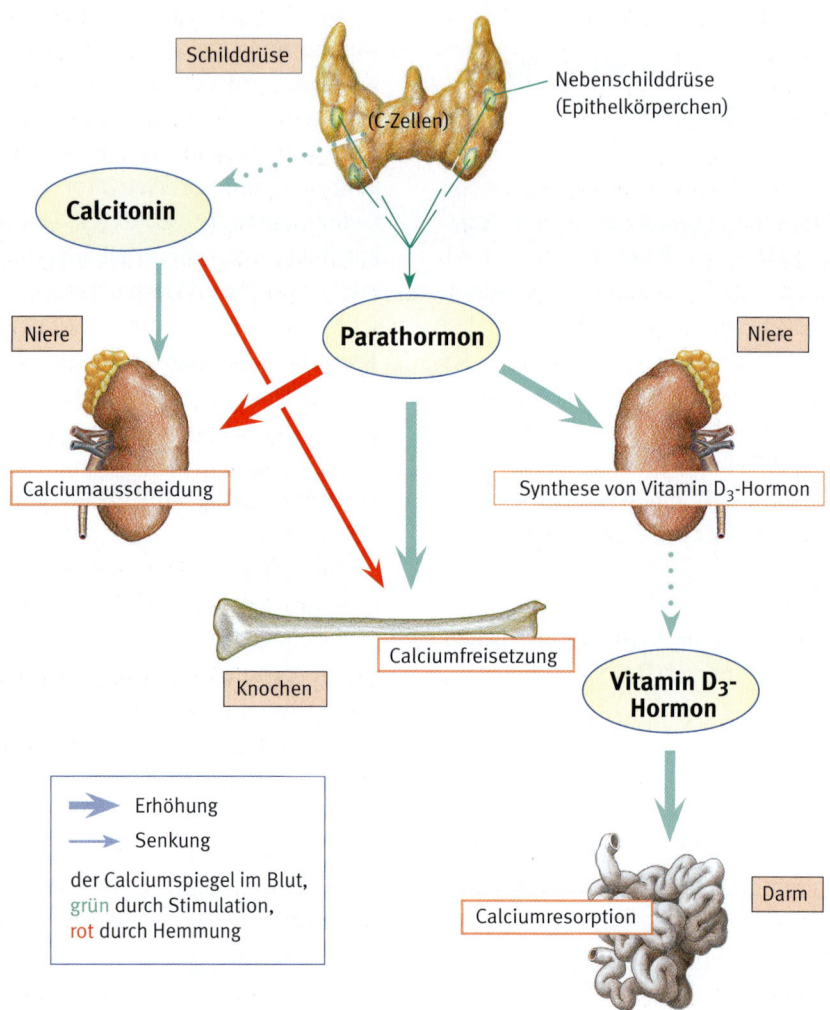

Abb. 8.12 Hauptregulationsmechanismen im Calciumstoffwechsel

Struktur dem RANK-Rezeptor sehr ähnlich. Osteoprotegerin blockiert den RANKL, sodass dieser an seinem eigentlichen Rezeptor kein Signal mehr erzeugen kann. Die Osteoklasten bleiben in diesem Fall unaktiviert. Östrogene hemmen außerdem die Produktion von M-CSF und regeln über diesen Weg die Osteoklastenfuktion ebenfalls herunter.

Etwas anders sieht das Wirkprinzip der männlichen Sexualhormone, der Androgene, aus. Sie stören das Ankoppeln von Parathormon an die Osteoblasten und vermindern durch die dann eingeschränkte RANKL-Synthese die Tätigkeit der Osteoklasten.

Durch seine Wirkung auf die Osteoklasten sorgt **PTH** immer für eine schnelle Verfügbarkeit von Calciumionen. Wegen der Notwendigkeit konstanter Calciumkonzentrationen im Blut mobilisiert es aber nicht nur Calcium aus den Knochen, es fördert zusätzlich in den Nieren die Calciumrückresorption und dort auch die Bildung von Vitamin-D$_3$-Hormon.

Vor zu hohen Calciumspiegeln schützt als Gegenspieler von Parathormon das in den C-Zellen der Schilddrüse gebildete **Calcitonin**. Es hemmt die osteoklastäre Knochenresorption und erhöht die Calciumausscheidung über die Nieren.

8.4.2 Funktion des Vitamin-D$_3$-Hormons im Knochenstoffwechsel

Die inaktive Vorstufe von Vitamin-D$_3$-Hormon ist Vitamin D$_3$. Es wird zum Teil mit der Nahrung aufgenommen und in deutlich größerer Menge unter Einwirkung von UV-Licht in der Haut aus Cholesterin synthetisiert. Die Cholesterinkonzentrationen liegen deshalb in den Sommermonaten um etwa 5 mg/100 ml Serum niedriger als im Winter. Nachfolgende einfache chemische Veränderungen in der Leber und dann in der Niere führen zur Umwandlung von Vitamin D$_3$ in das aktive 1,25-Dihydroxy-Vitamin-D$_3$-Hormon. Ein 20-minütiges Sonnenbad bewirkt einen Anstieg des Hormonspiegels im Blut, wie er bei einer Vitamin-Einnahme von 250 bis 600 µg (10000 bis 24000 IE) zu beobachten ist.

Vitamin-D$_3$-Hormon steigert die Serumcalciumkonzentration durch Anregung der Calciumabsorption im Dünndarm und verbessert die renale Calciumrückresorption aus dem Primärharn. Ausreichende Mengen an Calcium sind u.a. wichtig für die ständige Mineralisierung der Knochenmatrix.

> Selbst Muskelzellen besitzen Rezeptoren für das Vitamin-D$_3$-Hormon.

Über diesen Kontakt optimiert das Hormon in den Muskelzellen die Calciumkanäle und damit die Muskelkoordination. Bei geeigneten Trainingsreizen wird dadurch die Muskelkraft erhöht. Das erklärt beispielsweise die lange bekannte Beobachtung, dass bei gleichem Training der Kraftzuwachs im Sommer größer ist als im Winter.

Auch Hormone, deren Hauptfunktionen in anderen Zellbereichen liegen, beeinflussen den Knochenstoffwechsel. So beeinträchtigen **Glukokortikoide** die

Cholesterin   UV-Strahlung   Vitamin D$_3$

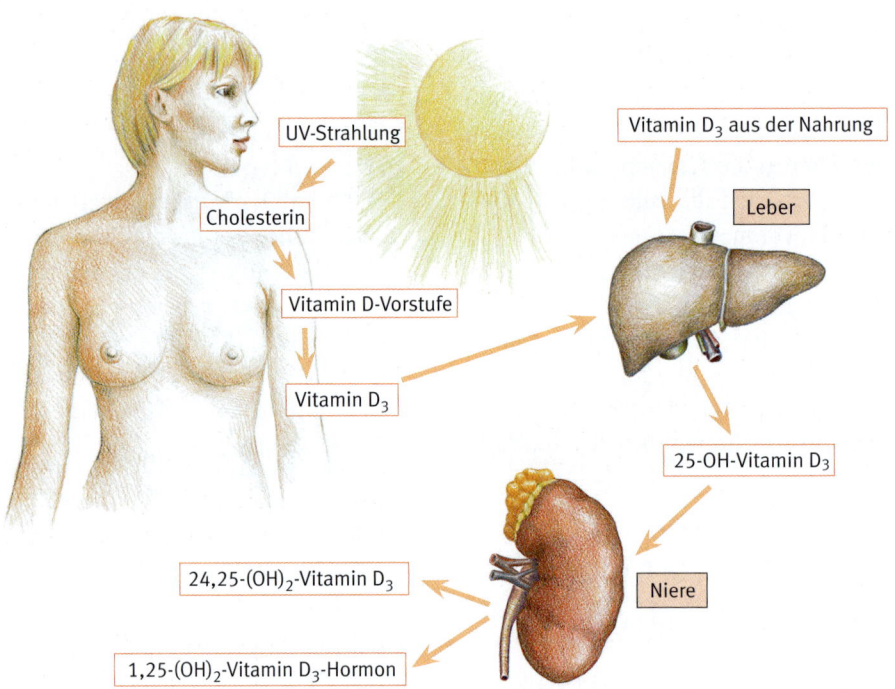

Abb. 8.13 Bildung von aktivem Vitamin-D3-Hormon

Biogene Substanz	Wirkungen
Parathormon	→ mobilisiert Calcium aus dem Knochen → fördert Calcium-Resorption aus dem Glomerulumfiltrat → stimuliert Vitamin-D$_3$-Hormon-Bildung in den Nieren
Vitamin D$_3$-Hormon	→ Anregung der Calcium-Resorption im Dünndarm → Verbesserung der Muskelkoordination
Calcitonin	→ hemmt die osteoklastäre Knochenresorption → erhöht die Calciumausscheidung über die Nieren
Glukokortikoide	→ hemmen die Proliferation der Osteoblasten sowie die Bildung von Calcitriol und Sexualhormonen → sie fördern die renale Calciumelimination
T3, T4, T-Lymphozyten	→ Osteoklastenaktivierung

Tab. 8.3 Einflüsse auf den Knochenstoffwechsel

Wirkungsweise der Osteoblasten und damit die Synthese der Knochenmatrix. Sie hemmen darüber hinaus die Bildung von Vitamin-D$_3$-Hormon und fördern die renale Calciumelimination. Sogar das Immunsystem übt einen Einfluss auf den Knochenstoffwechsel aus. Stimulierte **T-Lymphozyten** sind nämlich ebenfalls in der Lage, den Botenstoff RANKL zu sezernieren und damit über eine Aktivierung der Osteoklasten einen erhöhten Knochenmasseverlust herbeizuführen. In die gleiche Richtung wirken die bei Überfunktion der Schilddrüse vermehrt produzierten Hormone **Trijodthyronin (T3)** und **Thyroxin (T4)**.

8.5 Störungen des Knochenstoffwechsels

8.5.1 Typ-1- und Typ-2-Osteoporose

Die Osteoporose ist eine fortschreitende systemische Skeletterkrankung, die durch eine niedrige Knochenmasse sowie Störung der Mikroarchitektur des Knochengewebes charakterisiert ist. Durch die verminderte Knochenstärke kommt es schon bei leichten Unfällen zu Knochenbrüchen. Bei einem Substanzverlust von 40 Prozent ist davon jede zweite Person betroffen. Häufigste Komplikation sind Wirbelkörperfrakturen. Gefürchtet sind auch Oberschenkelhalsbrüche, deren Zahl durch die altersbedingte Zunahme der Sturzneigung beeinflusst wird. In der Bundesrepublik erleiden pro Jahr schätzungsweise 140000 Menschen eine solche proximale (= näher zur Körpermitte) Femurfraktur. Etwa 20 Prozent dieser Patienten sterben im ersten Jahr nach der Fraktur, 50 Prozent erleiden erhebliche Funktionseinbuße und weitere 20 Prozent sind ständig pflegebedürftig.

Die Osteoporose reduziert nicht nur die Lebensqualität der Patienten auf Grund zunehmender Fraktur-, Schmerz- und Immobilitätsraten, sondern ist auch von hoher volkswirtschaftlicher Bedeutung. Die Kosten für die direkte medizinische Versorgung werden auf eine Milliarde Euro geschätzt. Die Höhe der Folgekosten für Pflege, Arbeitsausfall, Invalidität oder vorzeitige Berentung wird mit weiteren vier Milliarden Euro angegeben.

Von der Osteoporose als der wichtigsten Stoffwechselerkrankung des Knochens sind in Deutschland etwa 5 bis 7 Millionen Menschen betroffen, Frauen viermal so oft wie Männer. Es gilt als gesichert, dass 50 bis 60 Prozent der Knochendichte des Handgelenks sowie 70 bis 85 Prozent der Knochendichte von Hüftknochen und Wirbelsäule einen polygenetischen Hintergrund haben. Man unterscheidet zwei Formen der Osteoporose:

Typ-1-Osteoporose: Sie beruht auf einem Östrogenmangel in der postmenopausalen Lebensphase und ist primär durch Verlust von spongiöser Knochenmasse (z.B. in Wirbelkörpern) gekennzeichnet.

Typ-2-Osteoporose: Sie tritt meist in noch höherem Lebensalter auf und betrifft beide Geschlechter. Die Typ-2-Osteoporose erstreckt sich zusätzlich auch auf die Rindenschicht (= Kompakta) des Knochens.

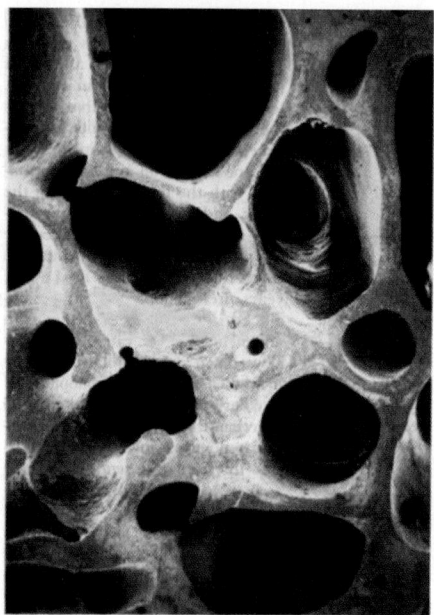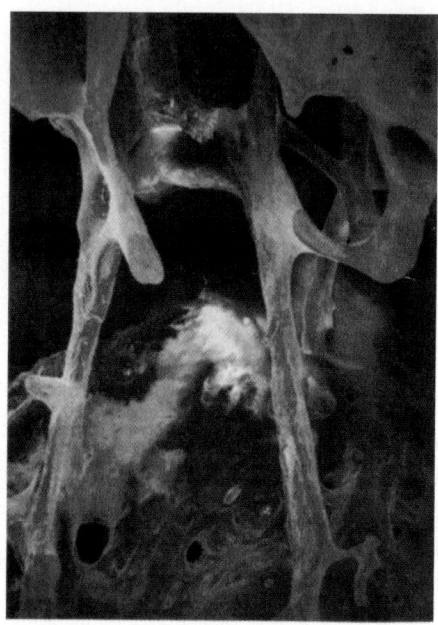

Abb. 8.14 Bälkchenstruktur des Knochens: links normal, rechts bei Osteoporose

Das Risiko, an einer Osteoporose zu er-kranken, nimmt mit steigendem Lebens-alter deutlich zu. Weitere Risikofaktoren sind die Zugehörigkeit zur kaukasischen oder asiatischen Rasse, calciumarme Kost, hohe Protein- bzw. Phosphatzufuhr, faserreiche Ernährung, Nikotin- bzw. Alkoholmissbrauch, Bewegungsmangel und Medikamente wie Glukokortikoide, Laxantien, Antiepileptika und Schild-drüsenhormone. Homocystein beein-trächtigt die stabilisierende Verknüpfung der Kollagenfibrillen im Knochengerüst mittels kurzkettiger Querverbindungen. Liegt eine Osteoporose vor, dann gehen deshalb hohe Homocysteinwerte mit ei-ner gesteigerten Frakturrate einher.

In die Entwicklung einer senilen Typ-2-Osteoporose sind in besonderem Maße auch Veränderungen am Vitamin D_3 in-volviert. Im höheren Alter ist nämlich seine Bildungsrate durch die dann meist geringere Sonnenbestrahlung vermin-dert und wegen einer in der Niere nachlassenden Enzymaktivität die Um-wandlung in das Vitamin-D_3-Hormon eingeschränkt. Zusätzlich kann eine par-tielle Vitamin-D_3-Hormon-Resistenz auftreten, weil mit fortschreitenden Le-bensjahren die entsprechenden Hormon-rezeptoren im Darm in Quantität und Qualität abnehmen.

Bei einem Vitamin-D_3-Mangel wird die Calciumabsorption im Darm von normalerweise etwa 30 Prozent auf die Hälfte verringert. Die darauf sinkende Calciumkonzentration im Blut ist jedoch das Signal für das Parathormon, die Kno-chenmasse abbauenden und damit Calci-um freisetzenden Osteoklasten zu aktivieren. Vitamin-D-Gaben sind also für ältere Menschen sinnvoll, im Übrigen auch deshalb, weil Vitamin D_3 über die Steuerung der Calciumströme zusätzlich die Muskulatur stabilisiert mit dem wichtigen Effekt einer verminderten Sturzneigung.

8.5.2 Ausdauertraining und Osteoporose

Ein Östrogendefizit muss nicht altersbedingt sein, sondern kann auch bei jungen Frauen entstehen, wenn diese sich energiezehrenden körperlichen Aktivitäten unterwerfen (☞ 8.7.1). Unter dem hormonellen Aspekt müssen deshalb körperliche Belastungen immer auch dahingehend diskutiert werden, inwieweit exzessive Trainingseinheiten notwendig sind und ob dem Organismus genug Zeit zur Anpassung gewährt wird. Hauptsächlich betrifft das Leistungssportlerinnen. Natürlich müssen diese ihren Sport nicht grundsätzlich einschränken, sie sollten aber die Zusammenhänge zwischen starker Leistungserbringung und verringerter Produktion von Östrogenen kennen. Das versetzt sie in die Lage, die Wertigkeit einer rechtzeitigen Hormonsubstitution abzuschätzen, die dann unter ärztlicher Betreuung erfolgen sollte.

Während also ein extremes Übermaß an Ausdauerbelastung zum Knochenabbau führen kann, zeigen moderate körperliche Aktivitäten bezüglich einer gesunden Knochenstabilität sehr günstige Effekte. An der Knochenoberfläche liegende Osteozyten nehmen als Mechanorezeptoren Druck- und Zugkräfte auf,

wandeln diese Impulse um und geben adäquate Signale an spezialisierte Osteoblasten weiter. Stimuliert werden die Rezeptoren sowohl durch mechanische Belastungen als auch durch äußere Kräfte des Gravitationsfeldes. Die Summe aller Kräfte bestimmt das Maß der Zellaktivitäten in den Knochen. Unter Berücksichtigung dieser Mechanismen wird es dann verständlich, dass sich durch geeignete Trainingsreize ein messbarer Gewinn an Knochenmasse erzielen lässt. Es reagieren jedoch nur die Skelettabschnitte, auf die sich die durch Muskelkontraktionen ausgelösten Kräfte übertragen. Damit sich Knochen den biomechanischen Anforderungen auch tatsächlich anpassen können, müssen die Belastungsreize die üblichen Alltagsaktivitäten deutlich übersteigen.

> Die maximale Knochenmassedichte im Leben erreicht der Mensch nach Abschluss von Pubertät und Wachstum. Die Knochenmasse ist besonders hoch nach einer Calcium- und Vitamin-D_3-reichen Ernährung, häufiger Sonnenbestrahlung und viel Bewegung.

Den höchsten knochenaufbauenden Effekt haben häufige Wiederholungen von intensiven, kräftezehrenden Anstrengungen. Infolgedessen sind unter dem Aspekt der Knochengesundheit **Kraftsportarten** dem Ausdauersport vorzuziehen. Besonders günstig sind auch alle **Ball- und Puckspiele** mit ihren vielseitigen Belastungen und ständigen Kraftspitzen an den verschiedenen Skelettteilen. Weil die Muskelkräfte direkt an den Knochen wirksam werden,

> entspricht einer großen Muskelmasse meist auch eine große Knochenmasse.

Nach dem 35. Lebensjahr vermindert sich die Knochenfestigkeit. Der physiologische Knochenmasseverlust beträgt zunächst bei beiden Geschlechtern jährlich etwa 0,5 Prozent. Frauen müssen dann in der ersten Dekade nach Beginn der Menopause ein Minus ihrer Knochendichte von bis zu 4 Prozent pro Jahr hinnehmen. Danach normalisiert sich ihr Knochenmasseverlust wieder auf das Maß vor der Menopause.

Knochenmassen werden durch Dichtemessungen bestimmt. Standardverfahren sind die Dual Energy X-Ray Absorptionsmetrie (DEXA) und die quantitative Computertomographie (QCT). Die Genauigkeit dieser Methoden ist jedoch, wie auch die der anderen gängigen Verfahren, begrenzt. Da die durch Training zu erwartenden Zuwächse an Knochenmasse nicht sehr hoch sind, ist eine Aussage über diese Zugewinne schwierig. In verschiedenen Studien werden sie mit etwa ein Prozent pro Jahr angegeben. Durch regelmäßige körperliche Aktivitäten lässt sich also der mit dem 35. Lebensjahr einsetzende, natürliche Knochenabbau in etwa ausgleichen. Allerdings geht der positive Effekt schnell wieder verloren, wenn ein entsprechendes Übungsprogramm für einen längeren Zeitraum unterbrochen wird.

8.6   Sexualhormone

8.6.1   Östrogene und Gestagene

Die während des 28-tägigen Genitalzyklus der Frau ablaufenden physiologischen Vorgänge dienen der Bildung einer reifen Eizelle und der Vorbereitung der Uterusschleimhaut auf ihre Einnistung nach einer eventuellen Befruchtung. Bleibt die Befruchtung aus, wird die aufgebaute Schleimhaut am Ende des Zyklus wieder abgestoßen. Diese wiederkehrenden Abläufe werden durch den Regelkreis Hypothalamus-Hypophyse-Ovar gesteuert und durch einen

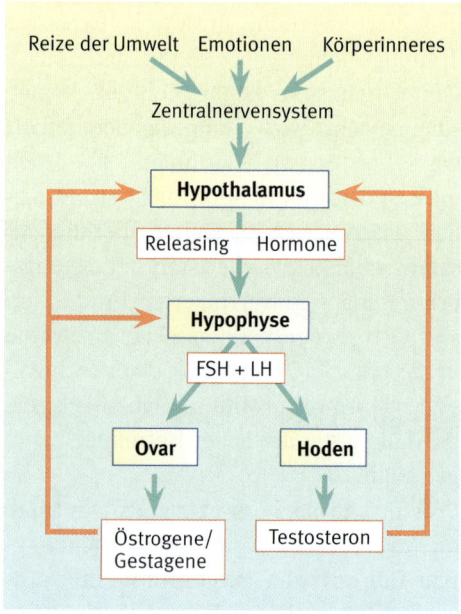

Abb. 8.15 Sehr vereinfachtes Schema des Regelkreises Hypothalamus-Hypophyse-Gonaden
→ Stimulierung   → Hemmung

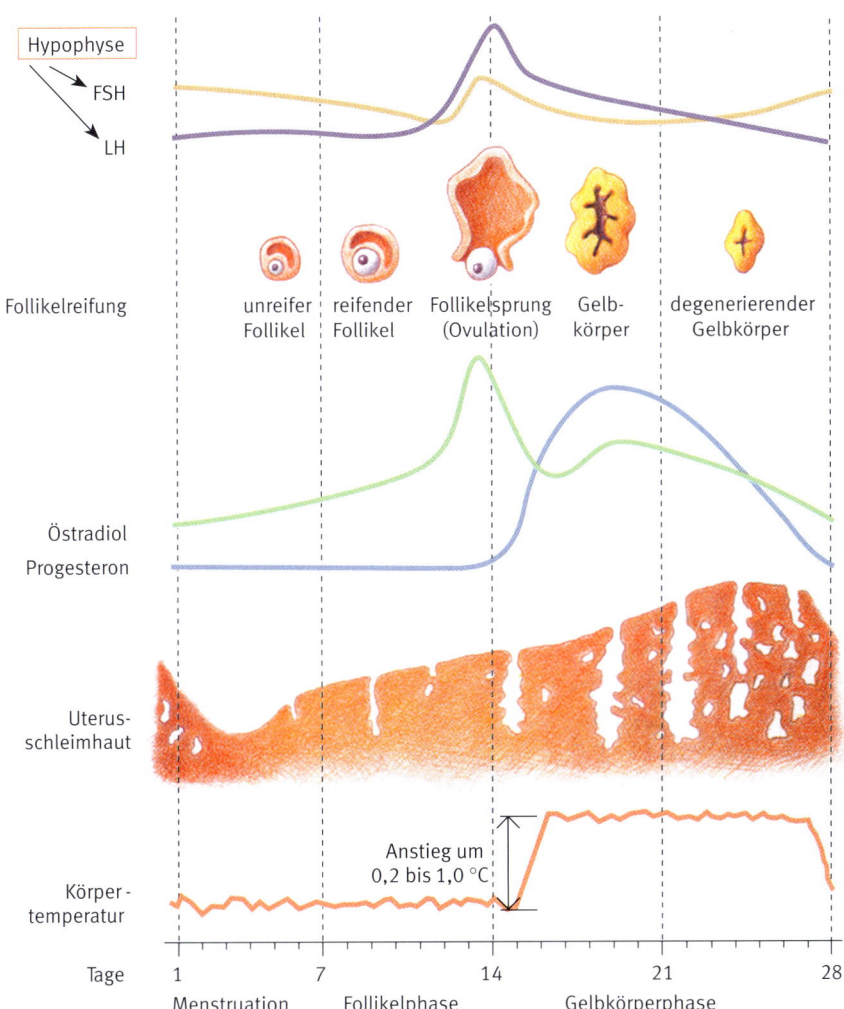

Abb. 8.16 Menstruationszyklus

rhythmogenen Zeitgeber im Zwischenhirn unterstützt.

In der ersten Zyklushälfte findet unter Einfluss von FSH (= follikelstimulierendes Hormon, Follitropin) die Reifung des Follikels statt, in der Mitte des Genitalzyklus kommt es nach steilem Anstieg von LH (= luteinisierendes Hormon, Lutropin) zum Eisprung. Follitropin und Lutropin sind Hormone der Hypophyse. Ihre Freisetzung wird durch das pulsatil aus dem Hypothalamus ausgeschüttete Gonadoliberin (1 Puls pro 90 bis 200 Minuten) koordiniert. Lutropin stimuliert die Östrogen- und Progesteronsynthese.

Östrogene werden in den Follikeln des Ovars gebildet. Die Syntheserate ist während der Ovulationsphase am größten und beträgt dann etwa 200 Mikrogramm pro Tag. Östrogene sind für die Entwicklung der primären und sekundären weiblichen Geschlechtsmerkmale ausschlaggebend. Östradiol fördert darüber hinaus die Entwicklung der Uterusschleimhaut und reguliert rückkoppelnd die Sekretion der gonadotropen Hormone FSH und LH.

> Im Stoffwechsel bewirkt Östradiol eine Verminderung des Knochenabbaus, die Senkung der Lipidspiegel im Blut und eine Vermehrung des Unterhaut-Fettgewebes.

Nach dem Follikelsprung entwickelt sich aus dem geplatzten Follikel der Gelbkörper, der zum Syntheseort der Gestagene wird. Wichtigstes Gestagen ist das Progesteron. Progesteron aktiviert den zyklischen Aufbau der Uterusschleimhaut bzw. ermöglicht die Aufrechterhaltung einer eingetretenen Schwangerschaft. Es verhindert dann auch die Reifung weiterer Follikel. Progesteron erhöht die Körpertemperatur um 0,2 bis 1,0 °C und wirkt katabol auf das Körpereiweiß.

Der ständige Wechsel zwischen sehr kompliziertem Aufbau einer mit Blutgefäßen durchzogenen, nährstoffreichen Uterusschleimhaut und ihrer Abstoßung innerhalb von nur wenigen Wochen sieht übrigens nicht nach einer klugen Idee der Evolution aus. Sie ist es aber doch, bedenkt man die knappen Energieressourcen der „Präsupermarktzeiten" vor

Jahrmillionen. Es lässt sich errechnen, dass der dauerhafte Erhalt einer funktionstüchtigen Schleimhaut einen beträchtlichen Energiemehrbedarf erfordern würde, der pro Jahr der Kalorienzahl von etwa 20 Tagen Nahrung entspricht.

8.6.2 Androgene

Den Östrogenen und Gestagenen bei der Frau stehen beim **männlichen** Geschlecht die Androgene **Testosteron** und das sich von ihm ableitende **Dihydrotestosteron** gegenüber. Das Testosteron wird unter Kontrolle von Lutropin in den Leydig-Zellen des Hodens gebildet. Die Syntheserate beträgt etwa 7 Milligramm täglich mit einem Maximum um das 30. Lebensjahr. Androgene bewirken die Ausbildung der primären männlichen Sexualorgane und halten deren Funktionen aufrecht. Auch die sekundären Geschlechtsmerkmale, die Reifung der Spermien und die Libido werden von den Androgenen ganz wesentlich beeinflusst. Auf die Eiweißsynthese haben sie eine deutlich anabole Wirkung.

Dehydroepiandrosteron

Vorstufe sowohl für Östrogene als auch Androgene ist das **Dehydroepiandrosteron** (DHEA). Es wird in der Nebennierenrinde synthetisiert und in der Leber in sein Sulfat (DHEAS) umgewandelt. Die DHEA-Produktion ist bei 25-Jährigen am höchsten und beträgt bei 80-Jährigen nur noch etwa 10 Prozent der ursprünglichen Spitzenwerte. Der weibliche Körper schüttet mehr DHEA aus als der männliche. Wegen der hohen Konzentration in der Jugend und weil DHEA auch eigenständige östrogene und androgene Hormonwirkungen aufweist, wird es immer wieder als Anti-agingmittel gepriesen. Es soll die Gehirnleistung verbessern, stimmungs-aufhellend wirken, zu einer besseren Stressverarbeitung beitragen, vor Osteo-porose schützen, positiv die Immunab-wehr beeinflussen, einen eventuellen Li-bidoverlust beheben und generell die Alterungsprozesse verlangsamen. Bisher gibt es jedoch keine seriösen klinischen Studien, die die hier aufgeführten Wir-kungen von DHEA belegen. Auch sind die Nebenwirkungen und Risiken einer DHEA-Einnahme nur unzureichend un-tersucht.

8.7 Ausdauertraining und Störungen der Sexualfunktionen

8.7.1 Menstruations-störungen

Gerät ein Organismus vom Zustand der Ruhe in eine Belastungssituation, so ist das je nach Grad dieser Belastung mit ei-ner mehr oder weniger starken Verände-rung seines Stoffwechselmilieus verbun-den. Bei muskulären Tätigkeiten ist zunächst die prompte Anpassung des Leistungsstoffwechsels gefordert. Weil ähnlich wie Flüssigkeiten in kommuni-zierenden Röhren die verschiedenen Körperfunktionen miteinander in Ver-bindung stehen, werden von solchen Be-lastungen auch andere Bereiche des Or-ganismus berührt. Das gilt hier in besonderem Maße für die Sexualfunk-tionen der Frau, die sich in Störungen des Menstruationszyklus ausdrücken.

Der biologische Sinn dieser Beein-trächtigungen liegt in der hohen Bean-spruchung des weiblichen Organismus während einer Schwangerschaft und dem dafür benötigten Energiebedarf. Werden ständig hohe Energiemengen für inten-sive körperliche Aktivitäten verbraucht, fehlen diese für die reproduktiven Funk-tionen. In Notzeiten muss deshalb das Ziel der Fortpflanzung hinter die Not-wendigkeit des Überlebens zurücktreten. Dabei hatte die Evolution allerdings an das barfüßige Jagen nach Essensvorräten „gedacht" und noch nicht unsere heu-tigen Freizeitbeschäftigungen „im Auge gehabt".

> Zyklusstörungen sind umso häufiger, je ausdauernder und intensiver die körperlichen Aktivitäten sind.

Beispielsweise müssen etwa 20 Prozent der Langläuferinnen mit Störungen der Sexualfunktionen rechnen, wenn ihre wöchentlichen Laufleistungen ungefähr 30 km betragen. Steigt das Laufpensum auf 90 km pro Woche, haben schon 40 Prozent der Frauen diese Probleme und für ausdauerbelastete Leistungs-sportlerinnen wird die Häufigkeit von

Zyklusstörungen gar mit 60 Prozent angegeben. Es sind eher schlanke Frauen betroffen oder Frauen mit später Menarche bzw. solche Frauen, die Leistungssport betreiben und damit bereits vor der ersten Regelblutung begonnen haben. Das häufigste Zeichen einer hormonellen Abweichung ist bei erwachsenen Frauen mit stabilen Menstruationszyklen die Verringerung der meist vorhandenen prämenstruellen Symptome. Weitere Auffälligkeiten sind eine Verkürzung der Lutealphase und bei starker Intensivierung der körperlichen Belastungen das Auftreten anovulatorischer Zyklen. Bei jungen Frauen oder Frauen ohne ovulatorische Zyklen kann sich bei Ausdauerbelastungen auch eine Oligomenorrhoe mit Zyklusintervallen von mehr als 36 Tagen entwickeln. Dehnen sich die Zyklusintervalle über 180 Tage aus, liegt eine komplette Amenorrhoe vor.

Körperliche Aktivitäten scheinen für Zyklusstörungen im Allgemeinen und besonders für das Entstehen einer Amenorrhoe nicht alleine verantwortlich zu sein. Mentale Stressoren wie hohe Selbsterwartung, Versagensängste, feindlich empfundenes soziales Umfeld, fehlende Gesprächsbereitschaft der Bezugspersonen sowie die Unfähigkeit der angemessenen Stressverarbeitung sind zusätzlich wichtige Begleitfaktoren. Entscheidende Einflussgröße ist jedoch das Körpergewicht. Denn intensive, wiederkehrende Trainingseinheiten gehen meistens mit einem Gewichtsverlust und damit auch mit einer Verminderung des Körperfettanteils einher. Weil jedoch die weiblichen Fettdepots ein bedeutendes endokrines Synthesepolster für Östrogene sind, erfüllen sie in Bezug auf den physiologischen Ablauf der Sexualfunktionen eine besondere Aufgabe. So ist z. B. für den Eintritt der Menarche ein Fettanteil von mindestens 17 Prozent des Körpergewichts nötig, das entspricht bei normalen Körperproportionen einem Body Mass Index von etwa 18 bis 19 kg/m^2 (☞ 3.4). Regelmäßige Zyklusintervalle erfordern einen Fettanteil von mehr als 22 Prozent.

Die Informationen über die notwendigen Fettspeicher werden von dem Sättigungshormon Leptin durch Rückkoppelung auf die Hypothalamus-Hypophysen-Gonaden Achse übermittelt. Wird nun durch zu starke körperliche Aktivitäten in kurzer Zeit eine sehr erhebliche Gewichtsabnahme erzielt, ohne dem Körper die Chance einer ausreichenden Anpassung zu geben, kommt es nahezu zwangsläufig zu Störungen der Sexualfunktionen. Ein Gewichtsverlust von 10 bis 15 Prozent des Normalgewichts kann hierfür bereits der Auslöser sein. Diese Zusammenhänge finden eine gewisse Bestätigung durch die Tatsache, dass Schwimmerinnen seltener mit Zyklusstörungen zu rechnen haben als Langstreckenläuferinnen oder Kunstturnerinnen, gleichzeitig aber auch einen höheren, im Durchschnitt 20 bis 25 Prozent betragenden Fettanteil aufweisen. Diese statistische Besonderheit ist möglicherweise darauf zurückzuführen, dass schlanke Mädchen und Frauen kaltes Schwimmbadwasser auf Dauer nicht sonderlich attraktiv finden und deshalb Tartanbahnen bzw. Turnhallen vorziehen.

Die beschriebenen Menstruationsstörungen sind immer reversibel.

Relativ schnell bilden sich trainingsbedingte Veränderungen der Sexualfunktionen zurück, wenn die Trainingsbelastungen herabgesetzt werden oder dem Organismus ausreichend Zeit gegeben wird, damit er sich höheren Intensitäten anpassen kann. Trotz ihrer Reversibilität dürfen Zyklusstörungen nicht bagatellisiert werden. Besonders die schwer wiegendste Störung, die Amenorrhoe, ist sehr ernst zu nehmen. Sie mündet bei längerem Bestehen fast immer in eine Osteoporose mit der Gefahr von Ermüdungsbrüchen, die bevorzugt in den statisch belasteten Knochen der unteren Extremitäten lokalisiert sind. Um ihr vorzubeugen, sollten sich die betroffenen jungen Frauen rechtzeitig einer ärztlich verordneten Hormonsubstitution mit Östrogenen oder besser noch mit einer Kombination Östrogen/Gestagen unterziehen. Eine Ergänzung durch eine ausreichende Calcium- und Vitamin-D_3-Zufuhr (1200 mg Calcium und 20 µg = 800 IE Vitamin D_3 täglich) ist sinnvoll.

Inwieweit der Menstruationszyklus die Leistungsfähigkeit von Sportlerinnen beeinflusst, lässt sich wegen vieler widersprüchlicher Daten nicht eindeutig beantworten. Unstrittig scheint bisher lediglich, dass Höchstleistungen in allen Phasen des Zyklus möglich sind und prämenstruelle Beschwerden, wohl durch Beeinträchtigung der neuromuskulären Koordination, die Verletzungsgefahr erhöhen.

8.7.2 Abnehmender Testosteronspiegel

Wesentlich schwerer als bei Frauen ist bei Männern der Nachweis von Störungen der Sexualfunktionen durch Ausdauerbelastungen zu führen. Dennoch zeigen viele Einzeluntersuchungen, dass sehr intensives Training zur Verminderung der Testosteronsynthese führen kann und möglicherweise die Spermatogenese (= Reifung der Samenzellen) negativ beeinflusst.

Sicher ist, dass mit fortschreitendem Alter die Testosteronspiegel kontinuierlich abnehmen, vom 40. Lebensjahr an um durchschnittlich 0,4 Prozent pro Jahr. Bei adipösen Männern fällt diese Verminderung noch deutlicher aus. Die untere Grenze des Normwertes ist bei 12 nmol/l erreicht. Auf zu geringe Testosteronkonzentrationen ist ein nicht unerheblicher Teil von Leistungseinbußen zurückzuführen. Häufig klagen dann die Männer über Konzentrations- und Gedächtnisstörungen, Müdigkeit oder depressive Verstimmungen. Besonders auffällig ist die im Zusammenspiel mit dem Wachstumshormon eintretende Verschiebung von aktiver Muskelmasse zu mehr Fettgewebe.

Zwischen dem 20. und 75. Lebensjahr macht die Verringerung der Muskelmasse immerhin bis zu 40 Prozent aus.

Im Gegensatz zu intensiven Belastungen verlangsamt gemäßigter Ausdauersport die Abnahme der Hormonspiegel und entsprechend auch die Leistungsabschwächung.

Eine Indikation zur Therapie mit Testosteron beim alternden Mann ist durch die Kombination von Testosteronmangel und entsprechender Symptomatik gegeben. Neben psychischem Wohlerfühlen, Verbesserung der erektilen Funktion, günstiger Beeinflussung des LDL-Cholesterinspiegels, erhöhter Knochendichte und Optimierung des roten Blutbildes wäre die dann auch wieder größere Muskelkraft von Bedeutung. Sie könnte vor Verletzung schützen bzw. die nach Verletzungen im Alter meist langen Regenerationszeiten verkürzen. Zu bedenken sind mögliche Nebenwirkungen wie die Entwicklung eines Prostatakarzinoms oder eines Schlafapnoesyndroms und der Tatbestand, dass eine Testosteron-Substitution bisher kein klinischer Standard ist.

8.8 Leistungsstoffwechsel und hormonelle Anpassungsmechanismen

Am Anfang körperlicher Belastungen erreichen Signale sowohl von den Schaltzentralen im Gehirn, speziell im Hypothalamus, als auch von den beanspruchten Muskeln das hormonelle System und setzen dessen Aktivierung in Gang. Das bedeutet in der Hypophyse Ausschüttung von **ACTH** (Adrenocorticotropes Hormon), **STH** (Somatotropes Hormon, Wachstumshormon), **ADH** (Antidiuretisches Hormon) sowie β-**Endorphin** oder im Nebennierenmark über Aktivierung durch den Sympathikus Sekretion der Katecholamine **Adrenalin** und **Noradrenalin.** Diese Signalstoffe wirken entweder direkt oder regeln die Freisetzung nachgeordneter Hormone. Weil die Glukokortikoide eine wichtige Rolle beim Belastungsstress spielen, sei hier als Beispiel die Auslösung der Sekretion von **Cortisol** durch ACTH genannt.

Die Stärke der hormonellen Antwort auf die Belastungsreize ist individuell verschieden. Sie hängt vom Gesundheitszustand, der Ernährung, bei Frauen von der Phase im Menstruationszyklus und nicht zuletzt vom Trainingszustand ab. Unter kurzdauerndem Training kommt es bei gleich bleibenden Belastungsreizen eher zu einer Abschwächung hormoneller Reaktionen. Dauerbelastungen können dagegen zu Intensivierungen einiger Hormonaktivitäten führen. Ein Beispiel für eine solche Intensivierung bietet das Adrenalin. Es wird bei Trainierten unter maximalen Belastungsintensitäten verstärkt freigesetzt. Adrenalin unterdrückt die Insulinsekretion, fördert die Glucagonsynthese und hält damit den Blutglucosepiegel auch für den Zeitraum der Belastung ausreichend hoch.

Die Fettverbrennung im Muskel kann belastungskonform gesteigert werden, weil durch die fettspaltende Wirkung von

Adrenalin

Adrenalin – unterstützt durch Glucagon und Glukokortikoide – hohe Plasmakonzentrationen an Fettsäuren zur Verfügung gestellt werden. Die positive Wirkung von Adrenalin auf den Leistungsstoffwechsel wird ergänzt durch seine zentral stimulierenden Eigenschaften und seine Fähigkeit, die Kontraktilität von Herz- und Skelettmuskulatur zu verbessern. Besonders Letzteres hat neben dem Effekt auf die aktuelle sportliche Leistung noch eine längerfristige Bedeutung. Da nämlich mit zunehmendem Alter die Häufigkeit überschießender Adrenalinstöße abnimmt, bietet Ausdauertraining wegen der dabei immer wieder provozierten Ausschüttung von Adrenalin auch einen relativen Schutz der Muskulatur vor einer vorzeitigen Vergreisung.

Während also die Adrenalinausschüttungen belastungsinduziert verschieden hoch ausfallen, bleiben die Insulinspiegel Sport treibender zunächst im Normalbereich und sinken bei länger andauernden Belastungen ab. Da jedoch leistungsbedingt der Glucosedurchsatz erheblich angehoben ist, kommen trainierte Menschen für den Verbrauch einer bestimmten Glucosemenge offenbar mit relativ weniger Insulin aus. Dafür gibt es folgende Gründe:

• Unter Belastung werden für die Einschleusung von Glucose in die Zelle hormonunabhängige Transportmechanismen begünstigt.

• Nur die Mobilisierung der extramuskulären Energiedepots zugunsten der Muskulatur unterliegt ganz der Kontrolle der Hormone. Die Verwertung der intramuskulären Glucosevorräte kann dagegen schon durch die Muskelkontraktionen selbst erfolgen, wobei dieser Weg bereits durch minimale Insulinmengen eine erhebliche Verstärkung erfährt.

• Unter regelmäßigem Training zeigt Insulin wegen einer verbesserten Ansprechrate der in den Muskeln lokalisierten Insulinrezeptoren eine höhere Effektivität.

Der Umstand, dass es bei sportlichen Leistungen eher zu verminderten Insulinausschüttungen kommt, ist auf den ersten Blick ein erstaunliches Phänomen. Bei näherem Hinsehen entpuppt sich dies aber hier wieder als ein sinnvoller Anpassungsmechanismus der Natur an den Leistungsstoffwechsel. Denn würden während körperlicher Tätigkeiten die Insulinsekretionen hoch sein, käme die notwendige Eigensynthese von Glucose in der Leber nicht in Gang und die Belastung müsste frühzeitig abgebrochen werden. Zusammen mit dem allein schon durch den Belastungsreiz ausgelösten, insulinunabhängigen Einstrom von Glucose in die Muskelzelle entstünde eine dauerhafte Gefahr der Unterzuckerung mit schwerwiegenden gesundheitlichen Beeinträchtigungen.

9 Immunität und Ausdauersport

9.1 Grundzüge der Immunabwehr

9.1.1 Organe des Immunsystems

Zu den faszinierendsten biologischen Prozessen im Wunderwerk Mensch gehören sicher die, deren geniales Zusammenspiel die Immunität ausmachen. Sie richtet sich gegen Teilchen aus dem Mikrokosmos, die wir dauernd und massenhaft mit der Atmung, der Nahrung oder durch Körperkontakte aufnehmen, sie aber nur sehr bedingt erkennen. So z.B. dank unserer Geruchs- und Geschmackssinne in verdorbenen Speisen. Mikroteilchen sind jedoch eine permanente Bedrohung für die Gesundheit und unser Leben, weil sie im Organismus auf vielfältigste Art und Weise das sensible Gleichgewicht der physiologischen und biochemischen Reaktionen stören können. Zu den bedenklichen Kleinstkörperchen, die eine Immunantwort auslösen können und dann **Antigene** genannt werden, gehören

> Bakterien, Viren, Pilze, Parasiten, diverse Allergene, aber auch alternde, geschädigte oder tumorös entartete Wirtszellen.

Da wir diese Mikroteilchen nicht bewusst erfassen können, bedarf es zu ihrer Kontrolle unabhängig arbeitender Abwehrmechanismen. Sie sind in unserem Immunsystem organisiert.

9.1.2 Mechanische Schutzschilder

Vor eine Immunantwort hat die Evolution jedoch erst einmal mechanische Barrieren gesetzt. Die **Haut** zum Beispiel verhindert das Eindringen von Erregern und schädlichen Stoffen durch einen besonderen Aufbau ihrer Deckschicht (= Epithel), wobei diese zusätzlich durch chemische Grenzflächen abgesichert ist, durch einen Säureschutzmantel nach außen und eine Fettschicht nach innen. Noch umfangreicher sind die Schutzfunktionen der Schleimhäute. Sie bestehen aus mehrschichtigen Epithelien für starke mechanische Beanspruchung, einer überproportionalen Anhäufung von unspezifischen und spezifischen Abwehrzellen, Schleimbildung, aktivem Partikeltransport durch Flimmerepithel, Säureproduktion oder Absonderungen antibakteriell wirksamer Substanzen. Vor Infektionen schützt schließlich auch die natürliche Besiedlung von Haut, Rachen oder Darm- und Urogenitaltrakt mit etwa hundert Billionen Bakterien, die mit dem Menschen in Symbiose leben und sehr erfolgreich eventuelles Wachstum krankmachender Keime unterdrücken.

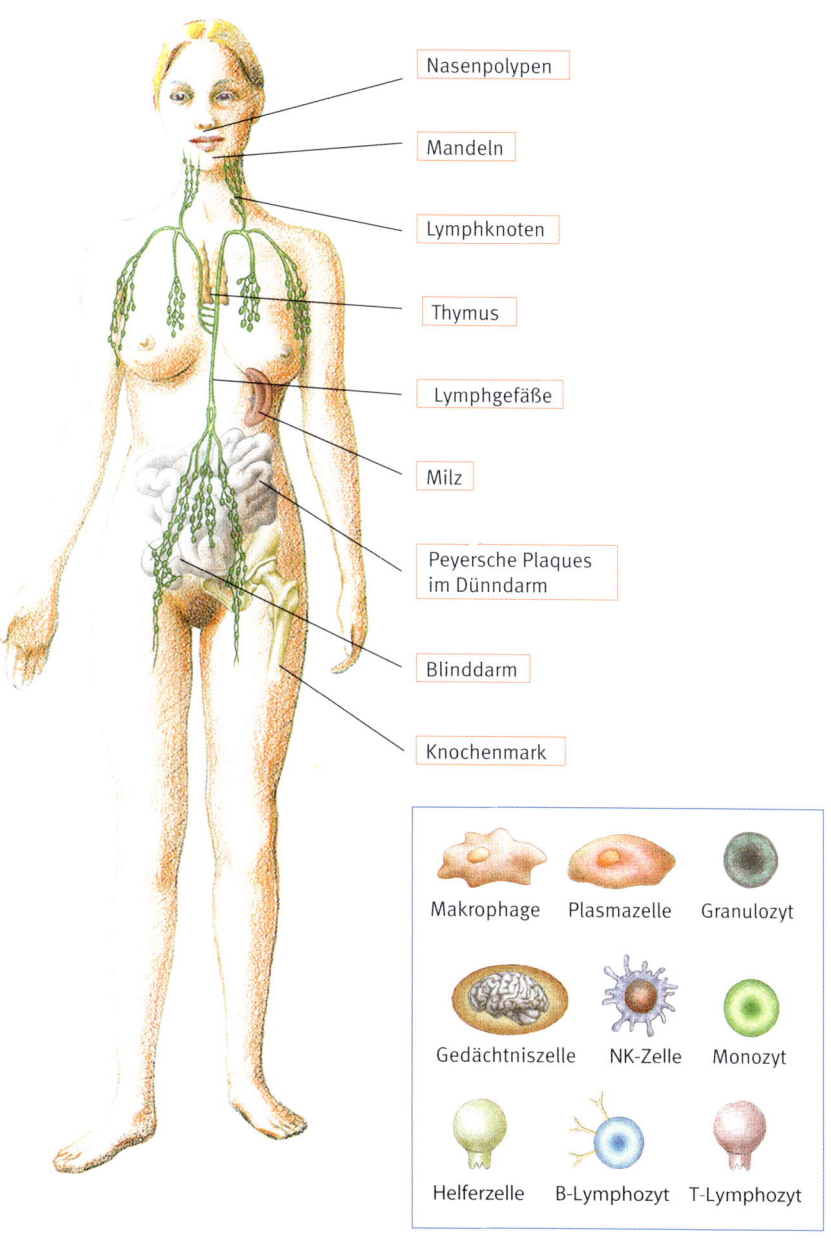

Nasenpolypen

Mandeln

Lymphknoten

Thymus

Lymphgefäße

Milz

Peyersche Plaques
im Dünndarm

Blinddarm

Knochenmark

Makrophage   Plasmazelle   Granulozyt

Gedächtniszelle   NK-Zelle   Monozyt

Helferzelle   B-Lymphozyt   T-Lymphozyt

Abb. 9.1 Wichtige Strukturen des Immunsystems

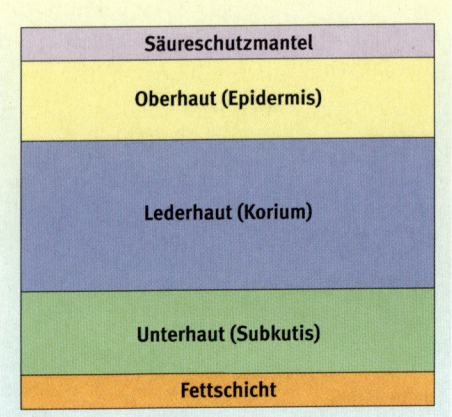

Abb. 9.2 Die Haut als Barriere vor Eindringlingen

9.2 Das angeborene Immunsystem

Aus historischen Gründen wird das Immunsystem in eine angeborene und eine erworbene Komponente unterteilt. Herausragendes Kennzeichen beider Stränge sind ihre Rezeptoren (= Andockstellen) für Antigene, mit denen sie diese Fremdstoffe binden und ihrer Vernichtung zuführen können. Das angeborene Immunsystem verfügt dabei nur über eine begrenzte Rezeptorenvariabilität, mit der besonderen Eigenschaft, dass diese so genannten Mustererkennungs-Rezeptoren genetisch programmiert sind und der Erkennung ausschließlich infektiöser Mikroorganismen dienen.

> Die Bindung zwischen Rezeptor und Infektionserreger stellt den Beginn der Immunantwort dar. Sie setzt schnell ein und kann durchaus unbemerkt bleiben.

Oft erleben wir die folgenden Immunreaktionen aber als ein uns mehr oder weniger belästigendes Entzündungsgeschehen.

9.2.1 Die „Staubsauger" des Immunsystems

Zentrale Bedeutung im angeborenen Immunsystem kommt dem Mechanismus der Phagozytose zu. **Phagozyten** (= Fresszellen) werden im Knochenmark gebildet und sind als „Staubsauger" des Immunsystems anzusehen. Zu ihnen gehören die im Blut zirkulierenden Granulozyten und Monozyten und die aus den Monozyten durch Reifung hervorgehenden, gewebsständigen Makrophagen. Phagozyten zeigen sich nicht wählerisch und „verspeisen" alles, was von den ihnen bekannten körpereigenen Strukturen abzuweichen scheint.

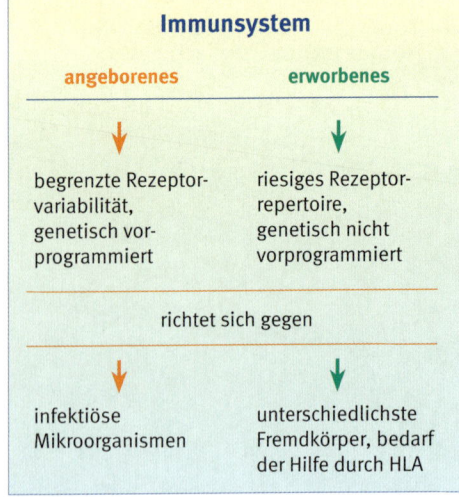

Abb. 9.3 Einteilung und wichtige Unterscheidungsmerkmale des Immunsystems

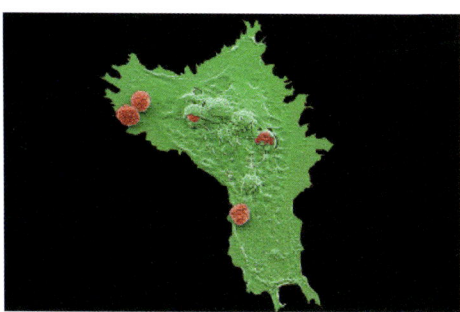

Abb. 9.4 Eine Makrophage (grün) verschlingt und verdaut abgestorbene Zellen (rot). Rasterelektronenmikroskopische Aufnahme, Bose und Rohde / GBF

Die Fresszellen besitzen die Fähigkeit, täglich ein Vielfaches ihres Volumens an Fremdstoffen aufzunehmen und zu verdauen. Die phagozytierenden Zellen zwängen sich durch das die Blutgefäße auskleidende Endothel und treten in das verletzte Gewebe über. Diese gerichteten Bewegungsaktionen (= Chemotaxis) werden von Chemokinen oder von aktivierten Komplementfaktoren ausgelöst. Adhäsionsmoleküle wie hier das E-Selectin unterstützen diesen Vorgang, indem sie sich an das Endothel heften und durch Brü-

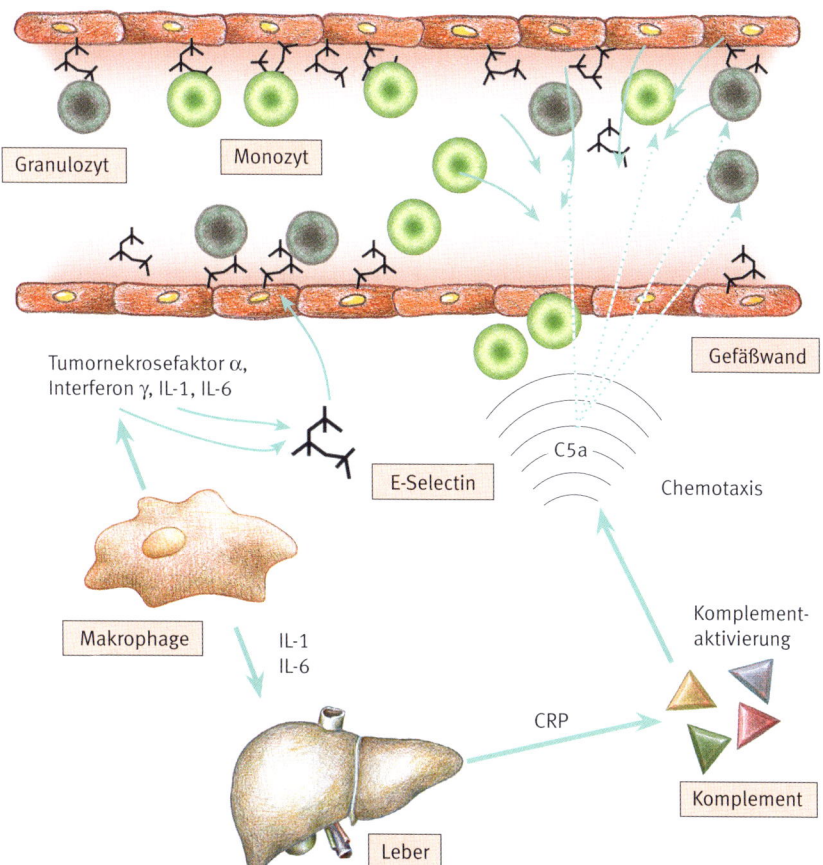

Abb. 9.5 Adhäsion und Chemotaxis von Monozyten und Granulozyten

ckenbildung zu den Phagozyten diese in dem geschädigten Bereich konzentrieren.

Als Phagozyten am schnellsten einsatzbereit, sind die vielgestaltigen und nur ein bis zwei Tage alt werdenden neutrophilen Granulozyten. Ihre Anzahl im Blut kann während einer bakteriellen Infektion auf das 2- bis 6fache in die Höhe schnellen. Granulozyten attackieren Antigene direkt und bauen sie dank einer breiten Palette von spaltenden Enzymen ab. Besonders wirksam ist hierbei das mit reaktiven Sauerstoffverbindungen (RSV) arbeitende Peroxidasesystem.

Im Vergleich zu den Granulozyten haben Makrophagen mit einigen Monaten eine wesentlich längere Lebensdauer.

Mit ihren so genannten Toll-like-Rezeptoren spüren sie nach chemischen Strukturen, die für Infektionserreger typisch sind, und binden diese.

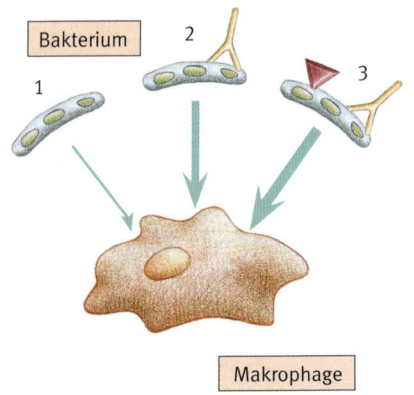

Bakterium 2

1

3

Makrophage

1 = direkt
2 = antikörpervermittelt
3 = zusätzlich komplementaktiviert

Abb. 9.6 Geschwindigkeit der Phagozytose

Zu solchen Grundmustern gehören zum Beispiel die auf der Außenhülle aller gramnegativen Bakterien vorhandenen Lipopolysaccharide. Diese Kopplung und die anschließende Verdauung der Infektionserreger durch die Makrophagen ist etwa um den Faktor 5000 beschleunigt, wenn die Mikroorganismen mit spezifischen Antikörpern beladen sind. Weisen die Partikel zusätzlich auf ihrer Oberfläche die Komplementkomponente C3b auf, erfährt die Phagozytosegeschwindigkeit eine weitere Steigerung. Während ihrer Tätigkeit sezernieren die Makrophagen zahlreiche Botenstoffe, die die Funktion und Aktivitäten anderer Immunzellen steuern und dabei auch die erworbene Immunabwehr starten können. Weil sie darüber hinaus als wichtige Antigen präsentierende Zellen (APZ) gegenüber den T-Lymphozyten fungieren, stellen sie gewissermaßen das Verbindungsglied zwischen angeborenem und erworbenem Immunsystem dar.

9.2.2 Natürliche Killerzellen

Von enormer Bedeutung im Rahmen der unspezifischen Abwehrmaßnahmen sind schließlich auch die Natürlichen Killerzellen (NK-Zellen). Bei ihnen handelt es sich um große Lymphozyten, die besonders virusinfizierte Zellen, Tumorzellen, allerdings auch transplantiertes Fremdgewebe attackieren und vernichten. Fehlende oder veränderte HLA-Klasse-I-Strukturen an diesen Zellen sind für sie ausreichendes Erkennungsmerkmal. Die zytotoxische Kapazität der NK-Zellen beruht wie bei den T-Lymphozyten auf Perforin und Granzyme (☞ 9.3.4).

> Die Aktivität der NK-Zellen ist vor allem in der Frühphase von Virusinfektionen gefordert.

Sie steigt innerhalb von 24 Stunden rasch an, erreicht nach 1 bis 3 Tagen ihren Höhepunkt und kehrt nach 5 bis 7 Tagen zum Ausgangsniveau zurück. Von aktivierten NK-Zellen werden Interferon γ (INF γ) und andere Zytokine gebildet, die die Funktionen von Granulozyten, Makrophagen und CD8⁺-Zellen regeln und optimieren. Bei schweren Virusinfektionen oder fortgeschrittenen Tumorerkrankungen erleiden NK-Zellen häufig deutliche Funktionseinbuße. Umgekehrt gehen niedrige NK-Zellzahlen mit einem

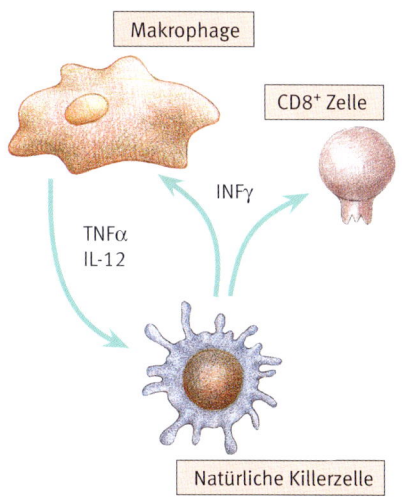

Abb. 9.7 Informationsaustausch zwischen Natürlicher Killerzelle und anderen Immunzellen

erhöhten Infektionsrisiko oder vermehrtem Auftreten bösartiger Tumoren einher.

9.2.3 Hitze-Schock-Proteine

Eine besondere Rolle in der Immunabwehr spielen die Hitze-Schock-Proteine. Sie machen bei Gesunden etwa 5 bis 10 Prozent der Gesamteiweißkonzentration aus, wobei ihr intrazellulärer Gehalt bei Störungen durch hohe Temperaturen, Infektionen, Fehlernährung, UV-Strahlen, oxidativen Stress oder bei Durchblutungsproblemen auf das 2- bis 3fache ansteigen kann. Diese hoch potenten Proteine aktivieren Monozyten und glatte Muskelzellen. Sie können die Synthese von IL-1, IL-6 und TNFα auslösen und erleichtern die Freisetzung der Adhäsionsmoleküle E-Selectin, ICAM-1 und VCAM-1. Hitze-Schock-Proteine binden körperfremde Peptide, wodurch letztere leichter von Antigen präsentierenden Zellen aufgenommen werden. Entdeckt wurden die Hitze-Schock-Proteine als Moleküle, die die funktionell wichtigen räumlichen Strukturen körpereigener Einweiße reparieren können, falls diese durch unterschiedliche Störfaktoren beschädigt wurden.

9.2.4 Die Informatoren im Immunsystem

Die Phagozytose wird auf molekularer Ebene durch zahlreiche **Zytokine**, Akute-Phase-Proteine und Komplementfaktoren unterstützt. Zytokine sind lösliche Botenstoffe, über die die Zellen des Organismus miteinander kommunizieren. Zentrale Zytokine bei den häufigen Entzündungsprozessen sind die Interleukine 1 (IL-1), 6 (IL-6) und 8 (IL-8) sowie der Tumornekrosefaktor α (TNFα). Interleukin 8 spielt dabei eine Sonderrolle. Es ist eins von inzwischen über 50 bekannten Chemokinen, die im Entzündungsgebiet die gezielte Bewegung der Immunzellen aus der Blutbahn in das krankhaft veränderte Gewebe regeln. Mit dieser besonderen Navigator-Funktion trägt IL-8 entscheidend zur Effizienz der Immunabwehr bei.

Rezeptoren für Zytokine finden sich auf fast allen Körperzellen.

Ein Ungleichgewicht der Zytokinregulation im Zuge einer Immunantwort kann erhebliche Auswirkungen auf den gesamten Organismus haben.

Diese Botenstoffe und ihre jeweiligen Rezeptoren sind deshalb oft an der Entwicklung von Krankheiten beteiligt. Die Beziehung von TNFα und rheumatoider Arthritis sind hierfür ein Beleg. Auch die schwer wiegenden Prozesse bei einer Sepsis spiegeln eindrucksvoll den systemischen Charakter der Zytokinwirkungen wider.

Ist eine Abwehrreaktion erfolgreich verlaufen, müssen die Immunprozesse wieder heruntergeregelt werden. Hier spielen Zytokine ebenfalls eine herausragende Rolle. Wichtigstes suppressives Zytokin ist das IL-10. Es hemmt die Produktion von INFγ und IL-6. Von hoher Bedeutung für die autoregulatorische Selbstabschaltung der Immunabwehr ist auch der in Thrombozyten gebildete transforming growth factor β (TGFβ).

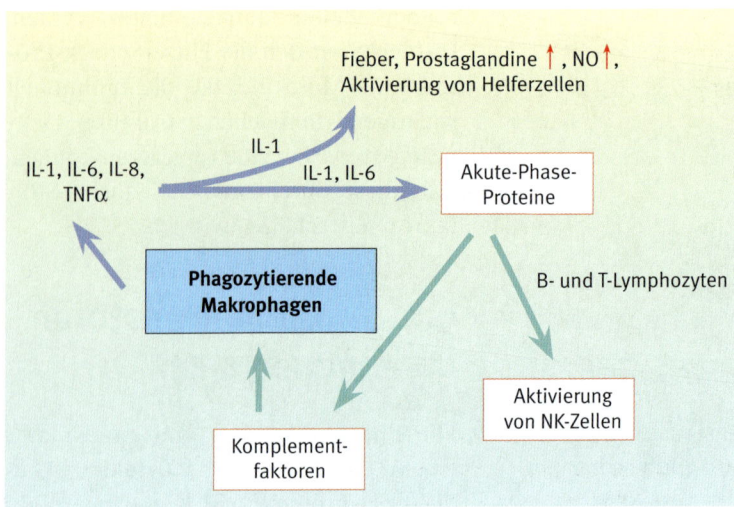

Abb. 9.8 Phagozytose: Steuerungs- und Rückkopplungsmechanismen

9.2.5 Molekulare Immunreaktionen

Einige der Zytokine steuern und unterhalten die wichtigen **Akute-Phase-Reaktionen**. Interleukin 1, von Makrophagen gebildet, ist fieberauslösender Vermittler im Hypothalamus und bedeutsam für die Aktivierung von CD4$^+$-Helferzellen. Hauptsächlich vermindert es aber zusammen mit IL-6 in der Leber die Albumin- und Transferrinsynthese zugunsten der Bildung von etwa einem Dutzend **Akute-Phase-Proteine**. Auch sie wirken als Mustererkennungs-Rezeptoren. Hier als Opsonine (= die Sichanlagernden)

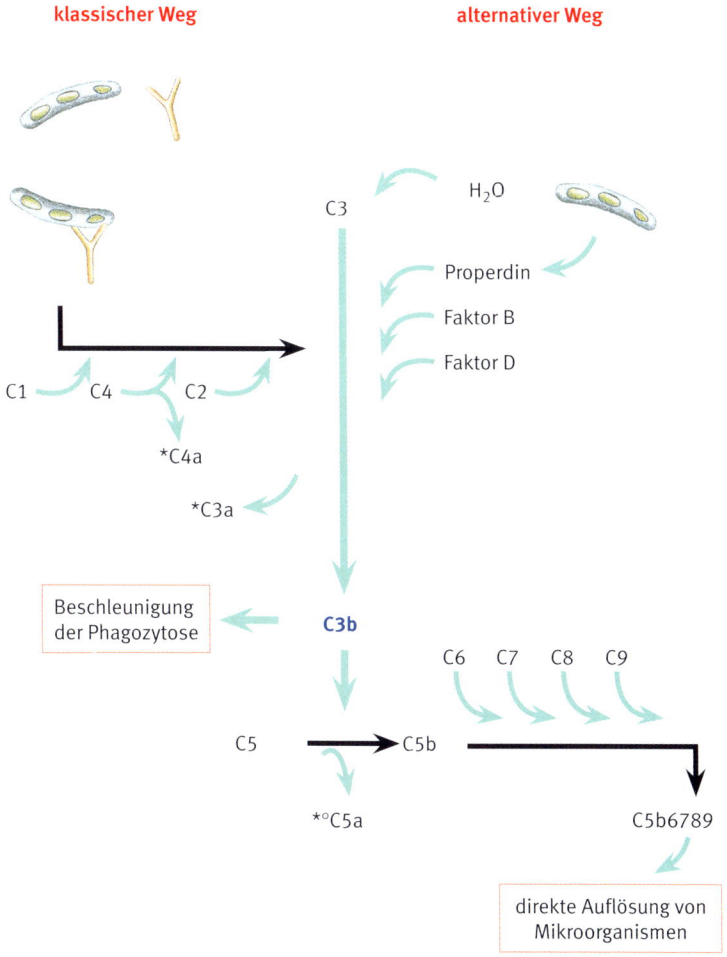

Abb. 9.9 Vereinfachte Darstellung der Komplementkaskade
* Histaminfreisetzung; ° erhöhte Chemotaxis für Phagozyten

bezeichnet, binden sie an globale Molekülstrukturen der Infektionserreger und machen sie so für Phagozyten oder das Komplementsystem kenntlich. Besonders gut untersucht ist das **C-reaktive Protein (CRP)**. Schon 6 bis 12 Stunden nach Beginn einer Immunantwort sind deutlich erhöhte Plasmaspiegel messbar, wobei seine Konzentrationen auf das 1 000fache ansteigen können. CRP aktiviert nicht nur über den klassischen Weg der Komplementkaskade die Phagozytose, sondern nach Bindung an B- oder T-Lymphozyten auch die Natürlichen Killerzellen.

Ebenfalls an vorderster Front der Immunabwehr steht das **Komplementsystem**. Seine Reaktionsabläufe zielen auf rasche Vernichtung von Mikroorganismen oder von kranken körpereigenen Zellen. Die mehr als 25 Proteine des Komplementsystems zirkulieren in inaktiver Form in den Körperflüssigkeiten und entfalten ihre Funktionen in zwei miteinander verbundenen Enzymkaskaden. Der Start der Komplementreaktionen erfolgt durch unterschiedliche Mechanismen.

Die **klassische** Aktivierung wird durch Komplexe aus Antigen und Antikörper angestoßen, während der **alternative** Aktivierungsweg durch Bakterien oder Pilze auch direkt ausgelöst werden kann. Bestimmte Aktivierungsprodukte der Komplementkaskade wie beispielsweise C3b können die nachfolgende Phagozytose durch Brückenbildung von den Immunkomplexen zu den Fresszellen beschleunigen. Die jeweils frei werdenden Spaltprodukte C5b, C6, C7, C8 und C9 bewirken gemeinsam nach Bindung auf den Mikroorganismen eine Perforation der Zellmembran. Nachfolgender Wassereinstrom durch die porenartigen Löcher bringt die Erregerzelle zum Platzen. Eine größere Gefäßdurchlässigkeit erleichtert den Abwehrstoffen den Zugang zu ihrem Zielort in den Geweben. Für eine solche Optimierung sorgen die Komponenten C3a, C4a und C5a, indem sie aus den Granula von Mastzellen das permeabilitätssteigernde und die glatte Muskulatur kontrahierende Histamin freisetzen.

9.3 Das erworbene Immunsystem

9.3.1 Die „Wachhunde" des Immunsystems

Abwehrfähige Grenzflächen und das gut durchstrukturierte angeborene Immunsystem sind in der Vermeidung krankheitsauslösender Prozesse äußerst erfolgreich. Allein wären sie jedoch der Vielzahl der sich ständig verändernden Fremdstoffe hoffnungslos unterlegen. Der evolutionäre Zwang zum Überleben hat deshalb im Laufe der Jahrmillionen zu einer Weiterentwicklung der Abwehrmechanismen geführt und die Immunantwort um eine spezifische, anpassungsfähige Variante ergänzt.

> Träger der zweisträngig angelegten spezifischen Immunität sind die B- und T-Lymphozyten.

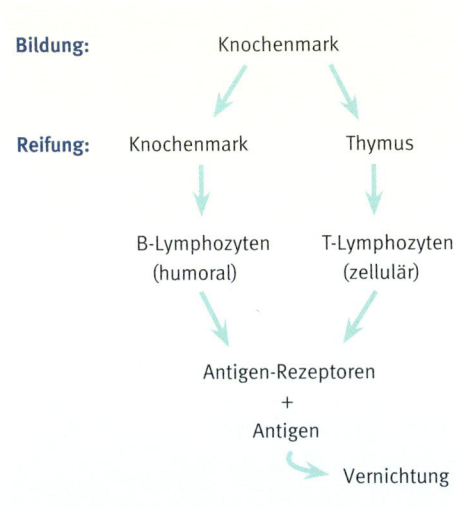

Abb. 9.10 Bildungs- und Reifungsort der Lymphozyten

Diese Blutzellen sind die „Wachhunde" des Immunsystems. Sie gehen aus Stammzellen im Knochenmark hervor, ihre Ausdifferenzierungen und Reifungen erfolgen jedoch getrennt. B-Zellen benötigen dafür das Knochenmark, T-Zellen stehen erst nach intensiver Prägung im Thymus zur Verfügung. Nach Abschluss ihrer Entwicklung unterscheiden sie sich deutlich im Mechanismus der Antigenerkennung, im Typ der für sie angreifbaren Antigene und in der zur Zerstörung des Antigens führenden Immunreaktion.

Beide Lymphozytenpopulationen generieren ein riesiges Repertoire an spezifischen Antigen-Rezeptoren, das in dieser Breite genetisch nicht vorbestimmt ist. Mit ihm kann jede winzigste Fremdkörperstruktur erkannt werden, auch wenn sie mit dem Wirtsorganismus bisher noch nie Kontakt hatte. Die Rezeptoren und besondere, durch Form und

Ladung gekennzeichnete Bereiche auf den Antigenen, so genannte Epitope, passen zusammen wie Schlüssel und Schloss. Der Preis für die ungeheure Rezeptoren-Vielfalt besteht in der Unfähigkeit der spezifischen Immunabwehr, ohne zusätzliche Signale nicht zwischen körpereigenen und fremden Antigenen unterscheiden zu können.

9.3.2 Passwort der Körperzellen

Diese exakte Unterscheidung von „selbst" und „nicht selbst" gelingt durch das Vorhandensein **humaner** (menschlicher) **Leukozyten Antigene (HLA),** im

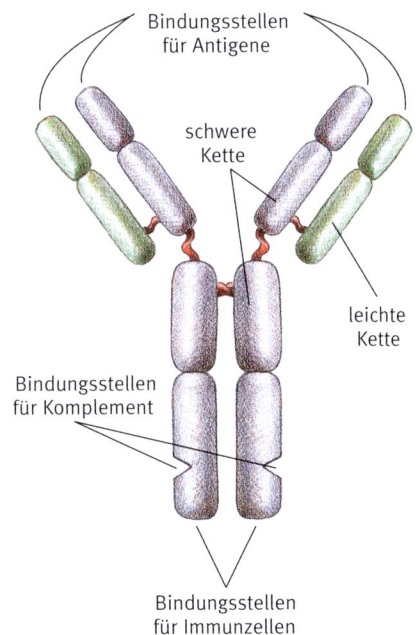

Abb. 9.11 Schematische Darstellung eines Antikörpermoleküls

angelsächsischen Sprachraum meist als Major Histocompatibility Complex (MHC) bezeichnet. Ihrem Namen zum Trotz haften diese nicht nur auf den weißen Blutzellen, sondern auf allen kernhaltigen Zellen und kennzeichnen die körpereigene Antigenstruktur. Sie sind das Passwort der Zelle, das dem erworbenen Immunsystem seine Körperzugehörigkeit signalisiert. Die Leukozytenantigene liegen in den HLA-Klassen I und II vor. Jede Körperzelle trägt etwa eine halbe Million solcher Moleküle auf ihrer Oberfläche.

> Bei Versagen der Erkennungsmechanismen richtet sich das Immunsystem möglicherweise gegen die Wirtszellen selbst und löst dann Autoimmunerkrankungen aus.

Das Mikromilieu in den Geweben, in dem die Immunprozesse ablaufen, hilft den Immunzellen über bisher nicht verstandene Mechanismen, das „Nichtselbst" in eventuell doch noch nützliche oder auf jeden Fall schädliche Fremdstoffe zu trennen. In Symbiose lebende Darmbakterien nutzen zum Beispiel dem Organismus, sie sollen also unbehelligt bleiben. Die gleichen Bakterien in einem anderen Organ aber schaden und müssen rigoros bekämpft werden.

> Mit einer Verzögerung von 3 bis 5 Tagen führt das erworbene Immunsystem zu Abwehrreaktionen, die sich dann gegen das jeweilige spezifische Antigen richten.

In dieser Zeit fühlen wir uns schwach, weil der Körper dafür viel Kraft benötigt. Zur Schlappheit gesellen sich oft noch unterschiedliche Krankheitssymptome, denn der Zeitraum von mehreren Tagen genügt den meisten Infektionserregern allemal, ihre Wirtszellen ausreichend zu schädigen. Besonders typische Krankheitszeichen sind Schnupfen, Husten, Kopf- und Gliederschmerzen, Übelkeit oder Erbrechen. Häufig erlauben schon Art und zeitlicher Ablauf der Symtomatik eindeutige Schlüsse auf die zu Grunde liegende Krankheitsursache.

9.3.3 Humorale Immunantwort

Von den B-Lymphozyten gehen die antikörpervermittelten Abwehrreaktionen aus. Sie werden als humorale Immunantwort bezeichnet. Die mit den Körperflüssigkeiten durch den Organismus transportierten Antikörper sind große Proteinmoleküle mit Y-förmiger Gestalt und bestehen aus jeweils zwei identisch schweren (langen) und leichten (kurzen) Aminosäureketten. Die Antigenerkennungsstellen liegen auf beiden Ästen des Ypsilons und sind gleich. Die große Variabilität in der Zusammensetzung der schweren und leichten Ketten und ihre vielen Kombinationsmöglichkeiten münden in billionenfacher Antikörpervielfalt. Stehen die Y-Moleküle alleine, spricht man von Immunglobulinen der Klasse G (IgG). Doppelte und fünffache Molekülanordnungen ergeben die Immunglobulin-Klassen IgA bzw. IgM. Zuständig für die Antikörpersynthese sind zunächst

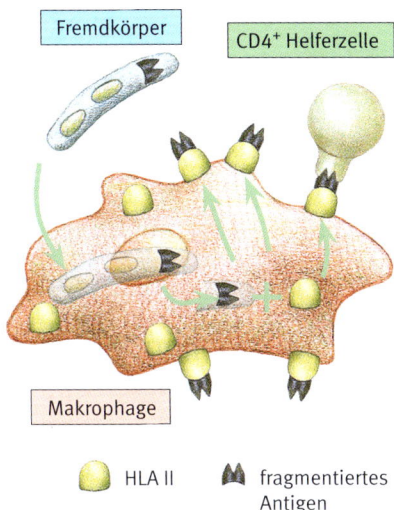

Fremdkörper

CD4⁺ Helferzelle

Makrophage

🟡 HLA II ♏ fragmentiertes Antigen

Abb. 9.12 Aufnahme und Verdauung von Fremdkörpern, Einbettung in HLA-II-Moleküle und anschließende Präsentation der Fragmente an eine Helferzelle

reife B-Lymphozyten. Ihr Anteil an der Gesamtzahl der im Blut zirkulierenden Lymphozyten beträgt 10 Prozent. Jede Zelle ist mit etwa 100 000 Oberflächenrezeptoren ausgestattet, sie bestimmen die hohe Spezifität dieser Lymphozyten. So richtig in Schwung kommt die humorale Immunantwort erst nach Umwandlung der B-Zellen in Plasmazellen.

> Plasmazellen produzieren dann pro Sekunde bis zu 10 000 Antikörper mit der Spezifität der ursprünglichen Oberflächenrezeptoren.

Das sind bei Erstkontakt in der akuten Phase der Erkrankung **Immunglobuline der Klasse M.** Nach einigen Tagen, spätestens nach einigen Wochen oder bei einem

späteren Zweitkontakt, verändert die Plasmazelle die Synthese in Richtung **IgG** mit gleicher Antigenspezifität. Auf allen Schleimhäuten sind entsprechende Antikörper der Klasse **IgA** nachweisbar. Von letzteren bildet ein Erwachsener pro Tag immerhin 3 bis 4 g.

Die Differenzierung von B-Zellen in Plasmazellen wird durch **CD4⁺-Helferzellen** gesteuert. Helferzellen benötigen dafür bestimmte Erkennungssignale von Antigen präsentierenden Zellen, zu denen in der humoralen Immunabwehr Makrophagen oder dendritische Zellen, aber auch die B-Lymphozyten selbst gehören. Die Signale erscheinen auf ihrer Oberfläche und liegen in Form von Teilen aus verdautem Antigen, eingebettet in den speziell auf diesen Zellen vorhandenen HLA-Klasse-II-Molekülen vor.

Bei dem Informationsaustausch zwischen B-Zellen und Helferzellen erwerben einige B-Zellen die Fähigkeit zur Langlebigkeit. Als Gedächtniszellen speichern sie die Baupläne ihrer korrespondierenden Antigene. Tauchen selbige dann irgendwann später wieder auf, sind die passenden Antikörper in kürzester Zeit verfügbar.

> Das Erinnerungsvermögen des Immunsystems ist die Voraussetzung für den Infektionsschutz durch Impfungen.

Die gebildeten Antikörper allein können Krankheitserreger nicht dauerhaft beseitigen, aber als ein sehr effektives Markierungssystem wirken sie auf den Antigenen als Lockstoffe für die aggressiven

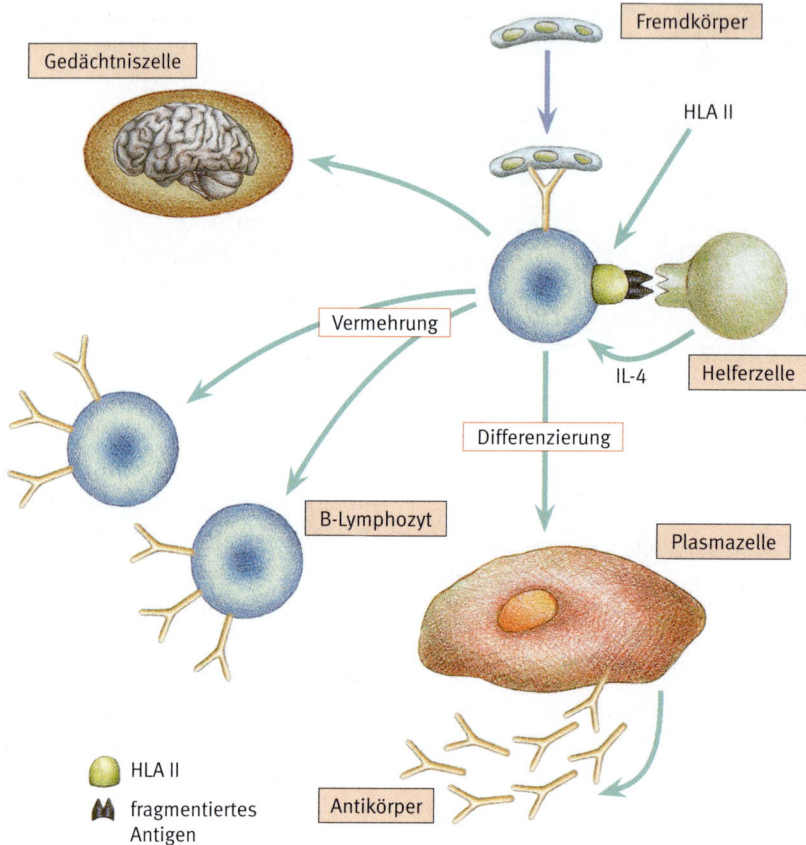

Gedächtniszelle

Fremdkörper

HLA II

Vermehrung

IL-4

Helferzelle

Differenzierung

B-Lymphozyt

Plasmazelle

HLA II

fragmentiertes Antigen

Antikörper

Abb. 9.13 Regulation der humoralen Immunabwehr durch Helferzellen

Fresszellen. Mit der nachfolgenden Phagozytose werden auf diesem Weg überwiegend Krankheitserreger in Geweben oder Hohlräumen – also außerhalb von Körperzellen – beseitigt, Bakterien zum Beispiel, frei zirkulierende Viren oder größere Parasiten.

9.3.4 Zelluläre Immunantwort

Repräsentanten der zellulären Immunantwort sind die T-Lymphozyten. Wie B-Lymphozyten zirkulieren sie im Blut und befinden sich in den sekundären Lymphorganen. Dort werden sie stimuliert, u. a. durch **dendritische Zellen.** Diese bilden in nahezu allen Geweben des Körpers ein dichtes Netzwerk von Wächterzellen. Nach Antigenaufnahme und Zerlegung der Antigene in Bruchstücke wandern sie in die Lymphknoten, wo ihre Oberfläche von den Rezeptoren der Lymphozyten abgetastet wird. Erkennen die Rezeptoren die von den dendritischen Zellen präsentierten, an HLA-Moleküle gebundenen Antigene, dann ist das das Signal für die Aktivierung der T-Lymphozyten. Deren anschließende Differenzierung erfolgt in verschiedene Funktionszellen und ebenfalls in langlebige Gedächtniszellen. Funktionszellen mit beispielsweise zytotoxischen Eigenschaften sind die CD8⁺-Zellen. Sie sind auf die Vernichtung von Erregern innerhalb von Zellen – einige Bakterien, kleinere Parasiten und alle Viren – sowie auf die Entfernung körpereigener kranker oder alter Zellen spezialisiert.

Die individuellen Rezeptoren auf den CD8⁺-Zellen gleichen in ihrer Grundstruktur den B-Zell-Rezeptoren, sie kommen jedoch nicht in löslicher Form vor. Die sichere Wahrnehmung eines Antigens erfordert wie bei der humoralen Abwehr ein bestimmtes Markierungsmuster auf der Zelloberfläche. Es besteht zum Beispiel bei einer virusinfizierten Zelle aus viralen Proteinen in einer Kombination mit den auf fast allen Körperzellen vorhandenen HLA-Klasse-I-Molekülen.

> Anders als durch antikörpervermittelte Komplementaktivierung und Phagozytose werden bei der zellulären Immunantwort Antigene durch zytotoxische Prozesse zerstört.

Zum Einsatz kommen hierbei Zellgifte wie **Perforin** und verschiedene **Granzyme.** Perforin wirkt an der Zielzelle durch Porenbildung. Ein dann möglicher Flüssigkeitseinstrom führt zu deren Zerstörung. Granzyme leiten den bemerkenswerten Eliminationsvorgang ein. Sie nutzen die Perforinporen, um in das Zellinnere zu gelangen. Dort lösen sie über Aktivierung von **Caspasen** den **programmierten Zelltod** (= Apoptose) aus, der zu einer stillen, entzündungsfreien Entfernung kranker Zellen aus dem Organismus führt. Der durch Caspasen in Gang gesetzte kaskadenförmige Prozess zerstört auf enzymatischem Wege schnell die wichtigsten zellständigen Proteine und Nukleinsäuren.

Einmal aktiviert sind die Caspasen nur schwer zu stoppen. Deshalb hat die Evolution diesen aggressiven Enzymen gleich eine ganze Familie von Proteinen (Bcl-2-Proteine) zugeordnet, welche den programmierten Zelltod kontrollieren. Weitere regulatorische Proteine innerhalb der Zelle optimieren das Verhältnis zwischen Apoptose fördernden und Apoptose hemmenden Bcl-Proteinen. Sie kontrollieren gewissermaßen die Kontrolleure.

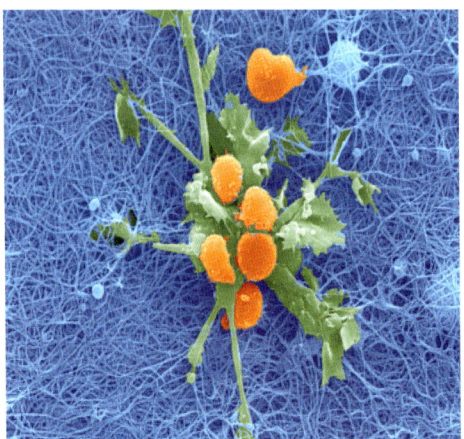

Abb. 9.14 Eine dentritische Zelle (grün) informiert T-Lymphozyten (rot) über eingedrungene Erreger. Rasterelektronenmikroskopische Aufnahme, Gunzer / GBF

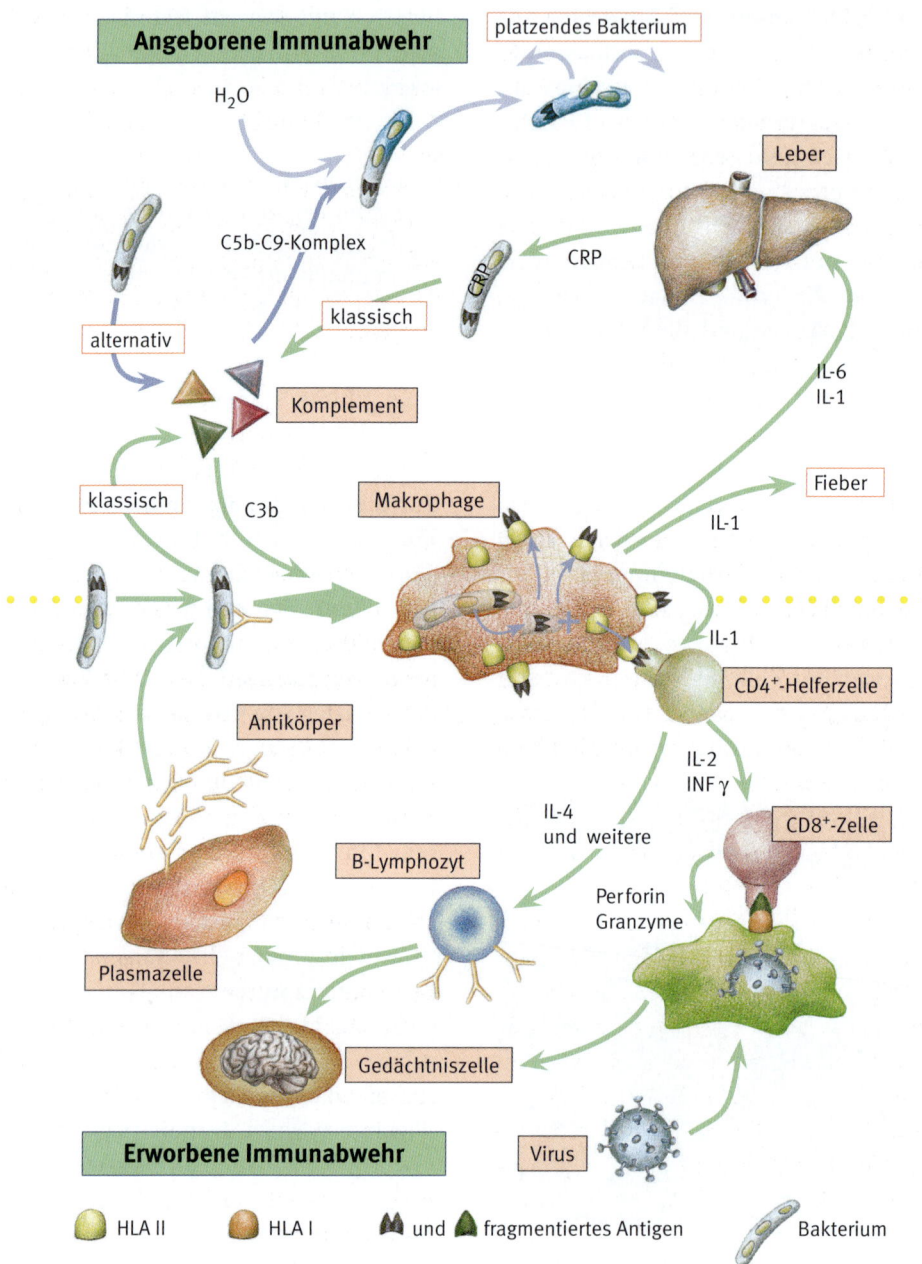

Abb. 9.15 Übersicht der Immunabwehr (sehr vereinfachte Darstellung)

Nur etwa 25 Prozent der T-Lymphozyten besitzen vernichtende Eigenschaften. Die Mehrzahl wirkt immunregulatorisch. Zu ihnen gehören zum Beispiel auch solche CD8$^+$-Lymphozyten, die als Suppressorzellen bezeichnet in der Lage sind, überschießende oder nicht mehr notwendige Immunreaktionen zu beenden.

9.3.5 Steuerung der erworbenen Immunabwehr

Eine herausragende Rolle im Regelkreis des Immungeschehens spielen die schon erwähnten CD4$^+$-Helferzellen. Sie gehören ebenfalls zu den T-Lymphozyten und liegen in zwei Untergruppen vor, die sich aus einer gemeinsamen Vorläuferzelle entwickeln. Die so genannten TH$_1$- und TH$_2$-Zellen sezernieren unterschiedliche Botenstoffe und haben damit verschiedene Funktionen. So aktivieren TH$_1$-Zellen über verschiedene Zytokine CD8$^+$-Zellen, sie lenken die Immunabwehr eher in die zytotoxische Richtung. Hierbei kommt besonders dem IL-2 eine zentrale Bedeutung zu. Je mehr seine Synthese beispielsweise durch Therapie mit Glukokortikoiden oder anderen Immunsuppressiva behindert wird, umso schwächer wird die zelluläre Immunantwort. Das kann bis zu ihrem völligen Erliegen reichen. TH$_2$-Zellen steuern die Immunreaktion über IL-4, aber auch über die Interleukine 5, 9, 10 und 13 zur humoralen Schiene. B-Zellen werden aktiviert, ihre Umwandlung in Plasmazellen angekurbelt und die Degranulation der Mastzellen begünstigt. Der Erreger-

typ bestimmt dabei die Dominanz jeweils einer der beiden Zellreihen. Durch Zytokin vermittelte Abschwächung der dann gerade nicht involvierten TH-Zellspezies wird diese Dominanz verstärkt. Von welcher Bedeutung die Koordinationsfunktionen der Helferzellen für eine effiziente Immunabwehr sind, demonstrieren auf fatale Weise die **HI-**Viren, die ausgerechnet Helferzellen attakieren.

9.4 Wechselwirkungen von Sport und Immunität

Die biologischen Zellprozesse sind auf Grund ihrer enormen Komplexizität so sehr miteinander verwoben, dass weitgehende Wechselwirkungen zwischen einem mit der Abwehr von Infektionserregern befassten Organsystem und körperlichen Aktivitäten nicht verwundern. Die in zahlreichen Studien immer wieder berichtete Häufung von Atemwegsinfekten bei Leistungs- und Hochleistungssportlern spricht für solche Zusammenhänge.

Das physiologische Korrelat für die Beziehung von Sport und Immunität ist mehrschichtig. Dafür steht zum Beispiel der veränderte Hormonhaushalt. Die sympathikoadrenergen- und kortikoiden Systeme werden wegen des erhöhten Energiebedarfs bei körperlichen Belastungen verstärkt aktiviert. Beide Systeme sind aber auch an der Regulation der Immunabwehr beteiligt. Leptin als zentrales Steuerungshormon des Fettgewebes ist immunologisch aktiv und spielt ebenfalls in der Verknüpfung von Sport und Immunität eine Rolle. Weil nämlich die Im-

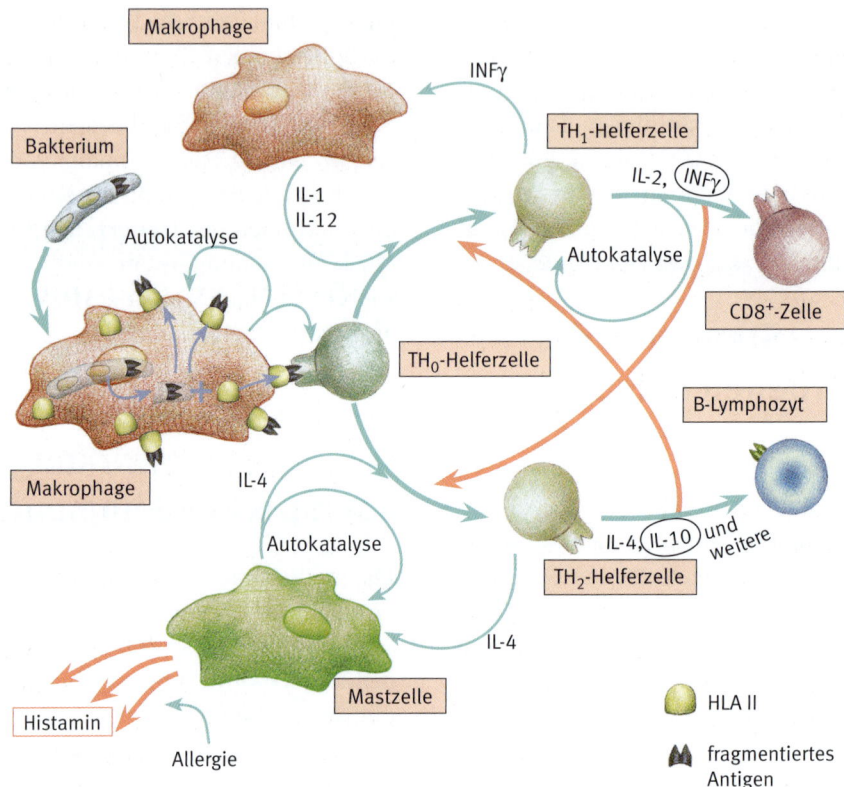

Abb. 9.16 Steuerung der Immunreaktion durch Differenzierung der Helferzellen

→ Stimulierung → Hemmung

munabwehr ein energetisch aufwändiger Prozess ist und immerhin 15 Prozent unseres Energieverbrauchs beansprucht, bremst es die CD4+-Helferzellen immer dann, wenn die akuten Energievorräte knapp werden. Eine andere Gemeinsamkeit mit Stoffwechselprozessen in den Geweben stellt der Proteinbedarf dar. Das Immunsystems benötigt viel Eiweiß für die Antikörperproduktion und der Bewegungsapparat braucht es für den Muskelaufbau.

Die Verbindung von Körperaktivitäten und Immunität wird auch über die psychologischen Befindlichkeiten nach Ausdauertraining deutlich. „Es ist der Geist, der sich den Körper baut.", ahnte schon Friedrich Schiller.

> Die Freisetzung von berauschenden Endorphinen nach gemäßigtem Ausdauertraining und die gesteigerte Umwandlung der Aminosäure Tryptophan im Gehirn zum stimmungsaufhellenden Serotonin, können die Immunabwehr positiv beeinflussen.

Längerfristige psychosoziale Prozesse wie beispielsweise die Selbstbestätigung durch permanentes Erreichen anstrengungsinduzierter Ziele verstärken diese Wirkung. Umgekehrt sind bei zu häufigem Wettkampfstress oder länger anhaltenden unerfreulichen Lebenssituationen negative Einflüsse zu erwarten. Immunsystem und Gehirn „verstehen" sich auch in dieser Beziehung ausgezeichnet.

Die durch IL-1 im Hippocampus (= Teil des limbischen Systems) auslösbare Schläfrigkeit beispielsweise senkt das Aktivitätsniveau des Individuums, sodass immunsuppressiv wirkende hohe psychische oder physische Belastungen nicht mehr möglich sind. Eine andere psycho-neuro-endokrino-immunologische Verknüpfung stellt das Kopplungspaar Cortisol und IL-2 dar. Bei psychischem (und natürlich auch physischem) Stress hemmt nämlich das vermehrt freigesetzte Cortisol die IL-2-Synthese und über diesen Mechanismus die CD8$^+$-Zellaktivität.

Gedanklich vielleicht am deutlichsten greifbar wird die Einbeziehung der Immunabwehr in den Sport, wenn man die jeweils notwendigen Reparaturprozesse in der Muskulatur betrachtet. Intensive, insbesondere exzentrische Muskelarbeit oder sehr lange körperliche Belastungen führen regelmäßig zu Mikroverletzungen an den Muskelfasern. Folglich infiltrieren zu ihrer Behebung verstärkt Makrophagen das degenerative Muskelgewebe, die Konzentrationen von Zytokinen und Akute-Phase-Proteinen steigen an und das Komplementsystem wird aktiviert. Überschießende Reaktionen werden dabei vermieden, indem das vom Vagusnerven ausgeschüttete Acetylcholin die IL-1- und TNFα-Bildung in den Makrophagen dämpft. Grundsätzlich beruhen die Reparaturmechanismen auf den gleichen Immunreaktionen, wie man sie bei Entzündungen beobachtet, nur verlaufen sie hier in abgeschwächter Form.

9.4.1 Trainingsbedingte Änderungen verschiedener Immunzellen

Fast alle Studien über den Einfluss körperlicher Aktivitäten auf immunologische Parameter fallen durch eine geringe Probandenzahl auf. Ihre Ergebnisse sind deshalb oft widersprüchlich. Dennoch können einige Erkenntnisse als gesichert betrachtet werden.

Ein Ausdauertraining mittlerer Intensität (☞ 11.5.2) bis zu 90 Minuten beispielsweise, bedingt zunächst einen Lymphozytenanstieg, der in den ersten 10 bis 20 Minuten nach Belastungsbeginn weitgehend abgeschlossen ist. Bei diesen in der Zirkulation vermehrt messbaren Lymphozyten handelt es sich um reife Monozyten, hauptsächlich aber um NK-Zellen. Deren Zahl nimmt um das Zwei- bis Dreifache des Ausgangswertes zu. Ihr Anstieg ist nicht auf eine Mehrbildung zurückzuführen, sondern auf eine Ablösung von den inneren Gefäßwänden im pulmonalen oder peripheren Gefäßbett, wo die NK-Zellen normalerweise zu einem erheblichen Reservepool versammelt sind. Stimulanz ist der das Herzzeitvolumen steigernde Katecholamineinfluss. Weil sofort nach Belastungsende das sympathikoadrenerge System wieder heruntergeregelt wird, sinken entsprechend auch die NK-Zellzahlen.

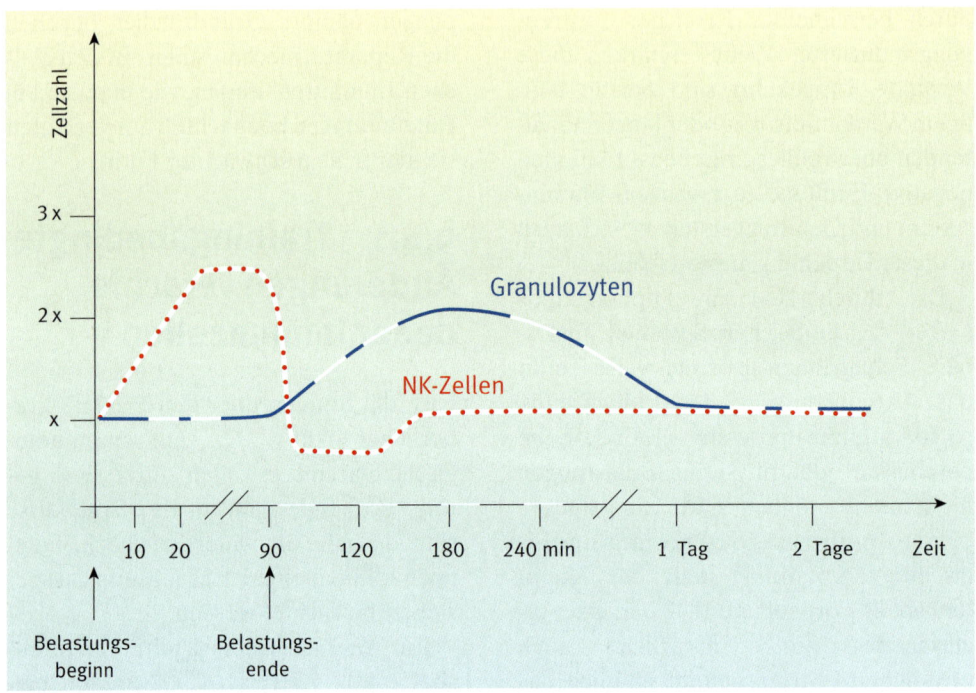

Abb. 9.17 Zellzahländerung bei gemäßigtem Ausdauertraining
(x = Referenzwert in Ruhe)

Spätestens 30 Minuten nach Belastungsende durchschreiten sie das Ausgangsniveau nach unten und verbleiben für wenige Stunden auf einem etwas niedrigeren Niveau. In Ruhe steigen sie wieder und sind bei regelmäßigem Ausdauertraining mittlerer Intensität dauerhaft erhöht. Zum Zeitpunkt der sinkenden NK-Zellzahlen im Blut ist eine beginnende Zunahme der Zahl der neutrophilen Granulozyten zu beobachten. Diese Subpopulation erreicht ihr Maximum zwischen der zweiten und vierten Stunde der Nachbelastungsphase. Gleichzeitig ist ihr Aktivierungszustand erhöht, beides hat günstige Auswirkungen auf ihre Phagozytosefähigkeit.

Im Alter sind diese positiven Effekte des unspezifischen Abwehrsystems von besonderer Bedeutung, weil sie dann den Verlust der spezifischen Immunabwehr ausgleichen, der auf einem altersabhängigen Abfall der T-Zellzahl beruht.

Maßvolles Ausdauertraining ist ein Immunstimulator und deshalb besonders für ältere Menschen von hohem Nutzen.

Die beschriebenen Veränderungen erreichen ganz andere Ausmaße, wenn statt gemäßigtem Ausdauertraining an der Schwelle zum anaeroben Bereich trainiert wird, in Form längerer, intensiver

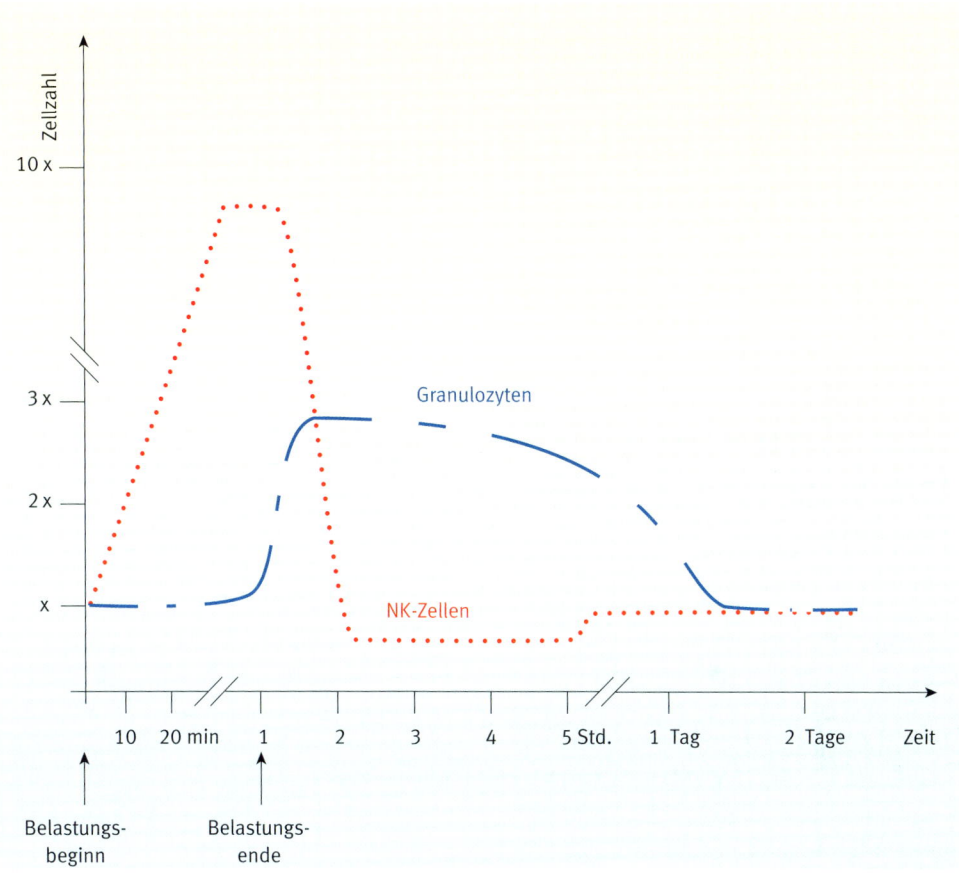

Abb. 9.18 Zellzahländerung bei intensivem Ausdauertraining
(x = Referenzwert in Ruhe)

Tempoläufe beispielsweise. Unter solchen Bedingungen steigen die Glukokortikoidausschüttungen um das Zwei- bis Dreifache und überlagern die Katecholaminfreisetzung. Die NK-Zellen werden bis auf das Neunfache des Ausgangswertes angehoben und stürzen nach Belastungsende für mehrere Stunden auf etwa 50 Prozent des Ursprungswertes ab. Zusätzlich ist ihre zytotoxische Aktivität eingeschränkt. Exzessiver Sport verursacht gewissermaßen ein „open window" der Immunabwehr, in dem Infektionserreger einen erleichterten Zugang zum Organismus finden. Gesteuert wird die Verminderung der zytotoxischen Kapazität der NK-Zellen durch das unter intensiven Trainingsbedingungen von Monozyten vermehrt gebildete immunsuppressive Prostaglandin E2.

Davon abweichend verhalten sich bei intensiver Belastung die Granulozyten. Sie werden unter Glukokortikoidwirkung teilweise aus dem Knochenmark freigesetzt. Ihre Zahl kann länger anhaltend etwa das Dreifache ihres Ursprungswertes erreichen. Obwohl sie unter diesen Bedingungen 30 bis 50 Prozent weniger reaktive Sauerstoffverbindungen bilden, bleibt hier wegen der gesteigerten Leukozytenzahl die bakterientötende Gesamtkapazität erhöht. Die Granulozytenänderungen sind nach ein bis zwei Tagen rückläufig.

9.4.2 Trainingsbedingte Änderungen der Immunproteine

Da körperliche Aktivitäten entzündungsähnliche Immunreaktionen auslösen können, sind auch andere Parameter der Immunabwehr in die Veränderungen einbezogen. Das C-reaktive Protein kann beispielsweise auf ein Mehrfaches der Norm ansteigen, die Spiegel verharren dann einige Tage in diesem Bereich. Für die stimulierten Akute-Phase-Reaktionen bestehen Korrelationen zu Intensität, Dauer und Art der Belastungen. Sie werden durch anaerobe oder lange oder exzentrische Belastungen eher ausgelöst als durch aerobe oder kurze oder konzentrische Aktivitäten. Entsprechend liegen die Interleukine 1 und 6 sowie TNFα als Induktoren der Akute-Phase-Proteine belastungsabhängig ebenfalls in höheren Konzentrationen vor. Die biologische Halbwertszeit dieser Modulatoren ist mit wenigen Minuten aber sehr kurz, ihre vernünftige Messbarkeit infolgedessen begrenzt.

Ersatzweise bietet sich der Nachweis ihrer wesentlich stabileren Rezeptoren an. Ein solches gut messbares Molekül ist der lösliche IL-2-Rezeptor. Er ist besonders nach intensiven Belastungen erhöht und erreicht da seine maximalen Werte nach 24 bis 48 Stunden. Zusammen mit dem Aktivierungsmarker CD 54 RO auf Helferzellen könnte er einen andauernden Aktivierungszustand des Immunsystems durch Übertraining anzeigen. Trainingssteuerung mittels immunologischer Messgrößen wäre so denkbar, ist allerdings bisher nur Theorie.

Antikörperkonzentrationen verändern sich weder bei gemäßigtem Ausdauertraining noch bei Intensivbelastungen, zumindest nicht nach Korrektur hinsichtlich des dann auch erhöhten Plasmavolumens. Das gilt jedoch nicht für die Immunglobuline der Klasse A. Sie werden ständig in die Sekrete der Schleimhäute abgegeben.

> Wiederholte intensive Akutbelastungen stören den IgA-Transport durch die Epithelbarrieren und senken die lokalen Konzentrationen bis zu 50 Prozent.

Der besondere Schutz an den Eintrittspforten zum Körperinneren ist somit erheblich beeinträchtigt. Die dadurch möglichen Atemwegsinfekte treten umso öfter auf, je mehr im anaeroben Bereich trainiert wird. Auch mehrstündige erschöpfende aerobe Belastungen oder hohe Trainingseinheiten mit häufigem Wettkampfstress regeln das Immunsystem in diesem Sinne herunter.

9.4.3 Reparaturprozesse und reaktive Sauerstoffverbindungen

Durch den Phagozytosemechanismus im Rahmen von Reparaturprozessen bei exzessivem körperlichem Training werden die gebildeten reaktiven Sauerstoffverbindungen (RSV) zwangsläufig auch in das umgebende Gewebe freigesetzt. Je mehr aktivierte Fresszellen involviert sind, umso stärker fällt der oxidative Stress aus. Hoher Sauerstoffumsatz bei langen Ausdauerbelastungen bewirkt ohnehin eine zusätzliche Anflutung von RSV im Gewebe. Die Evolution hat aber zu ihrer Neutralisierung vielfältige Schutzmechanismen bereitgestellt (☞ 1.7). Über solche verfügen besonders die stark beanspruchten Organe Herz und Leber sowie die Skelettmuskulatur in ausreichendem Umfang. Ihre Wirksamkeit zeigt sich unter Ruhebedingungen, denn hier werden bei Ausdauersportlern geringere Mengen an reaktiven Sauerstoffverbindungen gemessen als bei Nichtsportlern. Offenbar

> entwickelt der menschliche Organismus eine Toleranz gegenüber belastungsbedingtem oxidativem Stress.

Speziell die Aktivitäten der reduzierend wirkenden Enzyme können durch Ausdauertraining gesteigert werden. Sie korrelieren dabei gut mit der maximalen Sauerstoffaufnahme (☞ 11.5.1).

9.4.4 Die Sport-Dosis bestimmt den Immunschutz

Zu den Wechselwirkungen von körperlichen Aktivitäten und Immunität lässt sich als vorläufiges Fazit der Forschung feststellen, dass moderat betriebenes Ausdauertraining im aeroben Bereich die Leistungs- und Regenerationsbereitschaft der Immunabwehr fördert. Die Infektraten sind bei solchen Sportlern meist verringert und die Symptomschwere verkürzt. Zwischen Ausdauertraining und Immunschutz besteht eine so genannte Jott-förmige Beziehung. Das niedrigste Infektionsrisiko haben gemäßigt trainierende Breitensportler. Inaktivität, mehr aber noch Hochleistungssport, steigern das Infektionsrisiko.

Art und Dosis der körperlichen Belastungen entscheiden letztlich, ob der betriebene Sport immungesund oder immunschädlich ist. Dabei spielt auch das Alter eine Rolle. Für ältere Sportler ist ein Wochenpensum von 3 bis 5 Stunden, auf 4 bis 5 Trainingseinheiten verteilt, ideal. Jüngere Menschen passen sich immunverträglich wesentlich höheren aeroben Belastungen an. Voraussetzung für positive Wirkungen ist natürlich die Abwesenheit von Infekten mit Allgemeinsymptomen wie Kopfschmerzen, Abgeschlagenheit oder Fieber. Für diese Fälle gilt Sportverbot bis 3 Tage nach Abklingen der Beschwerden. Andererseits kann man einen beginnenden Infekt unter günstigen Umständen wegtrainieren. Ein solches Risiko sollte aber nur eingegangen werden, wenn umfangreiche Trai-

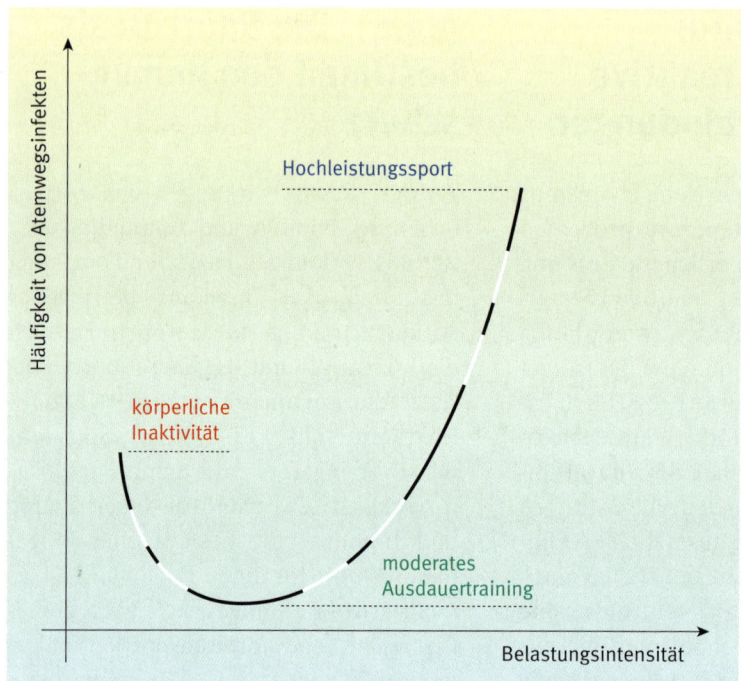

Abb. 9.19 Beziehung der Häufigkeit von Atemwegserkrankungen zur Belastungsintensität

ningserfahrungen vorliegen und man seinen eigenen Körper ausgezeichnet kennt. Denn verpasst man den kurzen Zeitpunkt erster, noch zaghafter Symptome, wird man den ausbrechenden Infekt eher verstärken.

Negative Veränderungen in der Immunabwehr durch übertriebene körperliche Akutbelastungen sind durch Einhaltung ausreichender Erholungszeiten reversibel. Deren Dauer sollte jedoch nicht unterschätzt werden. Nach schweren Belastungen sind für eine vollständige Regeneration 3 bis 4 Tage anzusetzen.

> Die Regenerationsfähigkeit ist dabei umso besser ausgeprägt, je stärker die aerobe Ausdauerfähigkeit trainiert ist.

Ohne genügend lange Erholungszeiten kommt es zur Erschöpfung des Immunsystems.

9.4.5 Das Übertrainingssyndrom

Zustände eines überstrapazierten Immunsystems sind im Sport gar nicht so selten. Betroffen sind üblicherweise unerfahrene Athleten mit einem hohen Ehrgeizpotential. Die resultierenden Krankheitszeichen sind ganz unterschiedlicher Natur und werden unter dem Begriff „Übertrainingssyndrom" zusammengefasst. Den Sport treibenden fällt zunächst oft nur ihre rapide nachlassende körperliche Leistungsfähigkeit auf. Mit kurzer Verzögerung machen sich

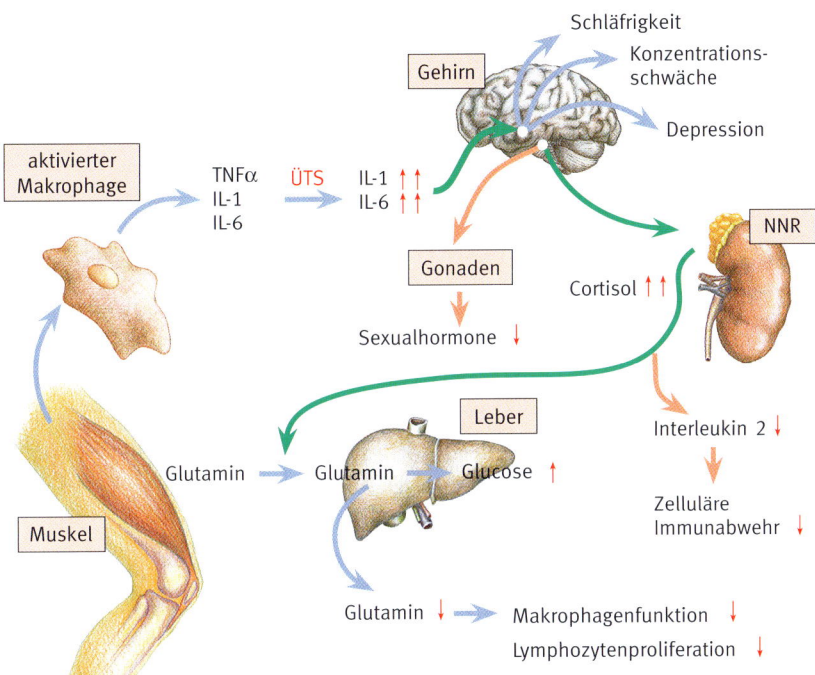

Abb. 9.20 Wirkung anhaltend erhöhter Zytokinspiegel beim Übertrainingssyndrom (ÜTS)

dann gesundheitliche Beeinträchtigungen bemerkbar, die erhebliche Ausmaße annehmen können. Die Entstehungsmechanismen lassen sich eindeutig definieren.

Wie jede körperliche Belastung beginnt auch das Übertrainingssyndrom mit einer von IL-1, IL-6 und TNFα vermittelten Entzündungsreaktion zur Reparatur von Mikrorupturen in Muskulatur und Bindegewebe. Dieser Vorgang benötigt ausreichend Zeit, wird aber vom Sportler, anders als bei klugem Trainingsaufbau, nicht zur Verfügung gestellt. Die Zytokinspiegel fallen deshalb nicht auf ihren Ausgangswert, vielmehr treiben immer neue Schübe der Mediatoren ihre Konzentration in die Höhe. Der eigentlich lokale Prozess geht allmählich in einen systemischen über, mit Folgen, die schließlich auch den Organismus als Ganzen betreffen. Das wird beispielsweise deutlich durch die Wirkung überhöhter Interleukin-1-Spiegel im limbischen System. Sie machen müde, führen zu Konzentrationsschwäche und gelegentlich auch zu depressiven Stimmungen. Ein anderer generalisierter Effekt geht von beiden Interleukinen 1 und 6 aus. Sie veranlassen über ihre Rezeptoren im Hypothalamus sowohl eine Absenkung der Sexualhormonausschüttung durch die Gonaden als auch eine gesteigerte Cortisolbildung in der Nebennierenrinde. Die verminderten Spiegel von Östrogenen und Testosteron ziehen dann

Zyklusstörungen und Libidoverlust nach sich. Gravierender noch sind die Auswirkungen der erhöhten Cortisol-Konzentrationen, die hauptsächlich das Immunsystem selbst betreffen. So ist für die Makrophagenfunktion und für die Entwicklung der Lymphozyten die Aminosäure Glutamin von besonderer Wichtigkeit. Glutamin wird jedoch von Cortisol verstärkt zur Glucosebildung aus Aminosäuren herangezogen und geht deshalb dem Aufbau der Immunzellen verloren. Und Cortisol regelt über die Hemmung der Interleukin-2-Produktion die zelluläre Immunabwehr herunter (☞ 9.4). Insgesamt kann das Immunsystem so geschwächt werden, dass die Krankheitsanfälligkeit übertrainierter Sportler/innen darin leicht ihre Erklärung findet.

9.5 Tumorimmunologie und Ausdauersport

Eventuelle Einflüsse von Ausdauersport auf die **Krebsentstehung** sind sehr schwer nachzuweisen. Große epidemiologische Studien über lange Beobachtungsperioden und mit vielen Teilnehmern wären notwendig, um tumorpräventive oder tumorfördernde Wirkungen zu erfassen. Solche Studien wurden bisher kaum vorgelegt. Immerhin fand van Aaken in einer Querschnittsuntersuchung unter 450 Langstreckenläufern nur in einem Prozent der Probanden bösartige Tumoren gegenüber sechsmal so vielen in einer ähnlich zusammengesetzten Gruppe mit sportlich inaktiven Teilnehmern. An-

dere Publikationen scheinen dies zu bestätigen, sind aber nicht sehr zuverlässig. Es handelt sich fast immer um Befragungsstudien, in denen Diagnose, Zeitpunkt der Diagnose und die körperlichen Aktivitäten zusammengeführt werden. Doch gerade die nachträgliche Erfassung der über lange Zeiträume erbrachten sportlichen Belastungen ist äußerst problematisch und offensichtlich eine Schwachstelle dieser Untersuchungen.

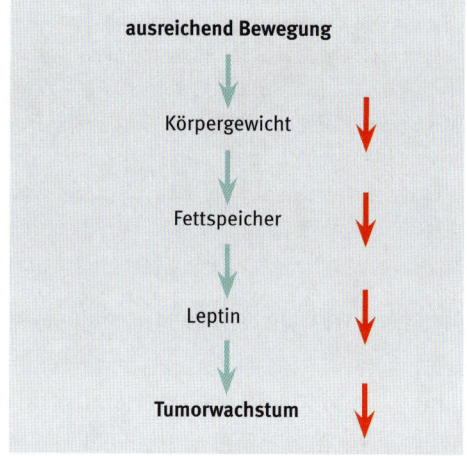

Dennoch machen die physiologischen Grundlagen einen günstigen Einfluss von Ausdauertraining auf die Tumorverhütung wahrscheinlich. Die vermehrte Mobilisierung von NK-Zellen unter gemäßigten körperlichen Belastungen mit einer höheren zytotoxischen Gesamtkapazität des Organismus deuten jedenfalls in diese Richtung, ebenfalls die unter diesen Bedingungen verbesserte Phagozytosefähigkeit der Granulozyten. Positive Ergebnisse im Sinne einer geringeren Erkrankungshäufigkeit sind aber bisher erst in einer großen, prospektiven Studie mit mehr als 25 000 Teilnehmerinnen am

Beispiel von Brustkrebs beschrieben worden.

Bei dieser Tumorart scheint zusätzlich auch das offenbar sehr universell wirkende Hormon Leptin (☞ 3.2.1) eine wichtige Rolle zu spielen. Aus Laborversuchen ist bekannt, dass Leptin das Wachstum von Brustkrebszellen anregt. Mit Übergewicht gehen erhöhte Leptinspiegel einher und in der Tat findet man bei adipösen Frauen eine höhere Rate an Brustkrebserkrankungen. Die beobachtete geringere Häufigkeit dieses Tumors bei Sport treibenden Frauen ließe sich dann u.a. auf eine Gewichtsabnahme und die damit verbundene Senkung der Leptinkonzentration zurückführen.

Daten der Nurses Health Studie aus Boston vom Frühsommer 2005 zeigen, dass im Übrigen auch Frauen, die an Brustkrebs erkrankt sind, von regelmäßigem Ausdauersport profitieren. Mit drei bis fünf Stunden Walking pro Woche bzw. vergleichbaren Belastungen anderer Art hatten diese gegenüber inaktiven Patientinnen ein um mehr als 40 Prozent vermindertes Risiko, an dem Malignom zu sterben.

Einen generellen Schutz vor bösartigen Tumoren durch Stärkung der Ausdauerfähigkeit wird es allerdings nicht geben können, zu zahlreich sind Noxen, Entstehungsmechanismen und nicht zuletzt die individuellen genetischen Veranlagungen. Und eventuelle protektive Wirkungen werden sicher nur bei sehr langfristigen, regelmäßigen Ausdaueraktivitäten ins Gewicht fallen. Man darf auch nicht die Augen davor verschließen, dass Überstimulierungen des Immunsystems durch ständig hohe sportliche Belas-

tungen das Risiko für Krebserkrankungen sogar steigern können. Hinweise hierfür gibt es, auffällig ist nämlich eine höhere Erkrankungsrate an der Hodgkinschen Lymphogranulomatose bei jungen Hochleistungssportlern.

> Unberührt vom eventuellen Einfluss regelmäßiger Ausdaueraktivitäten auf Tumorvermeidung durch eine bessere Immunitätslage bleibt der erhebliche indirekte Tumorschutz.

Er kann bedingt sein durch Senkung des Körperfettanteils, verbesserte Ernährung, Aufgabe des Rauchens oder durch die bewegungsabhängige Anregung der Darmmobilität, resultierend in einer kürzeren Kontaktzeit kanzerogener Stuhlbestandteile mit der Darmwand.

9.5.1 Gefäßneubildung und Tumorwachstum

Für Bildung und Wachstum von Tumoren ist die **Sauerstoffversorgung** des entarteten Gewebes bedeutsam. Tumoren nehmen im Allgemeinen kontinuierlich an Größe zu, bis sie einen Umfang von etwa 3 mm^3 erreichen. Sie verharren dann mit ihrem Wachstum längere Zeit in einer Plateauphase. Als Wachstumsbremse wird der enorme Sauerstoffbedarf postuliert, der durch Diffusion nicht mehr gedeckt werden kann. Intratumorale Hypoxie ist ein bekanntes biologisches Phänomen und ein entscheidender Stimulus für Gefäßneubildungen (= Angiogenese). Dabei bewirken be-

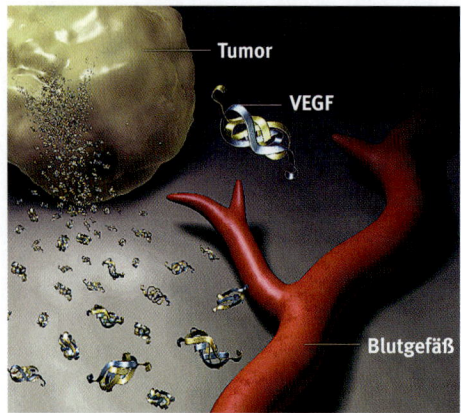
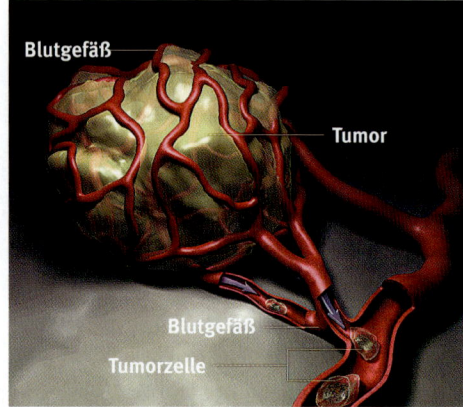
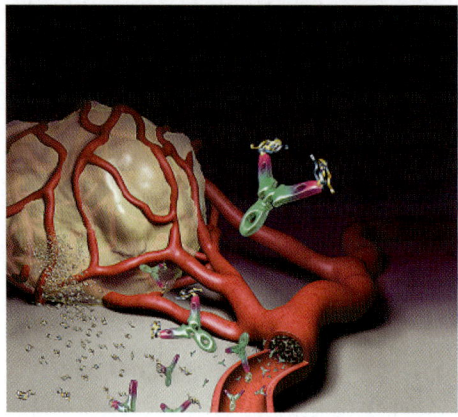
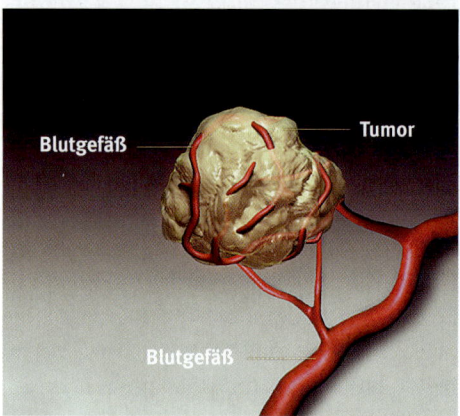

Abb. 9.21 Der Tumor regt über die Absonderung von VEGF die Gefäßneubildung an (oben). Durch medikamentöse Hemmung des VEGF bleibt die Angiogenese aus und der Tumor schrumpft (unten). Quelle: Hoffmann - La Roche AG

stimmte Wachstumsfaktoren wie der **vaskular endothelial growth factor** (VEGF) das Aussprossen besonders feiner Äderchen, die als Kleinsttransportwege für Nährstoffe charakteristisch für bösartige Gewebe sind.

Gelingt es dem Tumorgewebe mit einer erfolgreichen Angiogenese die Minderversorgung mit Sauerstoff zu überwinden, bedeutet das für den Tumor einen kräftigen Wachstumsschub. Schnel-

lere Metastasierung und eine deutlich eingeschränkte Wirksamkeit von Strahlen- oder Chemotherapie können weitere Folgen sein. Ein viel versprechender Therapieansatz beim Kampf gegen Krebs beruht deshalb auf einer Blockade der tumoreigenen Gefäßentwicklung und damit auf dem Aushungern der Tumoren. Das gelang mit ersten Erfolgen beim Rektumkarzinom durch eine Antikörperbehandlung gegen VEGF.

In unserem Körper entarten ständig Zellen. Das Immunsystem kann sie normalerweise unter Kontrolle halten.

Denn Ausruhen bedeutet Bewegungsmangel mit Muskelabbau und weitere Abnahme der Leistungsfähigkeit.

Die präventive Aufgabe der Immunabwehr wird durch die verbesserte Kapillarisierung der Gewebe bei Ausdauersportlern und durch die bei ihnen erhöhte Sauerstofftransportkapazität ganz wesentlich unterstützt. Sauerstoff als Vehikel zur Abwehr von Krebs – es wäre keine neue These. Schon Otto Warburg (1883–1970) und Manfred von Ardenne (1907–1997) haben mit unterschiedlichen Therapiekonzepten auf Sauerstoffbasis gearbeitet und weltweite Beachtung gefunden.

9.5.2 Ausdauersport als Rehabilitationsmaßnahme

Die Tumorerkrankungen selbst als auch die notwendigen **Chemotherapien** oder **Bestrahlungen** führen bei der Mehrzahl der Patienten zu einer erheblichen körperlichen Leistungseinbuße und zu permanenter Müdigkeit. Harmlose alltägliche Verrichtungen werden zu quälenden Belastungen, ein Zustand, der Monate manchmal sogar Jahre anhalten kann. Die rasche Erschöpfbarkeit verleitet regelmäßig zur Schonung. Körperliches Training beginnt, wenn überhaupt, meist erst viele Wochen nach Abschluss der Therapie. Damit geht wertvolle Zeit der Rehabilitation verloren.

Die normalen Alltagsaktivitäten werden immer anstrengender und der Erholungsbedarf entsprechend größer. Untersuchungen zeigen jedoch, dass schon unmittelbar nach Ende der Tumorbehandlung ein kontrollierter Wiedereinstieg in ein sportliches Belastungsprogramm sinnvoll sein kann. Nicht nur die allgemeinen positiven Wirkungen von Ausdauertraining auf Körper und Geist kommen so den Krebspatienten früher zugute, sie profitieren auch besonders von einem für ihre Heilung wichtigen schnelleren Wiedererstarken des Immunsystems.

Geeignet für die Rehabilitation ist ein vorsichtig dosiertes Ausdauertraining mit Einsatz großer Muskelgruppen. Das Training sollte dabei so aufgebaut werden, dass die Intensität 70 bis 80 Prozent der maximalen Belastbarkeit erreicht. Optimal ist ein Beginn mit drei halbstündigen Trainingseinheiten pro Woche, bei denen Unterbrechungen durch viele Pausen erlaubt sind. Nach vier bis sechs Wochen können Umfang und Intensität moderat gesteigert werden. Bewährt hat sich schnelles Gehen, besonders auch deshalb, weil Jogging noch als zu anstrengend empfunden wird und Radfahren wegen des ausgeprägten Abbaus gerade der Oberschenkelmuskulatur zum Anfang ungeeignet ist. Langsame Spaziergänge bewirken keine Zunahme der Leistungsfähigkeit.

9.6 Einfluss der Ernährung auf die Immunität

Das Immunsystem bestimmt also ganz entscheidend den Grad unseres Wohlbefindens, von vollkommener Gesundheit über banale Erkältungen bis zu lebensbedrohlichen Erkrankungen. Einen hohen Stellenwert für eine optimale Immunabwehr hat dabei die Ernährung. So sinkt durch Überernährung sowohl Zahl als auch Aktivität von T-Lymphozyten und NK-Zellen, die Antikörpersynthese ist eingeschränkt. Hohe Konzentrationen von LDL-Cholesterin können die Lipidzusammensetzung von Zellmembranen verändern und dadurch Signalübertragungen der Lymphozyten beeinträchtigen. Unterernährung, verbunden mit Proteinmangel sowie Vitamin- und Mineralstoffdefiziten, verringert die Funktion der sekundären Lymphorgane und führt zu verminderten Lymphozytenzahlen. Die Zytokinbildung, besonders die von INFγ, IL-1 und IL-2 ist eingeschränkt, die Konzentrationen von Komplementfraktionen herabgesetzt, die Chemotaxis und Beweglichkeit neutrophiler Granulozyten vermindert.

Nahrungsdefizite sind in Industrienationen zwar meist nur bei älteren Menschen anzutreffen. Aber gerade bei ihnen verstärkt sich dann eine ohnehin beginnende Immunschwäche, die darauf beruht, dass im Alter die Stammzellproduktion im Knochenmark verlangsamt ist, immunkompetente Zellen infolge einer sowieso schon beeinträchtigten IL-2-Synthese weniger teilungsaktiv sind und Akute-Phase-Reaktionen störanfällig werden.

Optimale Zufuhr	Wirkung
Protein	Zytokin-, Komplement- und Antikörperbildung ↑
Vitamine A, C, E, B_6	Aktivität von Immunzellen ↑
Eisen	Zahl der B-Lymphozyten ↑ Antikörpersynthese ↑ Komplementkomponenten C3 und C4 ↑ Phagozytose ↑ T-Zellantwort ↑
Zink	Aktivität von NK-Zellen und $CD4^+$-Helferzellen ↑ Antigenpräsentation ↑
Selen	Aktivität von NK-Zellen und $CD8^+$-Lymphozyten ↑ Phagozytose ↑
Lycopin	Lymphozytenzahl ↑, IL-2-Synthese ↑
hohe LDL-Cholesterinkonzentrationen	Signalübertragung von Lymphozyten beeinträchtigt

Tab. 9.1 Beispiele für den Einfluss der Ernährung auf die Immunabwehr

Eine ausgewogene Nahrung und die Normalisierung von Körpergewicht und Fettstoffwechsel stärken das Immunsystem.

Die Vitamine C und E unterstützen als Radikalfänger die Immunabwehr, die Vitamine A, C und B_6 erhöhen darüber hinaus die Aktivität von Immunzellen. Zusätzliche Vitaminpräparate werden hierfür nicht benötigt. Das Spurenelement Selen ist wichtig für die Phagozytose sowie für die zytotoxische Aktivität von $CD8^+$-Lymphozyten und NK-Zellen. Ausreichende Eisenspiegel haben einen positiven Effekt auf die Zahl der B-Lymphozyten, auf die Antikörperproduktion und auf die Konzentrationen der Komplementkomponenten C3 und C4. Eisen fördert daneben ebenfalls die Phagozytose und die T-Zellantwort.

Ein anderes wichtiges Spurenelement in diesem Zusammenhang ist Zink. Sein Mangel beeinträchtigt die Funktionen von NK-Zellen und $CD4^+$-Helferzellen sowie den Mechanismus der Antigenpräsentation. Der rote Farbstoff der Tomaten, Lycopin, verbessert die Teilungsfähigkeit von Lymphozyten und führt zu einer gesteigerten IL-2-Synthese.

Differenziert ist der Einfluss der ungesättigten Fettsäuren auf das Immunsystem zu sehen. Hohe Spiegel der zweifach ungesättigten Linolsäure führen zu einer vermehrten Synthese von Prostaglandin E2 und scheinen damit die Immunabwehr eher zu behindern, während die dreifach ungesättigte Linolensäure auf Grund ihres positiven Einflusses auf den Membrantransport eine fördernde Wirkung ausübt.

10 Energiebausteine und Ausdauersport

10.1 Zustandsformen der Energie

Energie ist für alle Prozesse der belebten Natur unabdingbare Voraussetzung, wir brauchen sie, was immer wir tun. Bei körperlichen Aktivitäten spüren wir diesen Energiebedarf direkt, nicht unbedingt bei dem 100 Millisekunden währenden Lidschlag, aber doch schon beim Treppensteigen. Je größer die Anstrengung ist, umso bewusster wird uns die Abhängigkeit von einer ausreichenden Energiezufuhr.

> Unsere Lebensgrundlage ist die chemische Energie!

Wir entnehmen sie der Nahrung, und wegen der großen Bedeutung für das Verständnis der Zusammenhänge von Ernährung, körperlicher Aktivität, Leistungsstoffwechsel und Wohlbefinden soll auf sie etwas ausführlicher eingegangen werden.

Von den unterschiedlichen Zustandsformen der Energie betrachten wir einmal die Beziehung von kinetischer Bewegungsenergie (= Arbeit) zur Wärmeenergie. Hier lässt sich nämlich demonstrieren, dass die einzelnen Energieformen qualitativ nicht gleichwertig sind. So kann kinetische Energie komplett in Wärme umgewandelt werden, beim Abbremsen eines Fahrzeugs etwa in Form von Reibungswärme. Sie ist aber auch fast vollständig in neue Bewegungsenergie umwandelbar, von geringen Reibungsverlusten einmal abgesehen. Der elastische Stoß beim Billard wäre hierfür ein Beispiel.

Anders verhält es sich dagegen mit der Umwandlung von Wärme in Arbeit. In einem Ofen z.B. führt die Verbrennung von Kohlen, wie wir wissen, nur zur Wärmeentwicklung. Arbeit wird hier, leichte Luftbewegungen unberücksichtigt, nicht geleistet. Konstruiert man dagegen eine Wärmemaschine, dann sieht es mit dem Arbeitsgewinn aus Wärme schon günstiger aus. Eine Dampflokomotive wäre eine solche Wärmemaschine. Die Arbeitsleistung dieser Zugmaschine wird aus dem Wärmereservoir des Dampfkessels gespeist, wobei der Wirkungsgrad unter optimalen Bedingungen etwa 35 Prozent beträgt (Carnotsches Prinzip). Der Wirkungsgrad bestimmt den Anteil der Nutzarbeit an der Gesamtenergie des Systems.

$$\text{Wirkungsgrad} = \frac{\text{Nutzarbeit}}{\text{Gesamtenergie}}$$

Auch im Falle der Dampfmaschine wird, allerdings nicht in dem Ausmaß wie bei der Ofenheizung, ein großer Teil der Wärmeenergie „nutzlos" an die Umgebung abgeführt. Wärme ist aus Sicht der Umwandelbarkeit eine qualitativ minderwertigere Energieform! Dieses Beispiel ist deshalb interessant, weil es sich vergleichsweise ähnlich mit der für lebende Organismen wichtigen chemischen Energie verhält.

Bei einer chemischen Umsetzung wird je nach ihrer Art Energie frei oder Energie verbraucht. Die Energie ist als Gesamtenergie der jeweiligen Reaktionsgleichung zu verstehen und wird als innere Energie oder Enthalpie (H) bezeichnet.

Ein Teil dieser Energie entfällt auf die so genannte Freie Energie (G). Damit ist derjenige begrenzte Energieanteil der Gesamtenergie gemeint, mit dem Arbeit verrichtet werden kann. Für chemische Umsetzungen bedeutet das, dass mit diesem Energieanteil neue Bindungen geknüpft werden können, die sonst nicht zustande kämen, weil hierfür die „minderwertigere" Wärmeenergie nicht ausreicht.

$$\Delta H = \Delta G + T \times \Delta S$$

H = gesamte Energie der Reaktionsgleichung

G = freie („arbeitsfähige") Energie

T = absolute Temperatur (°Kelvin)

S = Entropie

Δ = Differenz der jeweiligen Größen zwischen Anfangs- und Endzustand einer Reaktion

In die Beziehung zwischen Gesamtenergie und Freie Energie geht daneben noch die absolute Temperatur T (°Kelvin) und die Entropie (S) ein. Letztere ist ein Maß für die Unordnung eines Systems. Sie wächst, wenn der Grad der Unordnung zunimmt. Im Kristallgitter des Eises beispielsweise ist der Ordnungszustand der Moleküle hoch, die Entropie also niedrig. Aber mit zunehmender Beweglichkeit der Moleküle in der flüssigen und noch mehr in der dampfförmigen Phase nimmt die Unordnung der Moleküle und damit die Entropie zu.

Diese grundlegende thermodynamische Beziehung soll im Folgenden nur unter dem Aspekt der Freien Energie, also der arbeitsfähigen Energie, betrachtet werden. Hier gilt dann, dass nach dem 2. Hauptsatz der Thermodynamik chemische Reaktionen unabhängig vom Gesamtenergiegehalt ihrer Bestandteile nur dann freiwillig ablaufen, wenn dabei Freie Energie gewonnen werden kann. Diese Aussage ist von großer Bedeutung, denn von den tausenden Reaktionen auf Zellebene liefern nur wenige arbeitsfähige Energie. Aber indem letztere während der Evolution mit den Reaktionen gekoppelt wurden, die Energie benötigen, können auch diese problemlos ablaufen. Deshalb ist der gesamte komplizierte Stoffwechsel in der Zelle diesem energetischen Grundprinzip der ausreichenden Bereitstellung von arbeitsfähiger Energie untergeordnet und fein reguliert.

Arbeitsfähige Energie wird überwiegend in einigen Phosphatverbindungen gespeichert, von denen das **Adenosintriphosphat** (ATP) ein bedeutender Vertreter ist. ATP gehört zu den Bausteinen der Erbsubstanz und erfüllt in idealer Weise die Anforderungen an einen universellen biologischen Energieträger:

- leichte Nutzbarkeit,
- rasche Verfügbarkeit in der Zelle,
- schnelle Anpassungsfähigkeit an den wechselnden Bedarf,

- einfache Regulierbarkeit,
- generelle Trainierbarkeit des Systems.

Die Energiefreisetzung geschieht durch hydrolytische Abspaltung eines oder zweier Phosphatreste dieses Triphosphats. Pro 460 g ATP bzw. pro 100 g abgespaltenem Phosphatrest beträgt der Energiegewinn etwa 8 kcal (32 kJ). ATP wird fortwährend aus Adenosindiphosphat (ADP) und Phosphat recycelt und durch Spaltung wieder verbraucht. Das heißt aber nicht, dass der ATP-Spiegel ständig gleich bleibt. Vielmehr passt sich das Energiespeichersystem sehr schnell den unterschiedlichen Gegebenheiten an. Während des Schlafes sinkt die ATP-Produktion und steigt um das Vielfache bei körperlichen Anstrengungen.

Adenosintriphosphat (ATP)

$ATP + H_2O \rightleftharpoons ADP + Phosphat + Energie$

Wichtig ist die ständige Verfügbarkeit dieses Moleküls in der Zelle. Infolgedessen ist dieses System so ausgelegt, dass ATP-Moleküle innerhalb einer Minute nach Bildung auch wieder verbraucht sind. Der ATP-Umsatz ist beträchtlich. Ein ruhender Mensch produziert und verbraucht etwa 30 g ATP pro Minute. Bei intensiver Arbeit kann dieser Wert auf 500 g pro Minute ansteigen. In 24 Stunden bildet und spaltet der erwachsene Mensch rund 150 kg ATP, eine Menge, die etwa dem Doppelten seines Körpergewichts entspricht!

Ohne ATP-Strom jedoch verlöscht das Lebenslicht schon nach wenigen Sekunden.

Biosynthesen, Signalübermittlungen, Bewegungen durch Muskelkontraktionen und ähnliche molekulare Abläufe können also nur stattfinden, wenn ATP beständig regeneriert wird. Dabei ist ATP nicht die einzige Quelle, mit der biologischen Systemen arbeitsfähige Energie zur Verfügung gestellt werden kann, aber es ist die wichtigste. Andere Phosphate aus der Reihe der Erbsubstanzbausteine können eine ähnliche Aufgabe übernehmen.

Kreatinphosphat → ADP + Phosphat

Kreatin ← ATP

Der hohe Durchsatz, mit dem ATP gebildet und wieder verbraucht wird und seine kurze Halbwertszeit, erfordern ein Sicherheitsreservoir an energiereichen Phosphaten, die in der Lage sind, zusätzlich und sofort ATP zu produzieren. Ein solches energiereiches Phosphat mit etwas höherem Energieniveau (10,5 kcal, 42 kJ) ist z.B. das **Kreatinphosphat.** Es spielt für die Muskelaktivität eine wichtige Rolle, weil mit seiner Hilfe die geringe zeitliche Ver-

zögerung bei der ATP-Synthese über-
brückt werden kann. Dadurch ist die Muskeltätigkeit, die durch aktuell vorhandenes
ATP allein nur im Sekundenbereich möglich wäre, kontinuierlich gewährleistet.

Zellen gewinnen Energie durch Umwandlung von Nahrungsstoffen mit Hilfe
vieler zusammenhängender chemischer
Reaktionen. Das Geflecht von aufeinander abgestimmten Prozessen ist in seinen zentralen Positionen für alle Le-
bensformen identisch und läuft in gut
überschaubaren Schritten ab. Sie beginnen mit einer Zerlegung von Makromo-
lekülen der Nahrungsstoffe bzw. der
körpereigenen Reserven in kleinere Bestandteile. Dabei werden Fette in Glycerin und Fettsäuren hydrolysiert, die
Speicherkohlenhydrate Stärke und Glykogen in Glucose gespalten und Eiweiße
in ihre Aminosäuren zerlegt. Sie alle
werden anschließend auf jeweils unterschiedlichen Wegen zu noch kleineren,
in energiereicher Thioesterbindung vorliegenden Essigsäuremolekülen abgebaut.

Diese Moleküle spielen eine zentrale
Rolle im Stoffwechsel. Die bis zu ihrer
Bildung gewonnene Menge ATP als Maß
der arbeitsfähigen Energie ist gering und
macht etwa 14 Prozent der Gesamtmen-
ge ATP aus. Der Hauptanteil der wieder
einsetzbaren, arbeitsfähigen Energie
wird erst in den folgenden Schritten,

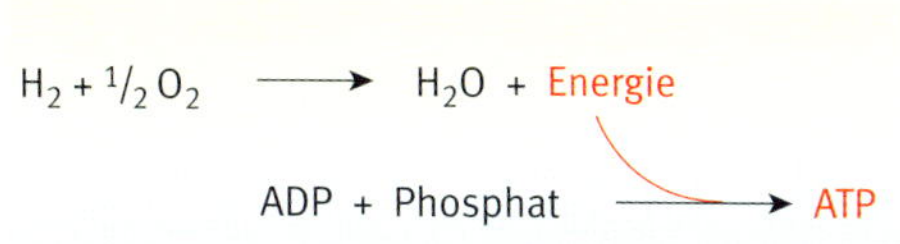

nämlich während der vollständigen Oxidation der Kohlenstoff- und Wasserstoffatome zu Kohlendioxid (CO_2) und Wasser (H_2O) gewonnen. Dies geschieht
einleitend in einem genialen, 10-stufigen
Kreisprozess, nach einer Schlüsselsub-
stanz – in dieser Kaskade als **Citratzyklus**
bezeichnet – und durch die daran eng ge-
koppelte, so genannte **oxidative Phosphorylierung** (☞ 10.3.3). Beide Prozesse
finden in speziellen Zellorganellen, den
Mitochondrien, statt. Die Hauptmenge
an Energie liefert die Phosphorylierung,
bei der der zuvor entstandene Wasserstoff auf Sauerstoff übertragen wird. Dabei wird die Energie nicht schlagartig
freigesetzt, sondern über eine enzym-
gesteuerte Stufenleiter in so kleinen Einheiten abgegeben, dass ihre Speicherung
durch Bildung von ATP möglich wird.

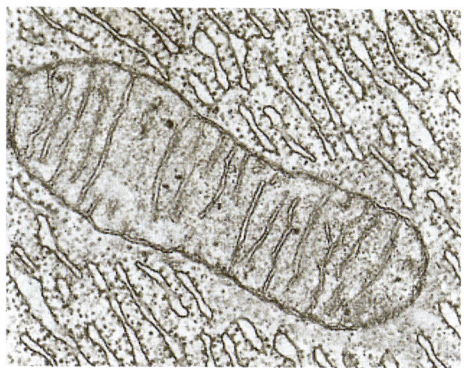

Abb. 10.2 Elektronenmikroskopische
Darstellung eines Mitochondrions

Im Vergleich zu den technischen Möglichkeiten ist die Antwort auf die Frage
interessant, mit welchem Wirkungsgrad
die Natur diesen Energiegewinn nutzt.
Am Beispiel der Stearinsäure lässt er
sich für Fettsäuren so berechnen:

$$H_2 + \tfrac{1}{2} O_2 \longrightarrow H_2O + \text{Energie}$$
$$ADP + \text{Phosphat} \longrightarrow \text{ATP}$$

Abb. 10.1 Oxidative Phosphorylierung

Der Abbau von 100 g dieser Fettsäure zu CO_2 und H_2O liefert 930 kcal (3 720 kJ), von denen 412 kcal (1 650 kJ) als arbeitsfähige Energie in ATP gespeichert werden. Das entspricht einem Wirkungsgrad von 44 Prozent, also einem Wert, der deutlich oberhalb der 35 Prozent von Wärmeenergie liegt. Ähnlich fällt der Wirkungsgrad beim vollständigen Abbau der Kohlenhydrate aus. Hier werden bei der Verbrennung von 100 g Glucose 410 kcal (1 640 kJ) frei, die zu 43 Prozent an ATP-Gewinnung gekoppelt werden können.

Die zum Leben wichtige Körperwärme entsteht dann bei der ATP-Synthese gewissermaßen als überschüssiges Abfallprodukt. Wenn beispielsweise beim Treppensteigen das Aktin-Myosin-System in den Muskelzellen zur Umsetzung in mechanische Energie vermehrt ATP benötigt, führt das gleichzeitig zum Schweißausbruch, weil die zwangsläufig ebenfalls anfallende Wärme abgeführt werden muss.

Der Umsatz einer Energiemenge in einer bestimmten Zeiteinheit ist als Leistung definiert. Ihre gebräuchliche Einheit ist das Watt. Ein Watt entspricht einem Joule pro Sekunde (☞ 13.3). Bei einem durchschnittlichen Energieverbrauch von 2 600 kcal (10 400 kJ) pro 24 Stunden erzeugt der Mensch eine Leistung von ungefähr 120 Watt. Legt man hier einen Wirkungsgrad von 40 Prozent zu Grunde, dann entfallen rund 50 Watt auf Nutzarbeit und 70 Watt auf Wärmeproduktion. Ließe sich letzterer Anteil als Licht kenntlich machen, liefen alle Menschen ständig als mehr oder weniger helle Leuchten umher.

10.2 Der Carrier Carnitin

Schon die schrittweise Zerlegung langkettiger Fettsäuren zu den im Citratzyklus verwendbaren aktivierten Essigsäuremolekülen findet in den Mitochondrien statt. Weil aber die Membran dieser Kraftwerke für Fettsäuren nicht durchlässig ist, bedarf es für deren Transport in das Mitochondrieninnere eines Carriers. Diese Aufgabe übernimmt das **L-Carnitin,** eine Verbindung, die aus der Aminosäure Lysin hervorgeht. L-Carnitin steht dem menschlichen Organismus stets in ausreichender Menge zur Verfügung. Wir nehmen es mit der Nahrung auf, wobei insbesondere Fleisch- und Milchprodukte viel Carnitin enthalten und unsere Leber, Nieren sowie das Gehirn können L-Carnitin problemlos synthetisieren. Eine medikamentöse Carnitingabe ist nur gelegentlich bei Dialysepatienten angezeigt und bei dem äußerst seltenen Krankheitsbild des genetischen Carnitinmangels. Die bislang publizierten Daten zeigen, dass bei allen anderen Menschen die jeweils vorhandene Menge an L-Carnitin für den Abbau der Fettsäuren nicht limitierend ist. L-Carnitin beeinflusst deshalb nicht die Leistungsfähigkeit. Dafür ist vielmehr die Zahl der Mitochondrien verantwortlich und die hängt vor allem vom persönlichen Trainingszustand ab.

L-Carnitin in hohen Dosen von 2 bis 4 Gramm pro Tag als Nahrungsergänzungsmittel genommen, kann die Wirkung der peripheren Schilddrüsenhormone hemmen. Dieser Hinweis ist besonders deshalb wichtig, weil die zusätzliche Einnahme von L-Carnitin im Sport häufig als Maßnahme zur Ernährungsoptimierung beworben wird. Es soll das Muskelwachstum anregen oder die Gewichtsreduktion fördern („fat burning vitamin"). Nach allen bisherigen Studien fehlen dafür aber die Beweise.

wechselung der Fette, läuft er stets im Vordergrund ab und wird parallel durch die langsamere Energiegewinnung aus den Fetten ergänzt. Sind die Vorräte an Kohlenhydraten erschöpft und ihre Neusynthese unzureichend, ist Muskelarbeit nicht mehr möglich, obwohl noch riesige Energiereserven in den Fettdepots lagern.

10.3 Geschwindigkeit der Energiebereitstellung

Je nach Intensität und Dauer der Kontraktionsarbeit der Muskulatur werden unterschiedliche Qualitätsansprüche an die Energieversorgung gestellt. Sofort und ohne Sauerstoffbedarf stehen zunächst die im Muskel gespeicherten, aber leider nur geringen Phosphatkonzentrationen zu Verfügung. Ihre Bedeutung besteht darin, dass sie, gewissermaßen aus dem Stand, große Leistungen ermöglichen.

Die eigentlichen Energielieferanten sind die Kohlenhydrate und Fette. Eiweiße spielen hier nur eine geringe Rolle. Da der Kohlenhydratabbau wesentlich schneller aktivierbar ist als die Verstoff-

10.3.1 Aerobe Muskelausdauer

Der Metabolismus von Kohlenhydraten und Fetten unter genügender Zufuhr von Sauerstoff ist ein aerober Prozess.

Jede aerobe Ausdauerleistung beginnt aber mit einer Sauerstoffschuld, weil das Herz-Kreislauf-System und der Stoffwechsel auf den Übergang von Ruhe zur Bewegung mit erhöhter Anspannung reagiert.

Diese Umstellungsphase beträgt zwei bis vier Minuten, das Sauerstoffdefizit wird am Ende der Belastung durch Mehraufnahme von Sauerstoff wieder ausgeglichen.

Energiequelle			Gramm/Sekunde
Kreatinphosphat			34,0
Muskelglykogen	→	Laktat	18,0
Muskelglykogen	→	$CO_2 + H_2O$	7,7
Fette	→	$CO_2 + H_2O$	3,1
Leberglykogen	→	$CO_2 + H_2O$	2,9

Tab. 10.1 Maximale Geschwindigkeit der ATP-Bildung durch verschiedene Energiequellen

Ausdauerart	Charakteristikum
Lokale Ausdauer	weniger als $\frac{1}{6}$ der Skelettmuskulatur
Allgemeine Ausdauer	mehr als $\frac{1}{6}$ der Skelettmuskulatur
Kurzzeitausdauer, 45 sek. bis 2 min	anaerobe Energiebereitstellung
Mittelzeitausdauer, 2 bis 8 min	zunehmend aerobe Energiebereitstellung
Langzeitausdauer	aerobe Energiebereitstellung
8 bis 30 min	überwiegend Glucoseverbrennung
30 bis 90 min	steigender Anteil von Fettverbrennung
mehr als 90 min	überwiegend Fettverbrennung

Tab. 10.2 Arten der Ausdauer und deren wichtigste Charakteristika

Bei Belastungen unter einer Stunde und mit geringen bis mittleren Intensitäten, bei denen das Herz-Kreislauf-System etwa die Hälfte seiner maximalen Leistungsfähigkeit erbringen muss (VO_2 max = 50 Prozent, ☞ 11.5.1), erfolgt die Energiefreisetzung etwa zu gleichen Teilen aus Kohlenhydraten und Fetten. Dabei beginnt die Aktivierung des Fettstoffwechsels je nach Trainingszustand mit einer Verzögerung von 15 bis 30 Minuten. Werden die Ausdauerleistungen mittlerer Intensität über eine Stunde hinaus durchgehalten, steigt der Anteil der Fettverbrennung in der beanspruchten Muskulatur auf 60 bis 70 Prozent bei gleichmäßiger Entleerung der Glykogendepots.

10.3.2 Anaerobe Muskelausdauer

Wächst die Intensität der Belastung, so erhöht sich die Energiegewinnung aus dem Kohlenhydratstoffwechsel nicht gleichmäßig, sondern steigt überproportional mit der Intensitätszunahme. Der Anteil der Fettverbrennung nimmt entsprechend ab. Sehr hohe Intensitäten sind schließlich nur noch durch Kohlenhydratabbau aufrechtzuerhalten. Dabei gewinnt der Aspekt der Geschwindigkeit der Energiebereitstellung eine weitere Verschärfung. Zwar findet in einem Belastungsbereich von 50 bis 80 Prozent der maximalen Sauerstoffaufnahme die Sauerstoffanflutung in den Zellen noch schnell genug statt, damit die Kohlenhydrate vollständig zu Kohlendioxid und Wasser verbrannt werden können, also noch unter aeroben Bedingungen. Doch weitere Steigerungen der Belastungsintensitäten über 80 Prozent erhöhen den Glucosedurchsatz bis zum Zehnfachen und erfordern so schnelle energetische Flussraten, dass der Zeitraum für die Energiebereitstellung sehr eng wird. Die pro Zeiteinheit transportierte Sauerstoffmenge reicht für diesen enorm hohen

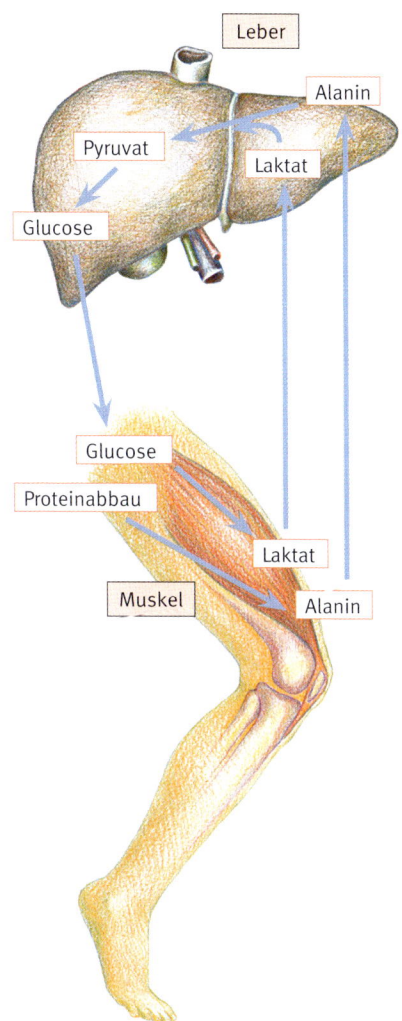

Abb. 10.3 Teilweise Verlagerung der Stoffwechsellast vom Muskel zur Leber bei intensiven körperlichen Belastungen

Glucoseabbau im aktiven Muskel nicht mehr aus, es erfolgt ein unvollständiger Abbau der Kohlenhydrate lediglich bis zur Milchsäure. Genau genommen entsteht wegen der in den Zellen vorliegenden Ionenkonzentrationen nicht die Milchsäure selbst, sondern ihr Salz, das Laktat. Da in diesem Fall gar kein Sauerstoff verbraucht wird, spricht man von anaerober Energiefreisetzung. Sie ist sehr unökonomisch, da bei ihr nur 5,5 Prozent von der Energiemenge frei wird, die bei kompletter Verbrennung unter aeroben Verhältnissen gewonnen werden könnte.

Das gebildete Laktat wird zur Leber transportiert, dort in Glucose umgewandelt und diese über den Blutstrom wieder der Skelettmuskulatur zur Verfügung gestellt. Der unvollständige Abbau zum Laktat bringt deshalb nicht nur einen Zeitgewinn, es wird auch ein Teil der Stoffwechsellast von der heftig arbeitenden Muskulatur auf die Leber verlagert. Einen ähnlichen Weg wie das Laktat geht die beim Proteinabbau im Muskel in größerer Menge entstehende Aminosäure Alanin. Auch ihr weiterer Verbrauch erfolgt über den Umweg der Umwandlung in Glucose durch die Leber.

Hochintensive Leistungen unter anaerober Energiegewinnung sind etwa 80 Sekunden lang möglich. Hinzu kommen noch etwa 5 Sekunden, die aus den geringen ATP-Reserven gespeist werden, sowie ca. 20 Sekunden durch Ausschöpfung der Kreatinphosphat-Speicher. Panikartige Überlebensaktivitäten oder entsprechende sportliche Belastungen sind also nur rund 2 Minuten durchzuhalten.

Weil die vollständige Oxidation der in Leber und Muskeln vorhandenen Kohlenhydrate unter aeroben Bedingungen Belastungszeiten bis zu 90 Minuten ermöglicht, müssten Leistungen unter anaeroben Verhältnissen bei einem Energieanteil von 5,5 Prozent ungefähr 5 Minuten lang durchführbar sein. Dass es nur knapp 120 Sekunden sind, hängt mit einem Schutzmechanismus für die Muskulatur zusammen. Sie würde möglicherweise bei andauernder hoher Belastung Schaden nehmen. Damit dies vermieden wird, hat die Übersäuerung durch Anhäufung von Milchsäure eine stark leistungsbegrenzende Wirkung. Dem so ausgelösten Zwang, die Belastung deutlich einzuschränken oder gar abzubrechen, folgt je nach Trainingszustand mehr oder weniger schnell eine Erholungsphase. Meist ist das Laktat nach 30 bis 60 Minuten wieder beseitigt. Orte seines Abbaus sind Leber, Herz und Skelettmuskeln.

10.3.3 Bedeutung der Kohlenhydrate bei der Fettverbrennung

> Anders als Kohlenhydrate können Fette nur aerob abgebaut werden.

Der niedrige respiratorische Quotient der Fettverbrennung von 0,7 (☞ 10.3.4) zeigt, dass dazu besonders viel Sauerstoff benötigt wird, die energetische Flussrate also gering ist. Es sind deshalb nur Ausdauerübungen möglich. Diese können aber wegen der immensen Fettreserven bei entsprechendem Training extrem lange durchgeführt werden. Allerdings finden auch sie mit zur Neige gehenden Kohlenhydratreserven eine Begrenzung.

Die Bedeutung der Kohlenhydrate für die Fettverbrennung ergibt sich aus folgenden Überlegungen:

Zwischenprodukt des Abbaus der Fette (und auch der Kohlenhydrate) ist Essigsäure. Die Essigsäure wird im Citratzyklus in Kohlendioxid und Wasserstoff zerlegt. Dazu wird sie initial an ein Molekül Oxalessigsäure gebunden, es entsteht Zitronensäure. Bei exakter Darstellung handelt es sich auch wieder um die Salze der Säuren (Acetat, Oxalacetat und Citrat). Während also Essigsäure im Citrat-Kreisprozess einen weiteren Abbau erfährt, wird die Oxalessigsäure in diesem Zyklus recycelt und steht dann für weitere Essigsäuremoleküle wieder zur Verfügung. Aber Oxalessigsäure muss überhaupt erst einmal vorhanden sein und „verloren gegangene" Moleküle müssen ersetzt werden. Geliefert wird dieses Substrat jedoch nur von den Kohlenhydraten und in kleiner Menge von den Proteinen. Sind nun Kohlenhydrate nach langen Belastungen nicht mehr verfügbar oder werden sie beim anaeroben Stoffwechsel nur ungenügend verwertet, sinkt die Oxalessigsäurekonzentration und der Fettabbau gerät ins Stocken. Denn Fette verbrennen in der „Flamme" der Kohlenhydrate! Ohne Glykogenvorräte können längere Belastungen dann nur noch in dem verringerten Maß fortgesetzt werden, wie Glucose in der Leber neu gebildet wird. Diese Neusynthese ist ein relativ langsamer Prozess. Nach 24 Stunden wäre etwa die Hälfte des Glykogenvorrats der Leber wieder aufgefüllt, die Resynthese der restlichen 40 bis 50 g nimmt einen weiteren Tag in Anspruch.

Der Leistungseinbruch nach Aufbrauch der Glykogendepots ist sehr markant. Um Eibl-Eibesfeldts „Vermaus-

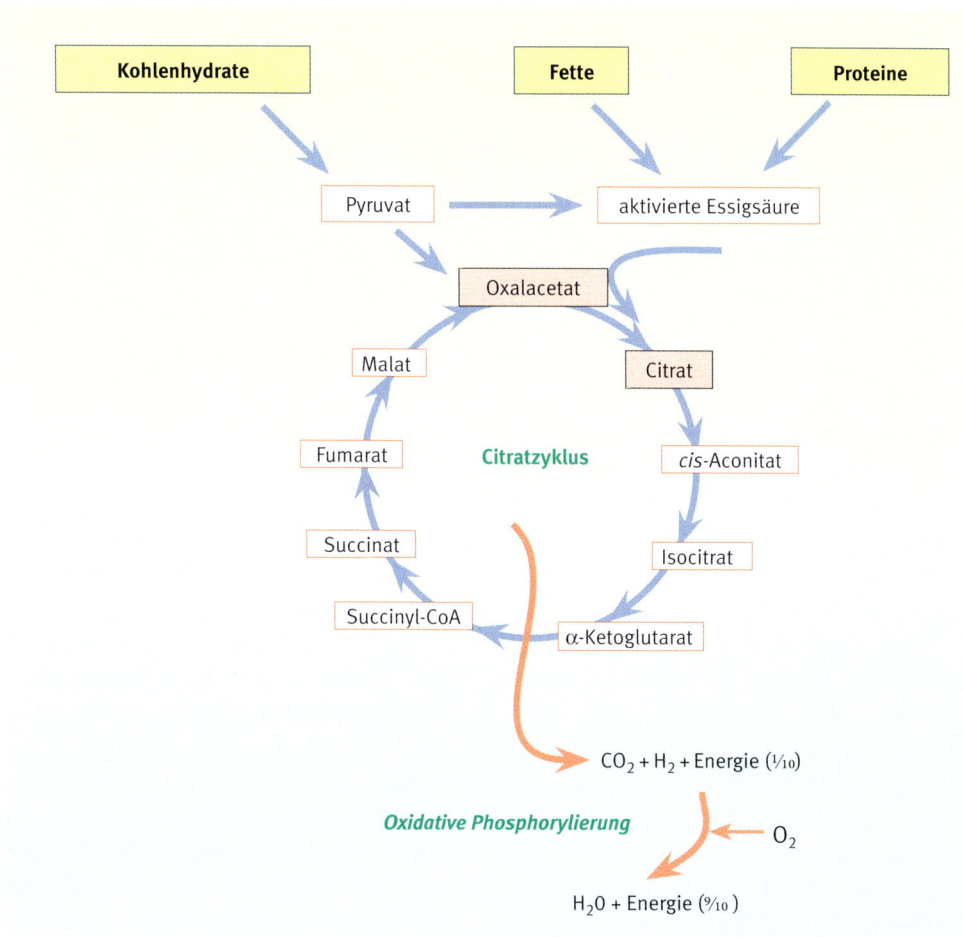

Abb. 10.4 Mündung der Nahrungsstoffe in den Citratzyklus und die oxidative Phosphorylierung

grauung des Mannes" abzuwandeln, der Sportler gerät ziemlich unvermittelt in den Zustand der „Verlahmentung", bei einem Marathonlauf typischerweise zwischen den Kilometern 30 und 35. Der Organismus zieht hier eine Art Notbremse. Denn ebenso wie das Nebennierenmark und die roten Blutkörperchen ist auch das Zentralnervensystem akut auf Glucose als Energielieferanten angewiesen. Es entnimmt die Glucose dem Blut und die Leber hält den Glucosespiegel dort konstant. Bereits geringgradige Unterzuckerungen führen zu Störungen der Hirnfunktion. Ein erstes Alarmzeichen ist das Gefühl der Ermüdung. Damit das Gehirn nicht stärker in seiner Funktion eingeschränkt wird, kommt es sinnvollerweise vorher zum Erliegen der Muskelarbeit. Ein der Erschöpfung naher, sich bewegender Körper, der dem Hirn gerade die letzten Energievorräte entzo-

	Untrainiert	Freizeitläufer	Spitzenläufer
Gewicht (kg)	90	76	66
BMI (kg/m²)	28,4	24	20,8
Energiebedarf für einen Marathon (kcal)	3800	3200	2800
Glykogenvorrat in der Muskulatur (kcal)	1200	1600	1900
ausreichend für Anteil eines Marathons	0,32	0,50	0,68

Tab. 10.3 Muskuläre Kohlenhydratspeicher und Energieverbrauch von Marathonläufern (ausgewählte Beispiele nach Steffny M. et al., „Spiridon" 2003)

gen und es damit abgestellt hat, ist zum Glück von der Evolution nicht vorgesehen.

Untrainierte Personen verwerten wegen der energetischen Vorzüge des Kohlenhydratabbaus überwiegend nur ihre Glykogenreserven in der Muskulatur. Diese sind üblicherweise gering, weil bei ihnen die Kohlenhydrate in der Nahrung oft den wünschenswerten Anteil von 50 bis 55 Prozent nicht erreichen und weil durch fehlendes Training die Speicherkapazitäten für Kohlenhydrate nicht optimiert sind. Der Übungsmangel ist ferner dafür verantwortlich, dass kein schneller Energieausgleich durch Fettverbrennung stattfindet. Erst durch Training werden Atmung, Herz-Kreislauf-System und Stoffwechsel so verbessert und ihre Leistungen aufeinander abgestimmt, dass der Organismus auch seine Fettreserven mobilisieren kann. Hormonelle Regulationsmechanismen und die betreffenden Enzymsysteme passen sich den veränderten Bedürfnissen an. Regelmäßige, über 30 Minuten andauernde

Übungen erhöhen dann stetig den Anteil der Fettverbrennung für eine gegebene Ausdauerleistung und verringern die zeitliche Verzögerung, mit der der Fettstoffwechsel nach Beginn der Belastung einsetzt. Ausdauer trainierte Sportler kommen deshalb mit ihren Glykogenreserven länger aus und sind zu größeren Leistungen fähig. Daneben lernen sie durch anstrengungsorientierte Übungen auch mental mit den begrenzten Glykogendepots so umzugehen, dass sie nicht schon vor Ende der Belastung verbraucht sind. Der Einfluss des Trainings auf diese besonderen Energiereserven und auf die daraus resultierende Leistungsfähigkeit von Marathonläufern ist in der Tabelle 10.3 beispielhaft dargestellt.

10.3.4 Der respiratorische Quotient

Die Anlieferung des für die Oxidation der Nahrungsbestandteile notwendigen Sauerstoffs und der Abtransport des entstehenden Kohlendioxids erfolgt durch das Atmungssystem.

> Das Konzentrationsverhältnis $\frac{[CO_2]}{[O_2]}$ von Kohlendioxid zu Sauerstoff wird als respiratorischer Quotient bezeichnet.

Dieser Quotient variiert je nach verstoffwechseltem Energieträger, weil der Bedarf an Sauerstoff für die Verbrennung der drei Grundnahrungsmittel verschieden ist. So nimmt beispielsweise Glucose als zentrales Molekül im Kohlenhydratstoffwechsel für seine Oxidation ebenso viel Sauerstoff auf wie es Kohlendioxid abgibt, der respiratorische Quotient ist also 1.

$$C_6H_{12}O_6 + 6O_2 \rightarrow 6CO_2 + 6H_2O$$

$$\frac{[CO_2]}{[O_2]} = \frac{6}{6} = 1$$

In den Fettsäuren sind relativ mehr oxidierbare Kohlenstoff- und Wasserstoffatome als in den Kohlenhydraten enthalten, deshalb wird für ihre Verbrennung 30 Prozent mehr Sauerstoff verbraucht. Der respiratorische Quotient sinkt dadurch auf 0,70 wie sich am Beispiel der Palmitinsäure zeigen lässt:

$$C_{15}H_{31}COOH + 23O_2 \rightarrow 16CO_2 + 16H_2O$$

$$\frac{[CO_2]}{[O_2]} = \frac{16}{23} = 0,7$$

Für Proteine beträgt er etwa 0,80 und für eine gemischte Kost aus 60 Prozent Kohlenhydraten, 30 Prozent Fett und 10 Prozent Eiweiß errechnet er sich zu 0,89.

Durch Ermittlung des respiratorischen Quotienten kann man die Energieausbeute der Nahrungsmittel bezogen auf das Volumen des verbrauchten Sauerstoffs bestimmen (= energetisches Äquivalent). Pro Liter Sauerstoff sind dies bei den Kohlenhydraten 5,5 kcal (22 kJ) und bei den Fetten trotz ihres mehr als doppelt so hohen Energiegehalts nur 4,5 kcal (18 kJ). Diese Betrachtung macht deutlich, warum Kohlenhydrate speziell bei hohen Leistungsanforderungen vorrangig am Energieumsatz beteiligt sind. Neben dem kürzeren und schneller abgeschlossenen Abbauweg ist es besonders der bei gleichem Sauerstoffverbrauch rund 20 Prozent höhere Energiegewinn, der in diesem Sinne zu Buche schlägt.

Wenn jedoch die körperlichen Aktivitäten auf 70 Prozent der maximal möglichen Leistung absinken, tritt der Kohlenhydratverbrauch zugunsten des Fettstoffwechsels in den Hintergrund. Unter dem Gesichtspunkt einer hohen Fettverbrennung sind diese 70 Prozent gleichzeitig die optimale Trainingsintensität. Denn wer sich noch weniger anstrengen möchte, wird auch entsprechend weniger Fett abbauen (☞ 11.4).

11 Der Weg zum regelmäßigen Ausdauersport

11.1 Die überragende Stellung der Ausdauer

Die fortschreitende Motorisierung unserer Gesellschaft und die immer schneller in alle Lebensbereiche vordringende Technisierung beschert den Menschen ein Höchstmaß an Bequemlichkeit. Die meisten scheinen sich mit dieser Entwicklung dankbar und recht widerstandslos anzufreunden. Erst wenn sich mit zunehmendem Alter Bewegungs- oder allgemeine Gesundheitsprobleme einstellen, beginnen viele Menschen, der selbstverordneten Immobilisation entgegenzuwirken. Sie suchen diesen Ausgleich im Sport, um Belastbarkeit und Flexibilität von Körper und Geist wiederzugewinnen und zu erhalten. Sport muss in diesem Zusammenhang keineswegs Leistungs- oder gar Hochleistungssport bedeuten. Es reichen für den Start in neue Lebensabläufe vermehrte körperliche Aktivitäten, die deutlich über die gewöhnlichen

Alltagsbelastungen hinausgehen. Treppensteigen statt Fahrstuhlfahren, Besorgungen zu Fuß statt mit dem Auto, Gartenarbeiten etc. können der Einstieg zum Ausstieg aus der Inaktivität sein und den Übergang zu einem Leben mit Sport erleichtern.

In den verschiedenen Sportdisziplinen wird in sehr unterschiedlicher Weise Kraft, Beweglichkeit, Schnelligkeit und Koordinationsvermögen trainiert. Eine überragende Stellung unter den motorischen Grundfunktionen nimmt jedoch die Ausdauer ein. Sie ist als aerobe dynamische Langzeitausdauer mit gleichmäßigem Wechselspiel von Kontraktion und Entspannung der arbeitenden Muskulatur fast immer Grundlage für den sportlichen Erfolg. Dabei ist es egal, ob Spitzensportler um Medaillen kämpfen oder sich Breitensportler zum Vergnügen und zur Mehrung ihrer Fitness mühen. Es ist heute sehr populär, sich beachtenswerten Ausdauerleistungen zu unterziehen, ob

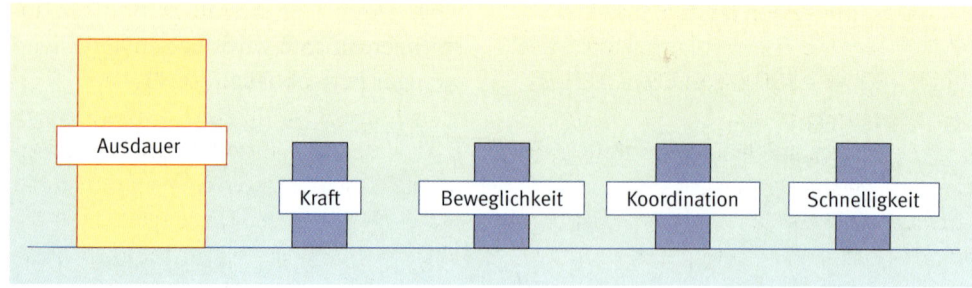

Abb. 11.1 Überragende Stellung der Ausdauer unter den motorischen Grundfunktionen

beim Laufen, Wandern, Walking, Nordic Walking, Inline-Skating, Radfahren, Schwimmen, Rudern, Bergwandern, Skilaufen oder Tanzen. Lebensstil, Gesundheitsstatus, soziales Umfeld und örtliche Gegebenheiten sind die wesentlichen Faktoren, die bei der Wahl der Sportart entscheiden. Die vielen Möglichkeiten der Betätigung bieten eine Chance, dass eigentlich alle Spaß beim Sport empfinden können und so ihr Sport auch zur Lebensgewohnheit wird.

> Zu den einfachsten Ausdauerübungen gehört das Laufen. Es erfordert keine teuren Anschaffungen, ist überall und zu jeder Zeit durchführbar und ist als Grundsportart Voraussetzung für etliche andere Disziplinen.

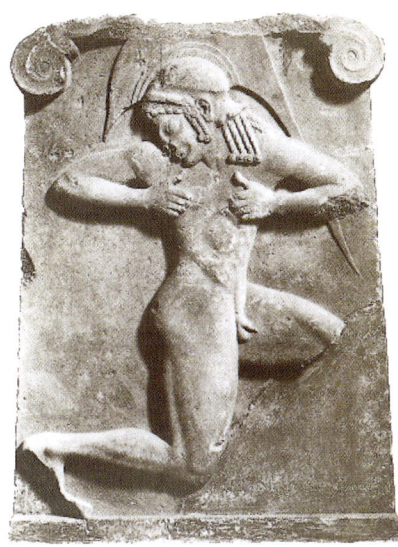

Abb. 11.2 Ein Mann stirbt während eines Laufes. Grabstele, 6./5. Jahrhundert v. Chr. Quelle: Andreas + Andreas Verlagsbuchhandel, Salzburg, „Illustrierte Geschichte der Medizin"

Eine große Faszination übt auf jene, die die Lust wieder entdeckt haben, sich besonderen körperlichen Anforderungen zu stellen und psychophysische Strapazen auf sich zu nehmen, offenbar der **Marathonlauf** aus. Es dem Griechen gleich zu tun, der vermeintlich 490 v. Chr. von Marathon nach Athen lief, ohne natürlich dessen tödliches Schicksal teilen zu wollen, stößt in unseren Tagen bei immer mehr Menschen auf Sympathie. Dabei ist die Geschichte vom laufenden Abgesandten aus Marathon wahrscheinlich nur eine hübsche Legende. Herodot als Zeitzeuge der Schlacht von Marathon erwähnt diesen Botenlauf nicht, von ihm wird erstmals 600 Jahre später von Lukian und Plutarch berichtet. Marathon also ein Mythos? Dennoch, mit dem Wiederaufleben von Olympia als den bedeutendsten der vier auf einen Totenkult zurückgehenden panhellenischen Spielen wurde der klassische Marathonlauf mit all seinen Teil- und Minivarianten zu einem Symbol für Ausdauerleistungen schlechthin und ist darüber hinaus längst zum Synonym für Vorgänge geworden, deren Dauer das normal zu erwartende Maß deutlich übersteigen – Marathonverhandlungen, Marathonrede, Marathonsitzung etc.

So definieren Menschen je nach Anspruch und Erwartung oft auch ihre eigenen sportlichen Marathonleistungen. Das können nach längerer Bettlägerigkeit der erste Spaziergang, nach ausgedehnter Inaktivitätsphase ein beginnendes Gehtraining, Leistungssteigerungen beim Walking, Schwimmen oder Radfahren, Erhöhungen des wöchentlichen Laufpensums, Beteiligungen an Volksläufen oder Teilnahme an Wettkämpfen sein. Im Breitensport sollte das absolute Leistungsvermögen immer nur eine untergeordnete Rolle spielen, wichtiger sind die kleinen und großen Siege über die ständig lockende Trägheit.

11.2 Trainingsbeginn und Trainingsgestaltung für Anfänger

In allen Sportdisziplinen existiert eine Fülle wissenschaftlich erarbeiteter und empirisch erprobter Trainingsprogramme. Ihnen sollen und können hier nicht weitere Varianten angefügt werden. Es scheint aber sinnvoll, auf einige grundlegende Prinzipien der Trainingsphysiologie hinzuweisen. Sie erleichtern vielleicht den Couchpotato-Menschen, ihre aufkeimende Lust auf mehr Bewegung zu verwirklichen. Sie sind auch besonders von Sportlern zu bedenken, die nach langen, durch Verletzungen, schweren Erkrankungen oder Operationen bedingten Inaktivitätsphasen mit sorgfältigem und gezieltem Aufbau der motorischen Basisfähigkeiten wieder an ihre alten Leistungsmöglichkeiten herangeführt werden wollen.

Für diese Personengruppen fällt die Aufnahme von sportlichen Aktivitäten nicht leicht. Der Umgang mit dem eigenen Körper ist fremd geworden, oft mutet man ihm gleich zu viel zu. Der Bewegungsapparat verkündet Schmerzen, es kommt zu Verletzungen, schnell erlahmt das Interesse und innerhalb weniger Wochen glaubt man wieder das, was man ja schon immer wusste, dass man eigentlich gar keine Zeit für solche Anstrengungen hat. Empfehlenswert ist daher bei dieser doch tief greifenden Lebensumstellung ein Beginn mit moderaten körperlichen Aktivitäten. Individuelle Vorgehensweisen, die Alter, Geschlecht, Erfahrung, Talent, Gewicht, Psyche und den allgemeinen Gesundheitszustand berücksichtigen, sind notwendig.

Als einfacher Einstieg in Bewegungsprogramme eignet sich beispielsweise Walking, ein 10 bis 60 Minuten schnelles Gehen mit langen Schritten jeden zweiten Tag. In das Walking wird dann nach Wochen minutenweise langsames Joggen eingebaut. Daraus wird ebenfalls nach längerer Adaptationsphase Joggen mit Gehpausen und schließlich werden kurze Strecken ohne Pause gelaufen.

Natürlich muss aus Walking nicht zwangläufig Jogging werden. Menschen mit orthopädischen Problemen oder Übergewichtige profitieren von der geringen Belastung des Gehens und sollten deshalb diese Bewegungsform beibehalten. Wegen der schwächeren vertikalen Bodenreaktionskräfte von maximal dem 1,5fachen des Körpergewichts werden Gelenke, Sehnen, Bänder und Kapseln geschont (☞ 13.5). Voraussetzung dafür ist jedoch, dass nicht Spitzensportler imitiert werden, die Füße also nicht auf einem gedachten Strich, sondern hüftbreit aufgesetzt werden. Der begrenzte Intensitätsbereich verringert im Übrigen auch die Überforderungsgefahr für das Herz-Kreislauf-System. Man kann deshalb Walking-Anfänger eher zu einem schnelleren Tempo ermuntern als Menschen, die mit dem Joggen beginnen.

Als Anhalt für geeignete Belastungsgrenzen können die von der Europäischen Atherosklerosegesellschaft vorgeschlagenen Pulsfrequenzen pro Minute für „Sportentwöhnte" dienen:

> 20 – 29 Jahre: 115 – 145
> 30 – 39 Jahre: 110 – 140
> 40 – 49 Jahre: 105 – 130
> 50 – 59 Jahre: 100 – 125
> 60 – 69 Jahre: 95 – 115

Erst wenn ein guter Trainingszustand erreicht ist, sollten die Häufigkeit der Ausdauerübungen und danach ihr Umfang gesteigert werden. Bei entsprechender Motivation steht es frei, in der letzten Stufe auch Phasen mit höherer Belastungsintensität in die Trainingsabläufe einzubauen.

> **öli-Regel:**
> Sie besagt, zunächst **ö**fter, dann auch **l**änger und erst später **i**ntensiver trainieren.

Gleichzeitige Steigerungen von Trainingsumfang und Intensität sind ausnahmsweise nur bei sehr gut trainierten Sportlern sinnvoll.

Körperliche Aktivitäten jeglicher Art beginnen immer mit geringen Intensitäten im Sinne eines langsamen **Aufwärmens** und sollten so auch enden. Unter Ruhebedingungen fließen lediglich 15 bis 20 Prozent des Herzminutenvolumens in die Muskulatur. Aber schon durch eine 10-minütige minimale Aufwärmbelastung wird durch Öffnung vieler Muskelkapillaren die Durchblutung auf das 3- bis 4fache angehoben. Die damit verbundene erhebliche Steigerung des Transports von Stoffwechselprodukten ist Voraussetzung für die Entfaltung der maximalen Leistungsfähigkeit. Weiterhin ist die erwärmte Muskulatur geschmeidiger und weniger verletzungsanfällig, die Bindegewebselastizität erhöht, neuromuskuläre Koordinationen verbessert und die mentale Einstellung auf die folgende körperliche Belastung erleichtert. Der Aufwärmvorgang sollte bei Ausdauerbeanspruchungen jedoch nicht länger als 15 Minuten dauern und 10 Minuten vor einem eventuellen Wettkampf abgeschlossen sein.

> Wichtig ist, die körperlichen Anstrengungen stets mit einer gezielten Abwärmphase zu beenden.

Dazu können lockeres Auslaufen, langsames Rad fahren oder Kraftübungen mit geringem Belastungswiderstand gehören, immer auch ergänzt durch ausreichende Dehnübungen. Die in der trainierten Muskulatur angesammelten Stoffwechselprodukte werden so beschleunigt abtransportiert und abgebaut. Der ermüdungsbedingte erhöhte Muskeltonus entspannt sich. Insgesamt verkürzt sich die Erholungszeit und verbessert sich das allgemeine Wohlbefinden.

11.3 Belastungsreize und Leistungssteigerung

Trainingserfolge beruhen darauf, dass durch geeignete Belastungsreize der Organismus zu Anpassungsprozessen gezwungen wird und dann im Folgenden höhere Belastungen möglich werden. Regelmäßiges und systematisches Training führt so zu einem kontinuierlichen Leistungsanstieg. Reizgewöhnung bei unterschwelligen Belastungsreizen haben keinen Trainingseffekt, während längere Phasen mit zu großer Reizdichte zum prekären Übertrainingssyndrom führen können. Sehr verdächtig hierfür ist immer ein Leistungsabfall trotz intensiven Trainings. Typische zusätzliche Symptome sind Müdigkeit, Appetit- und Gewichtsverlust, Stimmungslabilität, Schlafstörungen, Infektanfälligkeit und Anstieg der Ruheherzfrequenz (☞ 9.4.5). Weil diese Symptome auch zu vielen ernsthafteren Erkrankungen passen, müssen diese zunächst ausgeschlossen werden, bevor endgültig ein Übertrainingssyndrom diagnostiziert wird.

Anpassungsvorgänge am Herz-Kreislauf-System und bezüglich des Stoffwechsels vollziehen sich innerhalb von Wochen, also recht schnell. Am Bewegungsapparat sind sie aber langsame Prozesse, die unter Umständen Monate benötigen. Wird diese physiologische Besonderheit bei Belastungssteigerungen nicht beachtet, sind Überlastungsschäden an Muskeln, Knochen, Gelenken, Sehnen, Bändern oder Kapseln kaum zu vermeiden (☞ 13.5).

11.4   Trainingsumfang

Um fit zu werden und zu bleiben ist ein regelmäßiges, zielgerichtetes und anstrengendes Training mit 3 bis 4 Übungseinheiten pro Woche von jeweils 30 bis 50 Minuten Dauer erforderlich. Körper-

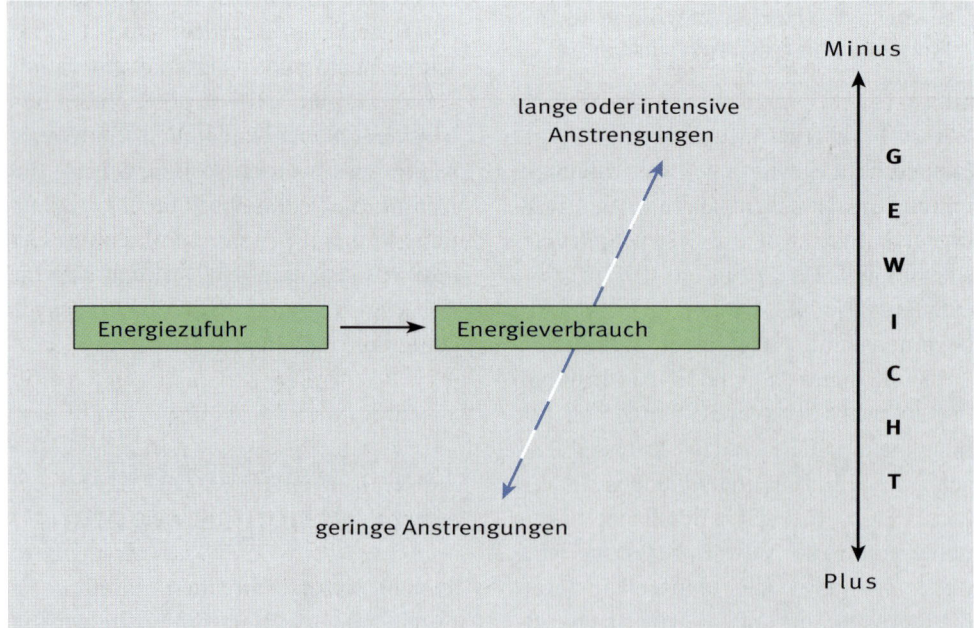

liche Belastungen im Beruf können hierbei meist vernachlässigt werden, da heute fast immer Maschinen die schweren Arbeiten übernehmen.

> **Die Trainingswirkung ist dosisabhängig.**

Die Ergebnisse der Auswertung von 30 großen Studien auf der Basis von mehr als zwei Millionen Menschenjahren bestätigen eine nahezu lineare Beziehung zwischen dem Umfang körperlicher Aktivitäten und der Abnahme **koronarer Herzkrankheiten.** Für einen optimalen Effekt in Bezug auf den **Fettstoffwechsel** hilft eine Verlängerung der täglichen Übungsdauer, denn die Fettverbrennung kommt erst nach etwa 30 Minuten so richtig in Gang (☞ 10.3.4).

Unter dem Gesichtspunkt der **Gewichtsabnahme** gilt auch für körperliche Aktivitäten der von Robert Mayer 1841 formulierte Energieerhaltungssatz. Nach diesem Naturgesetz aus der Physik ist die Energiesumme in einem abgeschlossenen System konstant. Energie kann sich also nicht einfach in Nichts auflösen und umgekehrt nicht aus dem Nichts entstehen (☞ 10.1).

> **Lange oder intensive Anstrengungen verbrauchen folglich viel Energie mit höherem Gewichtsverlust und umgekehrt.**

11.5 Kontrollen der sportlichen Leistungsfähigkeit

Nicht nur Training im Leistungssport, sondern auch körperliche Aktivitäten zur Gesunderhaltung erfordern Intensitätskontrollen zur Belastungssteuerung. Dafür eignen sich sowohl die schlichte subjektive Einschätzung der Belastung anhand der Borg-Skala als auch die Bestimmung der maximalen Sauerstoffaufnahme, die Angabe der Herzschläge pro Minute oder die Laktatmessung.

11.5.1 Maximale Sauerstoffaufnahme

Die maximale Sauerstoffaufnahme (= VO_2 max) ist identisch mit der höchstmöglichen Pumpleistung des Herzens und stellt das maximale Transportvermögen von Sauerstoff aus der Luft zur Arbeitsmuskulatur dar (☞ 10.3.2). Die maximale Sauerstoffaufnahme ist vom Alter, Geschlecht sowie von genetischen Faktoren abhängig und kann durch Training nur um bis zu 20 Prozent gesteigert werden. Sie wird im Ergometertest (Laufband, Fahrrad) gemessen und meist in metabolischen Äquivalenten (= MET) angegeben. Ein MET entspricht der Aufnahme von 3,5 ml Sauerstoff pro Minute und Kilogramm Körpergewicht. Der Referenzwert junger, untrainierter Erwachsener liegt bei 9 bis 13 MET, Spitzenathleten erreichen Werte bis 25 MET.

Subjektives Empfinden	Wert
überhaupt nicht anstrengend	6
extrem leicht	7 bis 8
sehr leicht	9
leicht	10 bis 12
etwas anstrengend	13 bis 14
anstrengend	15 bis 16
sehr anstrengend	17 bis 18
extrem anstrengend	19
maximale Anstrengung	20

Tab. 11.1 Selbsteinschätzung der körperlichen Anstrengung nach Borg. Die Skala von 6 bis 20 entspricht einem gleichen Bereich der Herzfrequenz geteilt durch 10.

11.5.2 Herzfrequenzmessung

Wegen ihrer Einfachheit wird gern die manuelle Herzfrequenzmessung angewandt. Sie sollte am Handgelenk erfolgen. Problematisch ist das Ertasten der Halsschlagader (= Arteria carotis). Diese gabelt sich im Halsbereich in die Arteria carotis interna und externa und enthält in der Wandung dieser Gabel Druckrezeptoren (= Karotissinus). Deren manuelle Reizung kann zu einem reflektorischen Absinken von Herzfrequenz und Blutdruck bis zum Herzstillstand führen. Der so genannte Karotissinusreflex lässt sich bei einem überempfindlichen Karotissinus (eher bei älteren Personen) bereits durch Drehen oder Rückwärtsneigen des Kopfes auslösen!

Die direkt nach der Nachtruhe noch im Liegen gemessene Frequenz ist der Ruhepuls. Er beträgt bei Erwachsenen etwa 70 Schläge pro Minute. Ausdauertraining führt zu einer Pulsverlangsamung, auf etwa 60 Schläge bei Breitensportlern, 50 Schläge bei Leistungssportlern und oft nur 35 bis 40 Schläge bei Hochleistungssportlern. Fieber steigert die Herzfrequenz, ein Grad Temperaturerhöhung macht etwa 10 zusätzliche Herzschläge aus. Die Messung des Ruhepulses eignet sich deshalb auch als Kontrolle des Gesundheitszustandes. Ist der morgendliche Ruhepuls um mehr als 8 Schläge pro Minute erhöht, sollten körperliche Belastungen reduziert oder ganz ausgesetzt werden.

Die maximal erreichbare Herzfrequenz für gesunde Menschen ist altersabhängig und ergibt sich in guter Näherung aus der Differenz von 220 minus Lebensalter. An dieser Pulszahl sollte sich die persönliche Trainingsplanung orientieren. So liegt

die optimale Herzfrequenz für Ausdauerbelastungen zwischen 60 und 85 Prozent der maximal erreichbaren Herzfrequenz.

Das entspricht beim Laufen einem zügigen Tempo, bei dem jedoch Unterhaltungen noch ohne Schwierigkeiten möglich sind. Dabei ist der subjektiv empfundene Belastungsstress nicht abhängig von der Geschwindigkeit, sondern von der Herzfrequenz. Da diese für eine definierte Leistung mit zunehmendem Trainingszustand sinkt, werden so nach und nach Gespräche auch bei höherem Tempo möglich. Die zwischen Herzfrequenz und Leistung existierende Beziehung ist in einem Pulsbereich von etwa 120 bis 170 nahezu linear, was bei

der Festlegung von Trainingsplänen sehr nützlich sein kann.

Nachteile manueller Herzfrequenzmessungen sind einmal die Notwendigkeit, die körperlichen Aktivitäten unterbrechen zu müssen, und zum anderen ihre eingeschränkte Genauigkeit. Denn bevor in der Ruheposition der Puls einwandfrei zu tasten ist, vergehen mehrere Sekunden, in denen er sich bereits wieder verlangsamt. Wer es braucht und den finanziellen Aufwand nicht scheut, sollte die Pulsfrequenz während der sportlichen Belastungen mit Hilfe kleiner, am

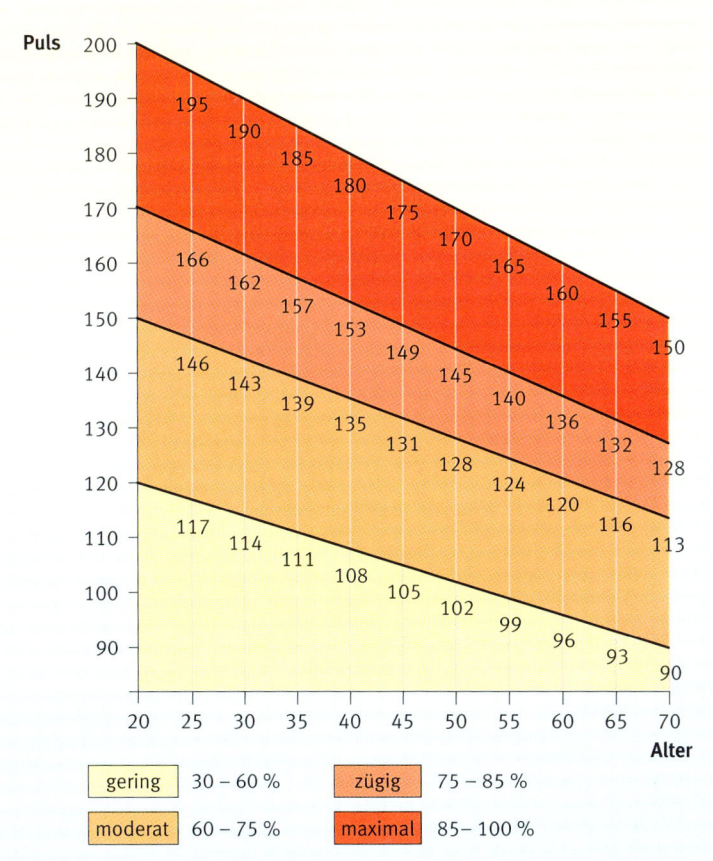

Abb. 11.3 Beziehung von Trainingsintensität und Puls für verschiedene Altersgruppen

Körper zu befestigender Geräte bestimmen.

11.5.3   Laktatmessung

Ausdauerleistungen sind nur bei vollständiger Verbrennung der Energieträger zu Kohlendioxid und Wasser möglich. Unter solchen aeroben Stoffwechselbedingungen ist der Laktatspiegel im Blut niedrig und bleibt unter der aeroben/anaeroben Laktatschwelle von 4 mmol pro Liter. Dieser Schwellenbereich entspricht einem Puls von etwa 80 bis 85 Prozent der maximalen Herzfrequenz. Diese Grenze gilt aber nur für ausdauertrainierte Personen. Untrainierte geraten schon bei etwa 55 Prozent ihrer maximalen Herzfrequenz in den anaeroben Bereich.

Die anaerobe Energiebereitstellung ist von der Evolution eigentlich für Notfallsituationen, zum Beispiel Flucht aus Gefahrenbereichen, vorgesehen. In solchen Fällen werden die Stoffwechselwege verkürzt, Sauerstoff wird nicht benötigt, es entsteht folglich weder CO_2 noch H_2O, sondern als Abbauprodukt das Salz der Milchsäure, das Laktat. Unter diesen Bedingungen finden sich im Blut Laktatkonzentrationen immer über 4 mmol/l, die je nach Intensität der körperlichen Belastungen Werte bis 25 mmol/l erreichen. Die maximalen Laktatkonzentrationen stellen sich bei hochintensiven Leistungen wie beispielsweise einem 400-m-Lauf zwischen der 3. und 15. Minute nach Belastungsende ein und klingen mit einer Halbwertszeit von 15 Minuten wieder ab. Aktive Erholung (Abwärmen) beschleunigt den Laktatabbau. Diese biochemischen Zusammenhänge sind Grundlage der Trainingssteuerung im Leistungssport. Nur da besteht die Notwendigkeit, Trainingseinheiten auch im aeroben/anaeroben Schwellenbereich oder unter anaeroben Bedingungen zu absolvieren.

12 Kraft, Beweglichkeit und Koordinationsvermögen

12.1 Warum Kraftsport auch für Freizeitsportler sinnvoll ist

Wenngleich dem Ausdauertraining enorm positive Gesundheitseffekte zuzuschreiben sind, darf das Training der anderen motorischen Grundfunktionen nicht vernachlässigt werden.

> Nicht eine einzige Sportart, sondern nur ein komplexes Bewegungsprogramm stärkt den gesamten Körper.

Zur umfassenden Fitness gehört deshalb auch ein ausreichendes Maß an Krafttraining, mit dem möglichst viele der bei den Ausdaueraktivitäten nicht beanspruchten Muskeln erreicht werden. Systematisch durchgeführt bringt es dem jungen Sportler einen Leistungszuwachs und kann bei älteren Menschen sowohl dem unabding-

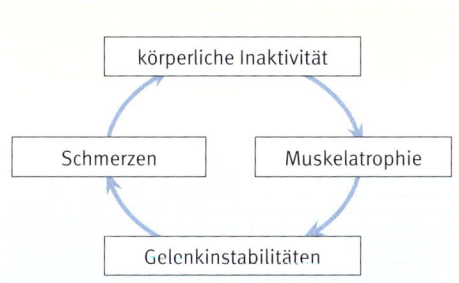

Abb. 12.1 Ein Beispiel für Störungen, die sich gegenseitig ungünstig beeinflussen.

baren Muskelabbau als auch der Knochenbrüchigkeit entgegenwirken.

Die persönlichen Daten und Interessen der Sport treibenden bestimmen letztlich, wie ihr muskuläres Training aussehen soll. Breitensportler werden Gymnastik oder ein kontrolliertes Gewichtstraining betreiben und Leistungssportler eher ein spezifisches Krafttraining vorziehen. Um die unterschiedlichen Muskelfunktionen besser verstehen zu können, soll zunächst kurz auf die Muskelanatomie eingegangen werden.

12.1.1 Mögliche Muskelbelastungen

Die meisten Muskeln sind funktionell als Paar angelegt (Agonist und Antagonist). Wenn ein Muskel (Agonist) beispielsweise eine Beugung durchführt, dann kann diese durch seinen Gegenspieler in Form der Streckung wieder rückgängig gemacht werden. Dabei hängt die vom jeweiligen Nerv-Muskel-System ausgeübte Kraft von Anzahl, Querschnitt und Struktur der einzelnen Muskelfasern ab. Auch die optimale Koordination der jeweils zusammenwirkenden Muskeln und die effiziente Energiebereitstellung spielen hier eine wichtige Rolle.

Die Beanspruchung der Muskeln kann in sehr unterschiedlicher Weise erfolgen. So steht bei **dynamischen Kraftentfal-**

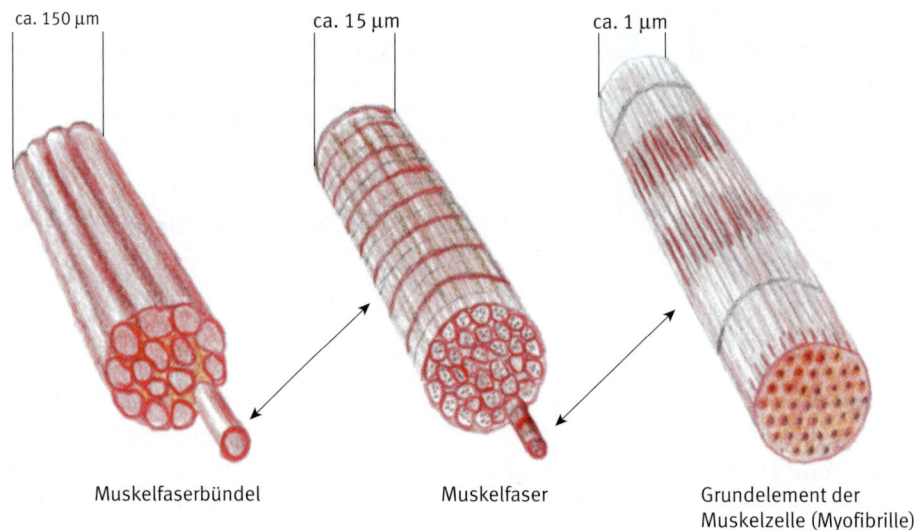

ca. 150 µm   ca. 15 µm   ca. 1 µm

Muskelfaserbündel   Muskelfaser   Grundelement der
Muskelzelle (Myofibrille)

Abb. 12.2 Aufbau der quergestreiften Muskulatur

tungen die Verkürzung der Muskeln innerhalb eines Bewegungsablaufs im Vordergrund, die als **konzentrische Kontraktion** (= Zusammenziehen der Muskelfasern in einem gemeinsamen Mittelpunkt) bezeichnet wird. Ist der Muskel auf Grund der Krafteinwirkung gegen einen Widerstand verlängert, beispielsweise als Bremskraft beim Bergablaufen oder beim Abfangen des Körpers nach dem Stoßen eines Gewichts, spricht man von **exzentrischer Arbeit** (= Dehnung der Fasern aus einem gemeinsamen Mittelpunkt wieder heraus). Richtet sich schließlich die willkürliche Kontraktion gegen einen unüberwindlichen Widerstand, handelt es sich um **statische Kraftübungen.** Bei dieser **isometrischen Muskelanspannung** bleibt die Muskellänge unverändert. Die exzentrische Maximalkraft eines Muskels ist stets größer als seine (beschleunigende) dynamische Maximalkraft und je nach Trainingszu-

stand 5 bis 40 Prozent größer als seine statische Kraft.

Im Sport haben wir es am häufigsten mit dynamischen Kraftwirkungen zu tun. Beim Laufen als hierfür klassisches Beispiel und in vielen anderen Sportarten ist der Bewegungsablauf durch einen rhythmischen Wechsel von konzentrischer Kontraktion und exzentrischer Bremskraft gekennzeichnet. Die Geschwindigkeit der Kontraktion, die Schnellkraft, bestimmt die Leistung der entsprechenden Muskeln.

12.1.2   Trainingsaufbau

Ein ausgewogenes Muskeltraining sollte jeden zweiten Tag erfolgen und sich an Belastungen orientieren, die im Sport und Alltag verlangt werden. Von den einzelnen Übungen werden jeweils drei bis fünf Serien bestritten. Wenn man an aufeinanderfolgenden Tagen trainiert, ist es vernünftig, mit anderen Muskelgruppen als am Vortag zu arbeiten. Es ist auch klug, die Belastungen bezüglich Umfang und Intensität nur langsam zu erhöhen. Die Krafteinsätze werden in gleichmäßigem Tempo durchgeführt bis sich eine deutliche Ermüdung im Muskel einstellt. Zur Schonung der Wirbelsäule ist dabei auf Vermeidung von Rundrücken oder Hohlkreuzhaltung zu achten. Beim Anheben der Gewichte wird eingeatmet, bei Absenken ausgeatmet und bei isometrischen Belastungen hechelnd geatmet. Pressatmung ist in jedem Fall falsch! Die Pausen zwischen den Serien betragen ein bis zwei Minuten.

12.1.3 Die Maximalkraft

Fast alle Trainingspläne richten sich an der Maximalkraft aus. Sie ist die größtmögliche Kraft, die dynamisch oder statisch ausgeübt werden kann. Neben der Anzahl und Dicke der Muskelfasern (sie machen den Muskelquerschnitt aus) beeinflusst auch die Muskelfaserzusammensetzung das maximale Kraftniveau. Muskeln mit vielen schnellen Fasern erreichen eine Maximalkraft von bis zu 100 Newton (N) pro cm^2 Muskelquerschnitt, langsame Fasern aber nur 40 bis 60 Newton.

Sehr wichtig für die Entfaltung der Maximalkraft sind ferner die verschiedenen Koordinationsmöglichkeiten. Die **intra**muskuläre Koordination funktioniert dann optimal, wenn sich die Reizschwellen der einzelnen motorischen Einheiten nicht unterscheiden und dadurch alle Fasern eines Muskels synchron kontrahieren können. Bei der **inter**muskulären Koordination kommt es darauf an, dass während eines Bewegungsablaufes die agonistischen Muskeln mit ihren antagonistischen Gegenspielern möglichst exakt aufeinander abgestimmt sind.

12.1.4 Krafttraining mit verschiedenen Intensitäten

Zur Befähigung des Organismus, Kraftbelastungen über einen längeren Zeitraum durchzuhalten, sind Kraftanstrengungen von mehr als 30 Prozent der Maximalkraft notwendig. Optimal sind Trainingsreize im Bereich von 50 bis 70 Prozent. Die Übungen werden pro Serie 15- bis 30-mal wiederholt.

Methode	Trainingsziel	Wiederholungen	Belastung [%]
konzentrisch oder exzentrisch, langsam	Kraftausdauer	8 bis 10 15 bis 30	50 bis 80 30 bis 50
nur konzentrisch, aber schnell	Kraftausdauer Maximalkraft	20 bis 60 2 bis 3	30 bis 50 90 bis 100
statisch	Maximalkraft	6 bis 10 sek	70 bis 90

Tab. 12.1 Methoden und Ziele beim Krafttraining

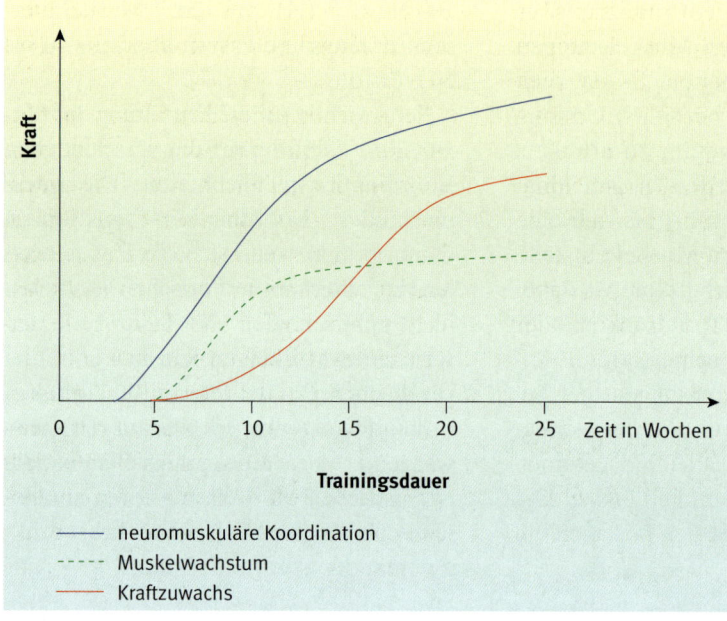

Abb. 12.3 Kraftzuwachs als Resultat aus Verbesserung von neuromuskulärer Koordination und Muskelwachstum

Wird statt einer Verbesserung der Kraftausdauer eine schnelle Zunahme der Muskelkraft angestrebt, sollten die Belastungen mehr als 70 Prozent der Maximalkraft bei acht bis zehn Wiederholungen betragen.

Wenn für spezielle Alltagseinsätze die Maximalkraft eher gefragt sein sollte als die Kraftausdauer, kann in Ausnahmefällen auch für Breitensportler ein extremes Training der Kraft wünschenswert sein. Dieses erfolgt dann mit Gewichten, die 90 bis 100 Prozent der Maximalkraft bei zwei bis drei Wiederholungen erfordern. Maximalkraft-Training sollte höchstens über einen Zeitraum von zwei bis drei Wochen betrieben werden.

Allgemein gilt, dass Kraftbelastungen bis zu 20 Prozent der Maximalkraft aerob geleistet werden können. Ab 60 Prozent der Maximalkraft werden die Blutgefäße komplett abgedrückt. Belas-

tungen dieser Größenordnung sind daher nur für ein bis zwei Minuten durchführbar. Da bei gleichen Trainingsformen die Kraftzuwachsraten im Laufe der Zeit immer geringer werden, ist häufige Abwechslung bei den Übungen sinnvoll.

> Durch ein moderat und systematisch durchgeführtes Krafttraining werden positive Anpassungseffekte sowohl in den Strukturen als auch bei den Funktionen des Bewegungsapparates erzielt.

Die ersten Trainingserfolge zeigen sich schon nach etwa drei Wochen und beruhen hauptsächlich auf einer Verbesserung der neuromuskulären Koordination. Das angestrebte Muskelwachstum setzt nach ungefähr vier bis sechs Wochen ein und ist mit einem entsprechenden Kraftgewinn gekoppelt. Dabei ist für das schnellstmögliche Erreichen der Grenzkraft die Intensität des Trainings ausschlaggebend. Kontraktionen mit maximaler Kraft ergeben einen schnelleren Kraftgewinn als submaximale Anstrengungen. Steigert man statt der Intensität eher den Umfang des Trainings, z. B. durch längere Serien oder häufigere Wiederholungen, wird der Kraftgewinn langsamer erzielt.

> Je langsamer jedoch ein Kraftzuwachs erworben wird, umso langsamer geht er bei einer Trainingspause wieder verloren.

Der Kraftverlust macht dann nur etwa 5 bis 10 Prozent pro Woche aus. Meist genügt ein einmaliges wöchentliches Training zum Krafterhalt.

12.1.5 Muskuläre Ungleichgewichte vermeiden

Die Muskeln werden entwicklungsgeschichtlich in phasische, tonische und gemischte Muskeln unterteilt. Rein **phasische Muskeln** übernahmen ursprünglich die **Bewegungsarbeit** und neigten zur Abschwächung. Die **tonischen Muskeln** hatten nur **Haltearbeit** zu leisten und neigten zur Verkürzung. Die gemischte Form findet sich heute in der menschlichen Skelettmuskulatur. Sie besitzt sowohl phasische (= weiße FT-Fasern) als auch tonische (= rote ST-Fasern) Anteile. Je nach ihrer Faserzusam-

mensetzung werden die Muskeln eher als phasisch oder tonisch eingeordnet (☞ Tab. 12.2).

Wenngleich es für den gesunden Körper immer sinnvoll ist, möglichst viele Muskeln zu kräftigen und zu dehnen, sind bei muskulären Ungleichgewichten – meist durch einseitige Trainingsreize, Verletzungen oder alltägliche Fehlbelastungen verursacht – die Besonderheiten der unterschiedlichen Faserarten zu berücksichtigen. In solchen Fällen müssen die überwiegend zur Abschwächung neigenden phasischen Muskeln eher gekräftigt werden, während bei der tonischen Muskulatur die Dehnung im Vordergrund steht.

12.1.6 Krafttraining und Körpergewicht oder das Kraftverlustsyndrom

Für die Regulation des Körpergewichts steht die Ankurbelung des Leistungsumsatzes durch Ausdaueraktivitäten im Vordergrund. Aber auch der Langzeiteffekt eines höheren Grundumsatzes ist dabei nicht zu vernachlässigen. Kraftübungen bieten unter diesem Gesichtspunkt nämlich bemerkenswerte Vorteile. Die Muskulatur ist ein stoffwechselaktives Gewebe. Dreißig Kilogramm Muskelmasse bei einem jungen Menschen sind allein für einen täglichen Anteil am Grundumsatz von ungefähr 350 kcal verantwortlich (☞ 2.1). Dementsprechend verbrennt ein antrainiertes Kilogramm Muskelmasse allein schon in Ruhe Jahr für Jahr zusätzlich rund 500 Gramm Fett.

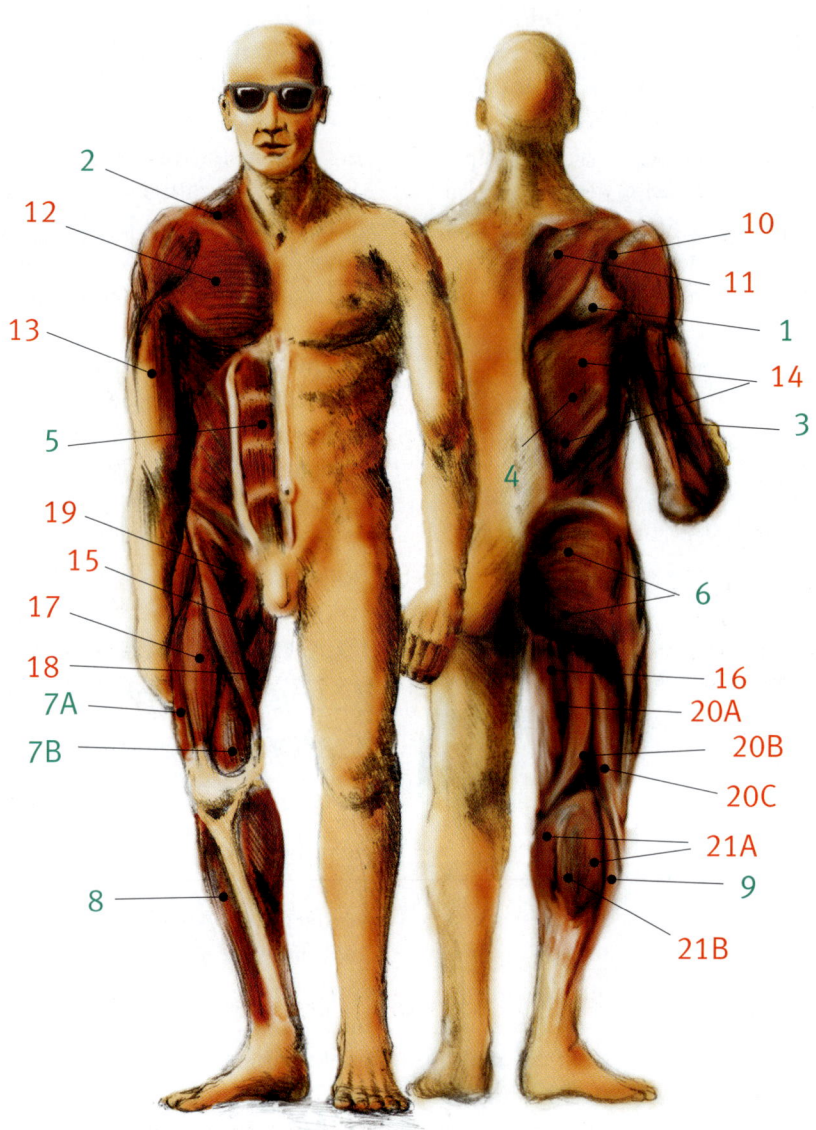

2
12
13
5
19
15
17
18
7A
7B
8
10
11
1
14
3
4
6
16
20A
20B
20C
21A
9
21B

Abb. 12.4 Wichtige Muskeln des Bewegungsapparates (siehe Tab. 12.2)

Umgekehrt lässt jedes Kilogramm entschwundener Muskelmasse jährlich ein halbes Kilo Fett unberührt in den Fettpolstern, die sich deshalb mit zunehmendem Alter immer mehr ausdehnen.

Schon ein einziges Kilogramm Muskeln also, das wegen sportlicher Untätigkeit bis zum 30. Lebensjahr abgebaut wurde, zieht bis zum 50. Lebensjahr eine Gewichtsvermehrung von rund 10 kg nach

Eher zur Abschwächung neigend (phasische Muskeln)		Eher zur Verkürzung neigend (tonische Muskeln)	
1	Rautenmuskeln (rhomboidei)	10	Schulterblattheber (levator scapulae)
2	querer und aufsteigender Anteil des Kapuzenmuskels (trapezius)	11	absteigender Anteil des Kapuzenmuskels (trapezius)
3	Unterarmstrecker (triceps brachii)	12	großer Brustmuskel (pectoralis major)
4	mittlerer Anteil des Rückenstreckers (latissimus dorsi)	13	Unterarmbeuger (biceps brachii)
5	gerader Bauchmuskel (rectus abdominis)	14	oberer und unterer Anteil des Rückenstreckers (latissimus dorsi)
6	Gesäßmuskeln (gluteus maximus, medius, minimus)	15	Hüftbeuger (iliopsoas)
7	äußerer und innerer Anteil des Unterschenkelstreckers (vastus lateralis A und vastus medialis B)	16	schlanker Muskel (gracilis)
		17	gerader Anteil des Unterschenkelstreckers (rectus femoris)
8	vorderer Schienbeinmuskel (tibialis anterior)	18	Oberschenkelanzieher (adductor brevis, longus, magnus)
9	lange Wadenbeinmuskeln (peronei)	19	Beinspreizer (piriformis)
		20	rückwärtige Oberschenkelmuskeln (semimembranosis A, semitendinosis B, biceps femoris C)
		21	Wadenmuskeln (gastrocnemius A und soleus B)

Tab. 12.2 Reaktion wichtiger Muskeln bei Fehlbelastungen im Sport (siehe Abb. 12.4)

sich. Wenn das Breitenwachstum tatsächlich nicht ganz so krass ausfällt, dann liegt das u.a. daran, dass die Menschen mit steigendem Lebensalter meist weniger essen.

Weil sie diese Zusammenhänge nicht so gut kennen, staunen sie zum einen über die überhaupt stattfindende Gewichtsvermehrung und laufen zum anderen Gefahr, durch selbst auferlegte Nahrungsbeschränkungen die für die verschiedenen körpereigenen Reparatursysteme notwendigen Mineralien, Spurenelemente, Vitamine, sekundäre Pflanzenstoffe und essentiellen Fettsäuren nicht mehr in ausreichender Menge zuzuführen. Die Krankheitshäufigkeit nimmt zu, die Alterungsprozesse beschleunigen sich.

Auch der Leistungsumsatz profitiert vom Muskelaufbau. Je mehr Muskelmasse

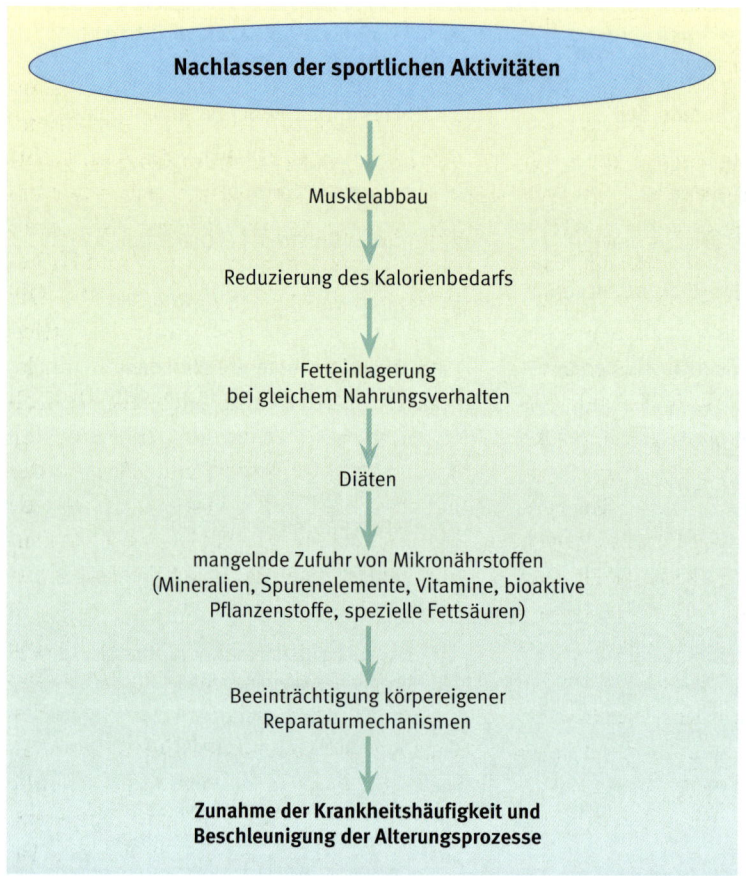

Abb. 12.5 Das Kraftverlustsyndrom

für sportliche Aktivitäten mobilisiert werden kann, umso größer ist der Energieverbrauch und umso mehr Fettgewebe wird abgeschmolzen. Das ist der Grund, warum ältere Sportler im Allgemeinen länger als jüngere trainieren müssen, um die gleiche Menge an Gewicht zu verlieren.

12.1.7 Krafttraining im Alter

Die Muskelmasse eines Menschen erreicht ungefähr mit dem 20. Lebensjahr ihr individuelles Maximum. Sie macht dann bei der untrainierten Frau etwa 35 Prozent des Körpergewichts aus, beim Mann sind es zwischen 40 und 45 Prozent. Bis zum 55. Lebensjahr nimmt die Muskelmasse langsam und danach in beschleunigtem Maße ab, wobei die unteren Extremitäten in der Regel mehr betroffen sind.

Der Gesamtverlust an Muskulatur kann bis zum Alter von 75 Jahren rund 40 Prozent betragen.

In dieser Zeitspanne würde also ein 70 kg schwerer Mann ohne Training 12 kg seiner ursprünglichen Muskelmasse von 30 kg verlieren, eine gleich schwere Frau 10 kg von ehemals 25 kg. Das hat eine ungünstige Verschiebung des Kraft-Last-Verhältnisses zur Folge verbunden mit erheblichen Einschränkungen in den Alltagsaktivitäten. Die Gefahr von Stürzen steigt und Verletzungen nehmen zu, weil die Entlastung der Gelenke, Sehnen und Bänder durch eine geschwächte Muskulatur nicht mehr ausreichend gegeben ist. Eine in diesem Zusammenhang besonders problematische Struktur ist die Wirbelsäule. Muskuläre Unterforderungen begünstigen hier Rückbildungsprozesse, die mit Instabilität und Insuffizienz der Bewegungselemente einhergehen. Belastung und Belastbarkeit geraten dadurch in ein Missverhältnis, aus dem fast zwangsläufig Rückenschmerzen resultieren. Im Nachlassen der Kraftentfaltung an der Wirbelsäule und den peripheren Knochen liegt auch eine der Ursachen für Osteoporose (☞ 8.5.1).

Regelmäßiges Krafttraining könnte also viele Schäden vermeiden helfen. Dabei belegen zahlreiche Studien, dass die Muskulatur bis ins hohe Alter trainierbar ist und die Kraft immerhin zu rund zwei Drittel erhalten werden kann, unabhängig vom Geschlecht. Ein gewisser Verlust an Muskulatur lässt sich allerdings nicht vermeiden, weil mit zunehmendem Alter die Bildung der anabolen Hormone, speziell die des Testosterons, zurückgeht. Ausdauertraining verlangsamt diesen Rückgang und beeinflusst auf diese Weise positiv den Erfolg beim Kraftsport.

12.1.8 Muskelkater

Nach ungewohnten oder besonders intensiven sportlichen Übungen beim Kraftsport oder auch im Ausdauersport stellen sich häufig Schmerzen in der beanspruchten Muskulatur ein. Sie erreichen nach ein bis drei Tagen ihren Höhepunkt und klingen langsam ab. Die Muskeln sind angeschwollen, kraftlos, hart und druckempfindlich. Als Ursache für den Muskelkater (ehemals Muskelkatarrh) gelten Einrisse bei einem Teil der Muskelfasern speziell im Bereich der Z-Scheiben. Diese Schädigungen führen zur Ödembildung und zu sterilen Entzündungen als Folge des Abbaus der zerstörten Fasern.

Der Muskelkater hinterlässt keine bleibenden Schäden und ist durch gleiche Bewegungen für mehrere Wochen nicht erneut auslösbar. Durch vorsichtiges Dehnen und leichte dynamische Bewegungen lassen sich seine Symptome etwas abmildern. Nach drei bis vier Tagen ist der Muskelschmerz meistens verschwunden.

12.1.9 Vorsichtsmaßnahmen beim Krafttraining

Kraftbelastungen sind in Bezug auf die Gesundheit nicht risikofrei. Der Hauptgrund hierfür ist die Pressatmung beim Arbeiten mit hohen Gewichten. Die Ausatmungsbewegung erfolgt in diesem Fall gegen geschlossene Atemwege, es bauen sich im Brustraum hohe Drucke von 100 bis 200 mmHg auf. Die Wirbelsäule wird zwar dadurch stabilisiert und die Muskulatur findet einen festeren Ansatz. Gleichzeitig werden jedoch innere Venen abgedrückt und die Hals- und Stirnvenen stark gestaut. Die Gesichtsfarbe verändert sich zum Rot als Zeichen des ansteigenden Blutdrucks. Armbelastungen führen dabei zu höheren Amplituden als Kraftübungen mit den Beinen.

Diese Abläufe sind für gesunde Menschen ungefährlich. Bei Risikopersonen mit einem vorgeschädigten Herz-Kreislauf-System können sie aber Herzrhythmusstörungen oder Schlaganfälle auslösen. Eine sportärztliche Beratung vor Aufnahme eines Krafttrainings ist für solche Menschen Pflicht.

> Grundsätzlich sollten im höheren Alter Kraftanstrengungen stets sehr kontrolliert und dosiert durchgeführt werden.

Besonders gut ist das an den modernen Geräten in Fitness-Studios möglich. Sie erlauben durch Führung der Bewegungen einen anatomisch exakten Ablauf der jeweiligen Übungen. Es empfiehlt sich für Ältere ferner, möglichst mit größeren Muskelgruppen zu arbeiten und die Krafteinsätze auf höchstens 50 Prozent der Maximalkraft zu beschränken. Ein solches Krafttraining, regelmäßig durchgeführt, kann auf Dauer sogar den Blutdruck senken und zwar in ähnlicher Größenordnung wie Ausdauertraining (☞ 4.2).

12.2 Flexibilitätstraining

Die Beweglichkeit wird durch die beiden Komponenten Gelenkigkeit und Dehnfähigkeit bestimmt. Für erstere ist die individuelle Ausprägung der Gelenke verantwortlich und für die Dehnfähigkeit sind es die Muskeln und Sehnen. Ein regelmäßiges Flexibilitätstraining des Erwachsenen zielt hauptsächlich auf den Erhalt der Beweglichkeit und weniger auf ihre Verbesserung. Das führt im Alter zu einer verminderten Sturzneigung und dadurch zu weniger Knochenbrüchen (Osteoporose).

> In jedem Alter kommt dem Beweglichkeitstraining eine bedeutende Schutzfunktion vor akuten Verletzungen und chronischen Überlastungsschäden zu.

Vor einem Training oder vor Wettkämpfen reduziert ein strukturiertes Aufwärmprogramm deutlich die Verletzungsrate. Nach körperlichen Anstrengungen helfen sorgfältige Dehnübungen, die ermüdeten, verkürzten Muskeln wieder auf Normallänge zu bringen. Bei dem heute vorzugsweise durchgeführten statischen Stretching werden die entsprechenden Muskeln so weit wie möglich gedehnt und diese Position über 20 bis 60 Sekunden gehalten. Das früher übliche dyna-

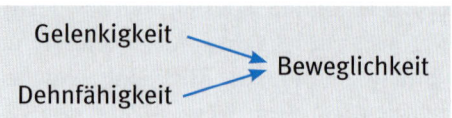

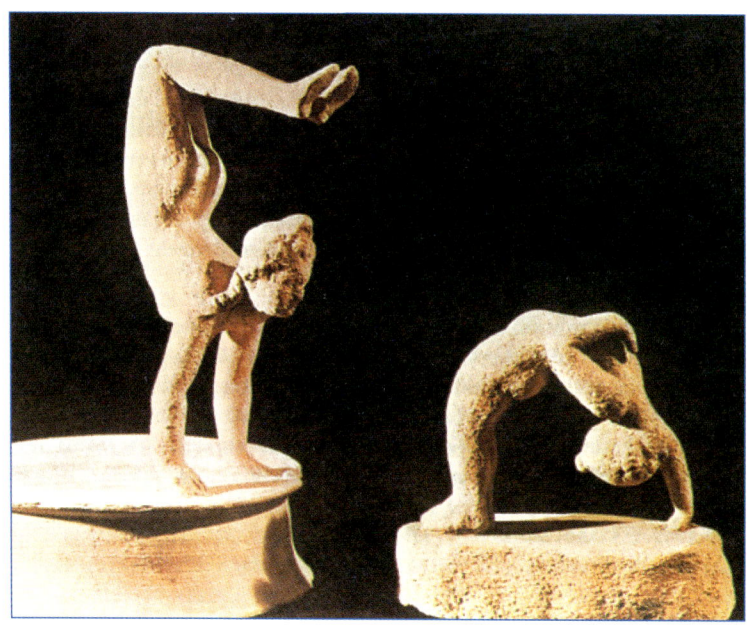

Abb. 12.6 Schon Hippokrates hob die Bedeutung der Gymnastik für die Erhaltung der Gesundheit hervor

Quelle: Andreas + Andreas Verlagsbuchhandel, Salzburg, „Illustrierte Geschichte der Medizin"

mische Stretching hat seine Bedeutung verloren, weil die durch die wippenden Dehnübungen ausgelösten Schutzreflexe dessen Effektivität stark begrenzen. Frisch verletzte Muskeln dürfen nicht gedehnt werden.

12.3 Koordinationsvermögen

Das Älterwerden ist meist gekennzeichnet durch einen Gewinn an Übergewicht und einen Verlust an Gleichgewicht. Balance-Übungen haben deshalb in jedem Lebensalter einen hohen Stellenwert. Schon ständig praktizierte Beweglichkeit erhält ganz nebenbei auch das Koordinationsvermögen und erweitert die Vielfalt autonomer Bewegungsmuster. Unfälle aus Gründen von Ungeschicklichkeit können eher vermieden oder besser abgefangen werden. Wie wichtig eine optimale Gleichgewichtsschulung ist, zeigen die diversen Sportarten.

> Ein gut abgestimmtes Zusammenwirken der verschiedenen Muskelgruppen mit dem Zentralnervensystem bedeutet für den Organismus neben der Optimierung des Bewegungsablaufes auch einen reduzierten Sauerstoff- und Energiebedarf.

Für älter werdende Menschen empfiehlt sich eine einfache aber effiziente Gleichgewichtsübung. Sie besteht im täglichen Üben des Einbeinstandes durch das Anziehen von Strümpfen und Schuhen im Stehen, ohne sich anzulehnen.

12.4 Schnelligkeit

Die maximal erreichbare Bewegungsgeschwindigkeit wird als Grundschnelligkeit bezeichnet. Sie wird bestimmt von der verfügbaren Grundkraft, der Kontraktionsgeschwindigkeit der Muskulatur, der Koordination und dem individuellen Reaktionsvermögen.

> **Die Schnelligkeit ist überwiegend genetisch festgelegt, sie ist nur zu etwa 15 bis 20 Prozent trainierbar.**

Interessanter als die Grundschnelligkeit ist meistens die Schnelligkeitsausdauer, die immer dann eine Rolle spielt, wenn es darum geht, über längere Zeit bei einer hohen Sauerstoffschuld größere Bewegungsgeschwindigkeiten aufrechtzuerhalten.

Unter gesundheitlichen Gesichtspunkten bietet Schnelligkeit keine Vorteile. Im Gegenteil, Schnelligkeitsbelastungen sind häufig mit einem hohen Krafteinsatz verbunden und können deshalb zu deutlichen Blutdruckanstiegen führen. Vor Aufnahme eines Schnelligkeitstrainings sind immer organische Erkrankungen auszuschließen.

13 Risiken und Neben-wirkungen des Sports

13.1 Luftverschmutzungen

13.1.1 Die Atmung

Zum Leben brauchen wir möglichst reine Luft. Um den in ihr enthaltenen Sauerstoff in den Organismus zu transportieren und Kohlendioxid zu entfernen, atmet der gesunde Erwachsene pro Minute unter Ruhebedingungen zwischen 10- und 14-mal (= Atem**frequenz**). Das pro Atmung inhalierte Luftvolumen (= Atem**zugvolumen**) beträgt in ml gemessen etwa 500 bis 1000. Diese Werte sind alters- und größenabgängig. Für das Atemzugvolumen gilt als Faustregel Körpergewicht in kg x 10 bis 15.

> Das Produkt aus Atemfrequenz und Atemzugvolumen ist das Atemzeitvolumen. Es gibt die Höhe des pro Minute stattfindenden Luftwechsels wieder.

Das Atemzeitvolumen beträgt in Ruhe ca. 7 Liter (z. B. Atemfrequenz 14 x Atem-

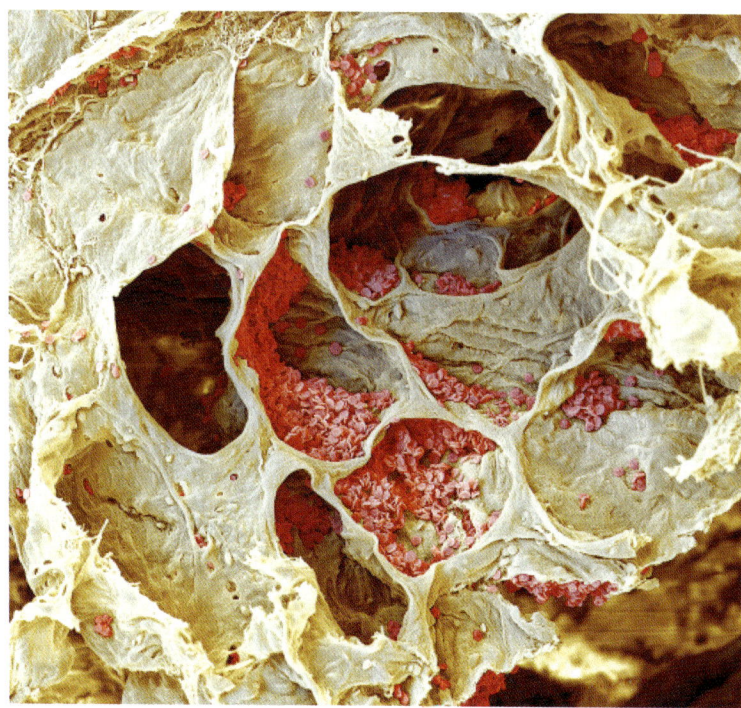

Abb. 13.1 Blick in die Lunge mit aufgeschnittenen Alveolen und angesammelten roten Blutkörperchen. Rasterelektronenmikroskopische Aufnahme, Agentur Focus

zugvolumen 500 ml), kann jedoch bei starken körperlichen Aktivitäten bis auf 80 und bei extremen Belastungen bis auf 120 Liter steigen.

Dieser hohe Luftumsatz pro Minute darf aber nicht zu der Annahme verleiten, dass in der Lunge ein ähnlich hoher Gasaustausch stattfindet. Denn auf 7 Liter Luft kommt nur ein Sauerstoffanteil von ungefähr 1,5 Liter. Davon entnimmt die Lunge etwa 300 ml. Bei einem für gemischte Kost geltenden respiratorischen Quotienten von 0,89 (☞ 10.3.4) werden gleichzeitig rund 270 ml Kohlendioxid abgegeben. Zwei Prozent des aufgenommenen Sauerstoffs werden in Ruhe allein für die Kontraktionsarbeit der Atemmuskeln benötigt, bei schwerer körperlicher Belastung kann sich dieser Wert verzehnfachen.

13.1.2 Mögliche Verunreinigungen der Luft

Die Luft zum Atmen können wir uns nur sehr bedingt aussuchen, vielleicht durch Wahl des Urlaubsortes im Hochgebirge statt in New York City. Grundsätzlich sind wir auf die Luft angewiesen, die wir gerade vorfinden. Leider ist damit nicht immer gesundheitlicher Nutzen verbunden. Dämpfe, Gase, Aerosole, Stäube, Rauch oder Ruß können die natürliche Zusammensetzung der Luft so beeinträchtigen, dass sie manchmal zur Krankheitsquelle wird. Hauptverursacher dieser Luftverunreinigungen sind bestimmte Industriekomplexe, der Straßenverkehr, Heizkraftwerke einschließlich der Hausfeuerungen und Müllverbrennungsanlagen.

> Zu den besonders gesundheitsgefährdenden Emissionen gehören Metallverbindungen, die Blei, Cadmium, Chrom oder Quecksilber enthalten, flüchtige Kohlenwasser- und Halogenkohlenwasserstoffe, gasförmige Dioxide des Schwefels und Stickstoffs, Kohlenmonoxid, mit Ruß, Reifenabrieb, Metallsalzen oder Pollen belastete Stäube sowie Ozon.

Diese Verunreinigungen gelangen über die Atemwege in unseren Körper (= Immission), wobei ihre inhalative Aufnahme von einer Reihe physikalischer Gegebenheiten bestimmt wird. Dazu zählen die Konzentrationen der Luftverschmutzungen, die Löslichkeit der Gase im strömenden Blut der Lunge, die Partikelgröße der Stäube, die Heftigkeit der Atmung und die Dauer der Exposition. Besonders leichte Aufnahme finden Partikel bis zur Größe von 20 μm (ein menschliches Haar hat einen Durchmesser von 40 bis 100 Mikrometer). Glücklicherweise werden größere Mengen der Verunreinigungen durch den Luftstrom der Ausatmung wieder ausgeschieden. Stäube werden in den Bronchialwegen mit dem durch Ciliarbewegung angetriebenen Schleimfluss nach außen befördert, wobei die Transportgeschwindigkeit vom Grad der Luftfeuchtigkeit abhängt. Bei 30-prozentiger Luftfeuchte beträgt sie beispielsweise 2 mm pro Minute und steigt bei 70 Prozent auf 7 mm.

Stäube von einer Partikelgröße unter 10 μm werden vollständig in der Lunge aufgenommen, was sich zu einer durchschnittlichen Resorption von 5 bis 7

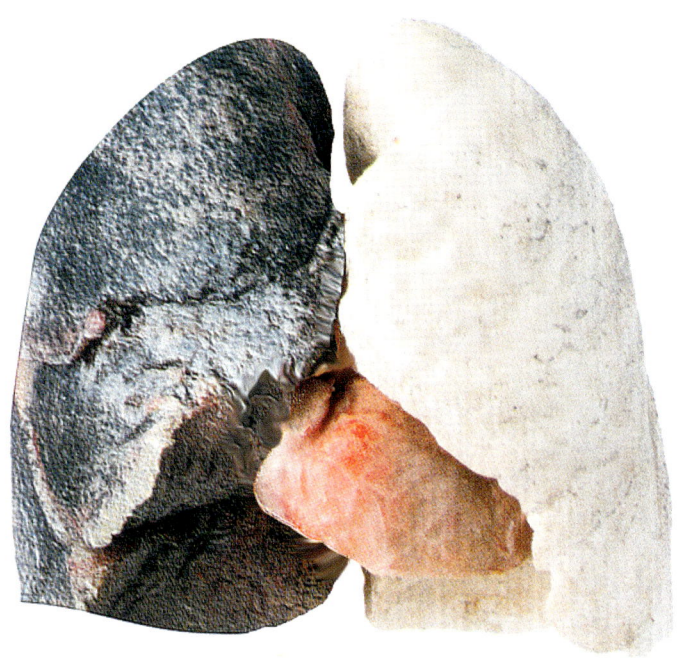

Raucher   Nichtraucher

Abb. 13.2
Lungenflügel

Gramm pro Jahr addieren kann. Sehr tückisch verhalten sich dabei die ein bis drei Mikrometer kleinen Teilchen, die bis in die Alveolen vordringen. Dort werden sie zwar anders als das biobeständige Asbest wieder abgebaut, diese Ausscheidungsprozesse können aber mehrere Monate dauern. In der Zwischenzeit führen die Feinstäube zu einer vermehrten Ausschüttung von entzündungsfördernden Botenstoffen und bewirken so chronische Veränderungen der Atemwege, die ungünstigenfalls in Asthma oder möglicherweise gar in Lungenkrebs übergehen. Ultrafeine Teilchen mit einem Durchmesser von weniger als einem Mikrometer durchdringen die Wand der Lungenbläschen und gelangen in die Blutbahn. Hier können sie Herzrhythmusstörungen ver-

ursachen und durch eine gesteigerte Thrombozytenfunktion zu Thrombosen führen, mit einem erhöhten Risiko für Herzinfarkt oder Schlaganfall.

Eine bestimmte Konzentration, unterhalb der Feinstäube unschädlich sein sollen, scheint nicht zu existieren. Der in der EU-Richtlinie definierte 24-Stunden-Grenzwert von 50 Mikrogramm pro Kubikmeter Luft, der im Jahr nicht öfter als 35 Mal überschritten werden darf, ist ein Kompromiss aus medizinisch Sinnvollem und technisch Machbarem. Wegen der Kleinstpartikel rechnet die WHO in ihrem Gesundheitsreport 2002 für Europa zukünftig mit jährlich 100 000 Toten oder 725 000 verlorenen Lebensjahren.

13.1.3 Passivrauchen

In geschlossenen Räumen kommen noch weitere Schadstoffe vor. Die bedeutsamste Noxe der **Innenraumluft** ist an vielen Orten der **Tabakrauch.** Er besteht aus dem Nebenstromrauch der glimmenden Zigarette und dem von Rauchern ausgeatmeten Hauptstromrauch. Diese Luftverschmutzungen enthalten mehr als 4 000 Inhaltsstoffe, von denen allein über 40 als potentiell krebsauslösend gelten. Zu ihnen gehören unter anderem Arsenverbindungen, Benzol und Benzpyren. Zusammenfassende Meta-Analysen von allen internationalen Studien aus den vergangenen Jahren belegen eindeutig die Verknüpfung von Passivrauchen mit dem gehäuften Auftreten von Brochialkarzinomen bzw. von koronaren Herzkrankheiten.

Die Liste der Zigarettenrauch bedingten Leiden ist im Übrigen wesentlich umfangreicher. Dazu gehören neben **Lungenkrebs** und **koronaren Herzkrankheiten:**

- Krebs der Mundhöhle, des Rachens, des Kehlkopfs, der Speiseröhre, des Magens, der Bauchspeicheldrüse, der Leber, der Nieren, der Blase und des Uterus,
- akute myeloische Leukämie,
- Pneumonien,
- chronische Atemwegserkrankungen,
- Arteriosklerose,
- Magengeschwüre,
- Osteoporose,
- krankhafte Erweiterung der Bauchschlagader,
- altersabhängige Makuladegeneration,
- Zahnwurzelentzündungen,
- Grauer Star.

Und nicht nur Raucher tragen alle diese Risiken, an deren Folgen jeder Zweite von ihnen vorzeitig stirbt, sondern Passivraucher zum Teil ebenfalls. Immerhin zeigt eine Studie im respektablen „British Medical Journal" (2005), dass unter den 44,5 Millionen Erwachsenen in Großbritannien und Nordirland Passivrauchen für 31 Tote pro Tag verantwortlich ist.

13.1.4 Luftverschmutzung und Ausdauersport

Aus allem hier Gesagten ergibt sich zwangsläufig, dass wegen des bei körperlichen Aktivitäten im Mittel bis zum 10fach höheren Luftumsatzes pro Zeiteinheit es wenig sinnvoll ist, Ausdauerübungen entlang viel befahrener Straßen oder im Dunstkreis von Müllverbrennungsanlagen durchzuführen. Neben den allgemeinen gesundheitlichen Bedenken ist dieses auch wegen der hierdurch bedingten Einschränkung der aeroben Leistungsfähigkeit nicht angezeigt.

Das durch unvollständige Verbrennung in Kraftfahrzeugmotoren entstehende Kohlenmonoxid bindet sich dreihundertmal fester an Hämoglobin als an Sauerstoff, sodass letzterer über diese Bindungsstellen bis zu zehn Stunden nicht mehr transportiert werden kann. Die maximale Sauerstoffaufnahme sinkt. Jedes Prozent Hämoglobin, das wegen Kohlenmonoxidbindung am Sauerstofftransport gehindert wird, senkt die aerobe Leistungsfähigkeit um den gleichen Betrag. Nach einem einstündigen Training im dichten Straßenverkehr macht das etwa 5 Prozent aus, wenn man die durchschnittlichen Kohlenmonoxidkonzentrationen in Ballungsgebieten von 50 bis 60 mg pro m³ Luft zu Grunde legt.

Kohlenmonoxid entsteht im Übrigen auch beim Rauchen. Hier werden sogar bis zu 10 Prozent der Hämoglobinmoleküle durch Kohlenmonoxid blockiert und fallen damit für den Sauerstofftransport aus. Das erklärt, warum man unter guten Ausdauerathleten keine Raucher findet. In Sportarten, in denen es nicht auf eine maximale Sauerstoffaufnahme ankommt wie z.B. in technischen Disziplinen oder wo Pausen eingelegt werden

können, wie beim Fußball, sind dagegen Raucher nicht selten.

13.1.5 Ozon

Auf diese Problemgröße, die bei körperlichen Aktivitäten im Freien ebenfalls eine Rolle spielt, soll im Zusammenhang mit der Luftverschmutzung etwas ausführlicher eingegangen werden.

> Ozon („es riecht", griech.) ist ein tiefblaues, ätzendes giftiges Gas, das einen eigentümlichen, besonders in der Nähe von elektrischen Maschinen oder nach Gewittern wahrnehmbaren Geruch hat.

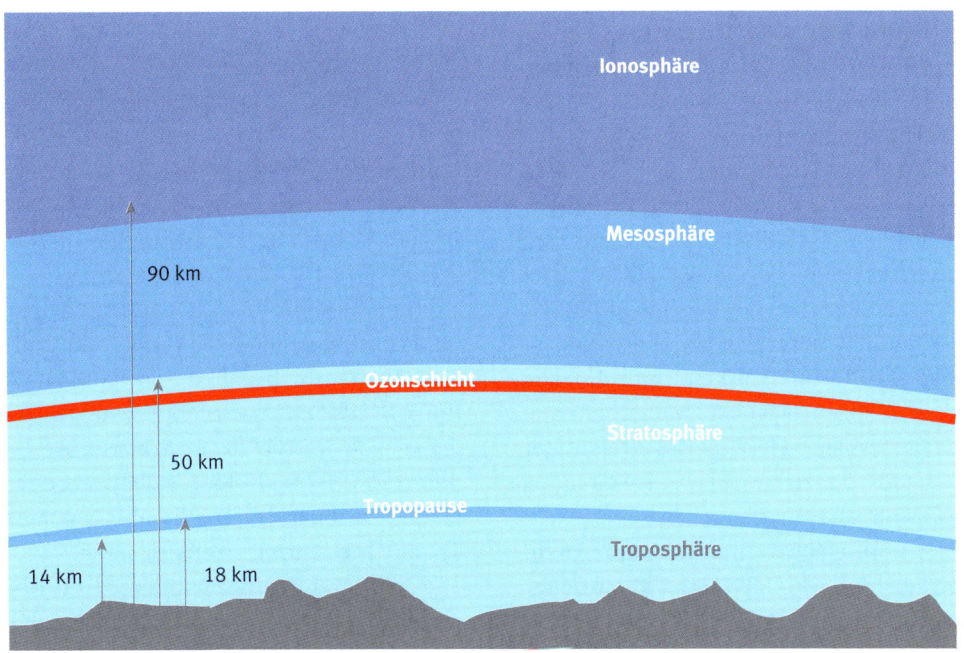

Abb. 13.3 Aufbau der Erdatmosphäre

Immer häufiger wird an heißen Sommertagen von erhöhten Konzentrationen des bodennahen Ozons berichtet. Verantwortlich dafür ist die zunehmende Verkehrsdichte, denn für die Ozonbildung sind Stickstoffoxide erforderlich, die bis zu 70 Prozent aus den Verbrennungsprozessen in den Kraftfahrzeugen stammen. Der ultraviolette B-Anteil der Sonnenstrahlung setzt aus diesen Oxiden Sauerstoffradikale frei, die sich außerordentlich reaktionsfreudig mit Sauerstoffmolekülen (O_2) zum Ozon (O_3) verbinden. Schwächt sich abends die Sonneneinstrahlung genügend ab, zerfallen die Ozonmoleküle in einer Rückreaktion schnell wieder, vorausgesetzt auch hier stehen Stickoxide aus den Autoabgasen als Reaktionspartner zur Verfügung.

Gewöhnlich erreichen die Ozonkonzentrationen in Ballungsgebieten im Sommer unbedenkliche Werte von etwa 30 µg pro m³ Luft. Auch Ozonkonzentrationen bis 200 µg/m³ bedeuten für die Mehrheit der Bevölkerung noch keine Gefährdung der Gesundheit. Regelmäßig hohe Werte im Gebirge und mögliche Höchstwerte von über 10 000 µg/m³ auf Langstreckenflügen hätten sonst generell erhebliche Negativwirkungen.

Allerdings unterliegt die Empfindlichkeit auf Ozon starken individuellen Schwankungen. Manche Menschen reagieren deshalb schon bei Werten unter 200 µg/m³, denen sie nur wenige Stunden ausgesetzt sind, mit klinischen Symptomen wie Kopfschmerzen, Husten, Atembeschwerden, Müdigkeit oder unter Belastung mit schneller und flacher Atmung.

Weil Ozon wegen seiner Wasserunlöslichkeit tief in die Lunge eindringen kann und dort als starkes Oxidationsmittel durch Veränderung der Phospholipide Zellmembranen instabilisiert, werden bei höheren Werten und längeren Einwirkzeiten auch ernsthaftere Schäden beschrieben, solche wie Einschränkung der zellulären Immunabwehr oder Abnahme der Elastizität der Lunge. Zusätzlich zerstört Ozon teilweise das Ciliargewebe, was zur Anhäufung von Fremdstoffen in der Lunge führt, denn diese können durch die jetzt eingeschränkte Bewegung der Flimmerhärchen nicht mehr effektiv aus den Bronchien rücktransportiert werden.

Ob der durch körperliche Aktivitäten bedingte Anstieg von Atemfrequenz und Atemzugvolumen auch schon bei geringen bodennahen Ozonkonzentrationen zu Beeinträchtigungen der Lungentätigkeit führen kann, ist bisher nicht eindeutig belegt. In einer Studie, die diese Vermutung zu bestätigen scheint, weil sie eine 10-prozentige Abnahme der Lungenfunktion nachweist, wurden die Probanden bei Ozonwerten von 240 µg/m³ unüblich langen körperlichen Belastungen von mehr als 6 Stunden ausgesetzt.

Über Langzeitwirkungen niedriger Ozonspiegel ist insgesamt noch zu wenig bekannt. Deshalb sollten Sportveranstaltungen an heißen Sommertagen möglichst nicht in die ozonträchtigen Stunden von 11 bis 18 Uhr gelegt werden. Auch Freizeitsportler sollten an solchen Tagen mit ihren Aktivitätsplanungen entsprechend flexibel reagieren. Zu bedenken ist auch, dass die Ozonbelastung nicht jederzeit in Ballungs- oder Industriearealen größer sein muss als in Reinluftgebieten, denn durch Luftverwehungen kann Ozon relativ schnell in sonst belastungsfreie Zonen gelangen (= Transmission). Wenn aber in solchen verkehrsarmen Erholungsgebieten die Stickoxide als katalytische Faktoren für die Zerstörung von Ozon fehlen, bleibt dort Ozon auch nach Sonnenuntergang in seinen hohen, eventuell schädlichen Konzentrationen bestehen.

13.2 Sportverbot

„Es gibt kein Medikament und keine andere Maßnahme, die einen dem körperlichen Training vergleichbaren Effekt besitzt. Gäbe es heute noch keinen Sport, müsste er aus medizinischen Gründen erfunden werden." Mit diesen Worten umschreibt Hollmann knapp und treffsicher die einzigartige Bedeutung körperlicher Aktivitäten für Gesundheit und individuelles Wohlbefinden. Aber selbst für die Anwendung der besten Heilmittel gibt es Kontraindikationen und alle Medikamente, die im gewünschten Sinne wirken, zeigen leider auch immer Nebenwirkungen.

Ein absolutes Verbot für körperliche Belastungen zu definieren macht eigentlich wenig Sinn. Denn kein Mensch wird wohl auf die Idee kommen, bei schweren akuten oder chronischen Erkrankungen gleich welcher Genese, Sport zu treiben. Am ehesten verführen vielleicht fieberhafte Infekte zur Unvernunft, besonders dann, wenn übertriebener Ehrgeiz oder unbedingtes Erreichenwollen bedeutender sportlicher Ziele im Leistungssport die Triebfeder sind. Fieber gehört jedoch zu den absoluten Kontraindikationen!

Notwendige Einschränkungen ergeben sich häufig bei Vorliegen chronischer Erkrankungen oder angeborener organischer Schäden. Sind solche gesundheitlichen Störungen bekannt, muss mit dem behandelnden Arzt beraten werden, ob sportliche Belastungen möglich sind. Eventuell unter Hinzuziehung eines Sportmediziners sollte dann ein individuelles, den körperlichen Gegebenheiten angepasstes Trainingsprogramm entwickelt werden. Das ist für die Patienten meist von sehr hohem Nutzen, wie die Bewegungstherapien in kompetent angeleiteten Rehabilitationssportgruppen bei Herz-Kreislauf- oder Tumor-Erkrankungen bzw. Erkrankungen des Bewegungsapparates zeigen.

13.2.1 Plötzlicher Herztod

Sport-assoziierte Todesfälle werden am häufigsten beim Fußball registriert, gefolgt von Schwimmen, Rad fahren und Joggen. In einer retrospektiven Studie an 29 436 Opfern aus den letzten 30 Jahren zeigte sich, dass 95 Prozent der verstorbenen Männer ein Durchschnittsalter von 54 Jahren hatten. Diese Sportler waren sicher nicht gesund, aber die Crux bei dieser Problematik ist, dass den Sport treibenden ernsthafte Erkrankungen oft gar nicht bekannt sind. Immerhin tritt beispielsweise bei der koronaren Herzkrankheit der plötzliche Herztod (innerhalb einer Stunde nach

Beginn der Symptomatik) in etwa 30 Prozent der Fälle als Erstmanifestation auf, Männer sind hier häufiger betroffen als Frauen.

Die koronare Herzkrankheit ist bereits bei den 20- bis 30-jährigen Männern die zweithäufigste Ursache des plötzlichen Herztodes. Nur die floride Myokarditis (= Entzündung des Herzmuskels) sowie die hypertrophe Herzmuskelerkrankung sind in dieser Altersgruppe als Ursache für das letale Ereignis häufiger. Fatales Symptom dieser Krankheitsbilder sind unkorrigierbare Herzrhythmusstörungen, in der Regel Tachyarrhythmien der Ventrikel (= Herzkammer).

> Vom Sporttod sind zu über 90 Prozent Männer betroffen, obwohl fast gleich viele Frauen Sport treiben.

Lebensgefährliche Rhythmusstörungen können übrigens auch ohne gravierende Grunderkrankungen auftreten. Körperliche Ausdauerleistungen gehen immer mit einer Weitstellung der venösen Gefäße, vornehmlich in der arbeitenden Muskulatur, einher. Mit dieser Anpassung optimiert der Organismus den Wärmeabtransport. Bei unvermitteltem Beenden, beispielsweise eines Ausdauerlaufs, wird nun dem Kreislauf nach plötzlichem Stehenbleiben für einige Minuten der Teil der Blutmenge entzogen, mit dem das durch die Weitstellung zusätzlich entstandene Gefäßvolumen aufgefüllt werden muss. Es resultiert ein Blutdruckabfall. Dem versucht der Organismus durch vermehrte Ausschüttung der gefäßkontrahierenden Katecholamine entgegenzuwirken. Besonders der Noradrenalinspiegel steigt innerhalb von 2 bis 3 Minuten entsprechend der Belastungsintensität bis zum Zehnfachen des Normalwertes an. Katecholamine können an sich schon Herzrhythmusstörungen auslösen, in Verbindung mit einem Blutdruckabfall erhöht sich die Gefahr hierfür jedoch deutlich. Zur Vermeidung ernsthafter Zwischenfälle sollten sich Sport treibende deshalb nach

Handlung	Todesursache
Rauchen von 1,4 Zigaretten	Krebs, Herzerkrankung
2 Tage in New York City oder Boston	Luftverschmutzung
16 km Radfahren	Unfall
1600 km Fliegen	Unfall
2 Monate in Denver	Krebs durch kosmische Strahlen
eine Röntgenthoraxaufnahme	Krebs
40 Esslöffel Erdnussbutter	Leberkrebs durch Aflatoxin
50 Jahre im 8-km-Umkreis eines AKW leben (Unfallrisiko)	Krebs durch Strahlung

Tab. 13.1 Ereignisse, die das jährliche Sterblichkeitsrisiko um 1×10^6 erhöhen (nach Wilson, Quelle: Seidel, Umweltmedizin, Thieme Verlag).

Ausdauerbelastungen auslaufen oder wenigstens weitergehen oder, wenn das wegen zu großer Erschöpfung auch nicht mehr möglich ist, sich hinlegen.

13.2.2 Risikobetrachtungen

In unserem Leben sind wir von vielerlei Risiken umgeben. Aus Gründen des Selbstschutzes nehmen wir regelmäßig an, dass sie nicht uns, sondern immer nur die anderen treffen und im Allgemeinen verbannen wir sie aus unserem Denken. Bestimmte Risiken finden dabei in der Bevölkerung eine recht unterschiedliche Akzeptanz, wobei Bildungsgrad, sozialer Stand, aktuelle Darstellung in der Presselandschaft und Stimmungslage eine wichtige Rolle spielen. So wird die hohe Wahrscheinlichkeit von 1 : 75, in einem 70-jährigen Leben einen Unfalltod zu erleiden, eher unterbewertet und umgekehrt löst das etwa zweitausendfach niedrigere Risiko eines tödlichen Blitzschlags manchmal übertriebene Ängste aus. Wie das statistische Risiko, sich mit 1,4 Millionen Zigaretten totzurauchen, wahrgenommen wird, hängt vermutlich davon ab, ob man selbst dieser Sucht ausgeliefert ist und in welchem Maße dann bereits Verdrängungsmechanismen entwickelt wurden.

Ganz gewiss gehört auch der plötzliche Tod beim Sport, zu etwa einem Drittel mit traumatischen Ursachen und zu zwei Drittel in Form eines akuten Herzversagens, zu den allgegenwärtigen Risiken. Die Frage jedoch, wie häufig denn ein Mensch bei seinen Sportübungen den plötzlichen Herztod stirbt, mag zwar interessant sein, lässt sich aber wegen mangelnder Daten nur vage beantworten. In einer Studie, in der das Sterberisiko von 14,3 Millionen Vereinssportlern aus 8 Bundesländern ausgewertet wurde, zählte man 148 Fälle von plötzlichem Herztod, etwa ein Fall pro 100 000 Sportler. Nach einer anderen Erhebung kommt es bei Freizeitsportlern in 400 000 Stunden körperlicher Belastung statistisch zu einem plötzlichen Herzversagen, wobei hier auch eine deutliche Altersabhängigkeit festgestellt wurde. Unter 100 000 Sportlern, die jährlich 100 Stunden Sport treiben, muss man demnach mit 25 Herztoten pro Jahr rechnen. Solche Zahlen irritieren, verlieren aber schnell ihren Schrecken, wenn man sie den 150 bis 200 letalen Herzereignissen pro 100 000 Personen in der Gesamtbevölkerung gegenüberstellt.

Für Churchill galt „no sports" und für viele Zeitgenossen ist „Sport gleich Mord". Seltene Todesfälle werden überwertet und als Beweis dieser Floskeln angesehen. Andere unterschätzen gesundheitliche Risiken wie Rauchen, Hypertonie, Diabetes oder verdächtige Thoraxbeschwerden und verweigern die notwendigen sportmedizinischen Untersuchungen. Menschen sind nun einmal sterblich. Sie sterben überall und bei allen Gelegenheiten, am häufigsten im Bett, aber eben auch **beim** Sport. Nur sehr selten sterben sie **durch** den Sport wie der brasilianischen Rennfahrer Ayrton Senna.

13.3 Sportmedizinische Vorsorgeuntersuchungen

Sport ist nicht frei von Risiken und Schädigungsmöglichkeiten für den Organismus. Deshalb haben Vorsorgeuntersuchungen in der Sportmedizin einen hohen Stellenwert und sind unbedingt angezeigt

- ab dem 35. Lebensjahr, wenn eine längere Inaktivitätsphase vorausging,
- bei augenscheinlich gesunden Personen mit einem oder mehreren Risikofaktoren und
- nach überstandenen ernsthaften Erkrankungen.

Nachuntersuchungen sollten bei gesunden Sportlern möglichst alle zwei Jahre und für Patienten nach Maßgabe des betreuenden Arztes erfolgen. Bei diesen Untersuchungen müssen gesundheitliche Vorschädigungen erkannt und Probleme, die sich erst unter Belastung bemerkbar machen, ausgeschlossen werden. Besonders sorgfältiger Inspektionen bedürfen das Herz-Kreislauf-System, die Atmungsorgane und der Bewegungsapparat. Obligat ist auch ein Test auf Belastbarkeit, am einfachsten auf dem Fahrrad-Ergometer. Bei wenig leistungsstarken Probanden werden die Belastungsstufen alle zwei Minuten um 25 Watt, bei stärkeren alle drei Minuten um 50 Watt gesteigert.

$$\text{Leistung [Watt]} = \frac{\text{Arbeit [Joule]}}{\text{Zeit [Sekunde]}}$$

$$1 \text{ Watt} = \frac{1 \text{ Joule}}{1 \text{ Sekunde}}$$

Die höchste Belastungsstufe gibt die maximale Leistungsfähigkeit an. Wird sie nicht voll durchgehalten, dann errechnet sich die Leistungsfähigkeit aus der Summe der vorletzten Belastungsstufe und dem Anteil der erreichten letzten 50-Watt-Steigerung (z. B. 200-Watt-Stufe nach zwei Minuten abgebrochen = $150 + \frac{2}{3} \times 50 = 183$ Watt). Die maximale Leistungsfähigkeit ist vom Alter, Geschlecht, Gewicht und Trainingszustand abhängig. Gute Werte sind für Frauen 2,5 und für Männer 3,0 Watt pro Kilogramm Körpergewicht. Straßenrad-Profis von Weltklasse erreichen Werte von rund sieben Watt pro Kilogramm. Ab dem 30. Lebensjahr nimmt im Allgemeinen die Leistungsfähigkeit um ca. 1 Prozent pro Jahr ab.

13.4 Sportverletzungen und Schmerzabwehr

Drohende und bereits bestehende Gewebeschäden werden durch spezielle Sinnesfühler für Schmerzen erkannt. Diese so genannten **Nozizeptoren** finden sich als Enden der dünnen A- und C-Nervenfasern in allen Organen außer im Zentralnervensystem. Über diese Fasern gelangen Schmerzreize zunächst zu den **wide dynamic range** (WDR)-**Neuronen** im Hinterhorn des Rückenmarks und werden von dort über Zwischenneurone zum Gehirn weitergeleitet. Hier erst entsteht der Sinneseindruck „Schmerz". Bleiben Schmerzen unbehandelt, geraten die WDR-Neurone unter Dauerbeschuss ständiger Impulse und die be-

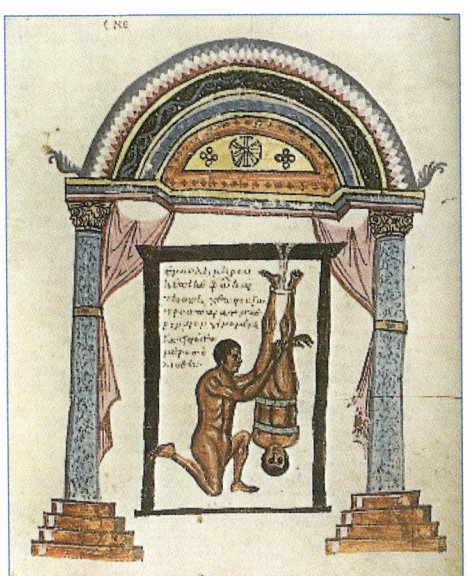

Abb. 13.4 Einrichten eines verrenkten Knies.
Aus dem Kommentar des Apollonius von
Kition zu Hippokrates „Traktat de articulis"
Quelle: Andreas + Andreas Verlagsbuchhandel, Salzburg,
„Illustrierte Geschichte der Medizin"

schriebenen Abläufe schaukeln sich auf.
Die Leitung von Schmerzsignalen wird
durch Neubildung von Rezeptoren und
Ionenkanälen vervielfacht. Auch zuvor
unterschwellige Aktionspotentiale werden jetzt registriert, sogar Spontanentla-
dungen der Neurone ohne Schmerzmel-
dungen der betroffenen Nozizeptoren
sind möglich. Aus allem resultiert eine
verstärkte Schmerzwahrnehmung.

> Glücklicherweise verfügt der Mensch
> über eine sehr wirksame körpereige-
> ne Schmerzabwehr.

So werden vom Hirnstamm ausgehend
besondere Botenstoffe und Opioide

ausgeschüttet, die die Aktionen der
Schmerz weiterleitenden WDR-Neurone deutlich einschränken. Eine
wichtige Aufgabe bei der Schmerzab-
wehr kommt auch den inhibitorischen
(= hemmenden) Nervenzellen zu. Sie
sind die Gegenspieler der Schmerzneu-
rone und sind zwischen ihnen angeord-
net. Bei jedem akuten Schmerz werden
sie ebenfalls aktiviert und damit Über-
reaktionen in den schmerzverarbeiten-
den Systemen heruntergeregelt.

> Körperliche Aktivitäten fördern die
> Funktion dieser schmerzhemmenden
> Neurone.

Bei lang anhaltenden Reizungen jedoch
versagen leider die Schmerzbegrenzungs-
mechanismen häufig. Dann droht die
Gefahr der Schmerzchronifizierung mit
Ausbildung eines **Schmerzgedächtnisses.**
Hiervon sind am ehesten Menschen mit
Kopfschmerzen und Rückenproblemen
betroffen. Der schnellen und dauerhaften
Schmerzbekämpfung kommt deshalb
höchste Priorität zu.

Sportverletzungen erfordern also eine
große Sorgfalt in ihrer Behandlung. Weil
aktive Bewegungen die Schmerzbekämpfung effektiv unterstützen, sollte ein Auf-
bautraining so früh wie möglich beginnen. Allerdings muss dabei übertriebener
Ehrgeiz vermieden werden, denn verblei-
bende Restschmerzen können leicht
falsche Bewegungsmuster bahnen, die oft
muskuläre Dysbalancen und erneute
Schmerzen nach sich ziehen.

13.5 Überlastung des Bewegungsapparates am Beispiel des Laufens

Die im Folgenden beschriebenen Verletzungsgefahren betreffen mehr oder weniger alle Sportarten. Wegen der prominenten Stellung der unteren Extremitäten für den Sport sollen sie exemplarisch am Beispiel des Laufens erläutert werden.

Während alle übrigen Körperregionen und Organe durch vermehrte Laufleistung profitieren und bestenfalls bei Extrembelastungen Schaden nehmen können, ist der Bewegungsapparat durchaus schon frühzeitig in Hinsicht auf **Überlastungsschäden** gefährdet. Das wird deutlich, wenn man sich einmal die Biomechanik des Laufens und die Anpassungsvorgänge der biologischen Gewebe vor Augen führt.

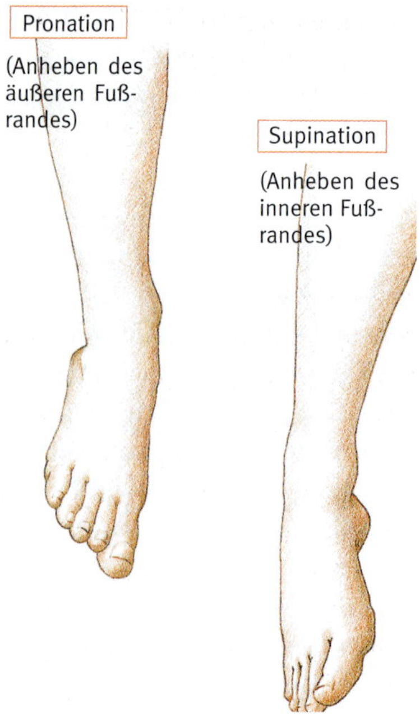

> Allein 26 Knochen bilden das Grundgerüst des Fußes und 33 Muskeln pro Bein sind notwendig, um Haltearbeit und die Fortbewegung in der aufrechten Position zu gewährleisten.

Bei dieser Fortbewegung muss der Fuß pro Schritt zwei Kraftspitzen auffangen, die erste etwa 20 bis 30 Millisekunden (ms) nach Bodenkontakt als Abfederungsspitze und die zweite nach weiteren 70 ms als Abdrückkraft, die den Fuß in Laufrichtung wieder abheben lässt. In der Abstoßphase sind die Knochen- und Gelenkbelastungen höher als beim Fußaufsetzen. Während der Landephase berührt der Fuß im Normalfall zuerst mit seiner Außenkante den Boden, rollt dann nach innen, um in einer sehr kurzen Standphase eine Pronationsstellung einzunehmen.

Die Belastungen der unteren Extremitäten sind enorm. Je nach Laufgeschwindigkeit lastet auf den Sprunggelenken bei jedem Schritt für 20 bis 40 ms das 2,2- bis 4,8fache des Körpergewichts. Im Mittel addieren sich die vertikalen Bodenreaktionskräfte für eine 70 kg schwere Person bei einem Kilometer auf rund 80 Tonnen (= 80 000 Newton). Oder, wer neben den alltäglichen Gehstrecken 20 Kilometer pro Woche läuft und dieses Pensum 40 Jahre aufrecht hält, hat jedes Sprunggelenk zusätzlich mit rund 3 Millionen Tonnen (= 3 Milliarden Newton) belastet!

Die hohe Beanspruchung der unteren Extremitäten wird noch durch eventuelle

Abb. 13.5 Fußhaltungen bei Belastung (übertriebene Darstellung)

Pronation
(Anheben des äußeren Fußrandes)

Supination
(Anheben des inneren Fußrandes)

Fuß- oder Beindeformitäten, Lauffehler, ungeeignete Laufschuhe oder ungünstige Bodenbeschaffenheit verstärkt. Da sich diese Kräfte über verschiedene Gelenke zu entfernteren Körperteilen fortpflanzen, können sie auch zu Auslösern von Rücken-, Hüft- und Knieschmerzen werden.

Dieser Belastung der Extremitäten steht eine erstaunliche Anpassungsfähigkeit der biologischen Gewebe gegenüber. Besonders ein muskulärer Trainingseffekt ist schon wenige Wochen nach Übungsbeginn oder Steigerung des Trainingsumfangs messbar. Er beruht anfangs auf der Verbesserung der neuromuskulären Koordination und ab der 4. bis 6. Woche auch auf Verstärkungen der Muskelfasern. Es gibt allerdings eine Schwachstelle bei diesen Anpassungsprozessen und die ist das Bindegewebe.

> Bindegewebige Strukturen wie Knorpel, Sehnen, Bänder und Kapseln haben eine geringe Stoffwechselaktivität und brauchen für Adaptationsvorgänge bis zu 12 Monate.

Bei zu intensiven Reizen reicht deshalb die Regenerationszeit für diese Strukturen oft nicht aus und die Gefahr von Überlastungsschäden steigt.

Die Kraft beim Laufen entsteht durch konzentrische Kontraktionen der Unterschenkelmuskulatur. Sie werden durch die Achillessehne auf das Fersenbein übertragen und bewirken Arbeit in Form des Fußabdrückens. Beim Aufsetzen des Fußes muss dann das gleiche funktionelle System aus Muskeln, Sehnen und Knochen die freiwerdende Energie wieder aufnehmen. Diese Energieabsorption wird durch exzentrische Arbeit der Wadenmuskel aufgefangen. Dabei ist die Absolutkraft, die sich exzentrisch ausüben lässt, größer als die konzentrische Kraft. Das hängt damit zusammen, dass die bremsenden exzentrischen Muskeldehnungen Unterstützung durch das stauchungsfähige Bindegewebe erfahren. Die möglichen Kraftspitzen können also bei exzentrischen Bewegungen höher sein mit der größeren Gefahr von Mikrorupturen im Muskelsehnenverbund und in deren Gefolge mit Schäden z. B. an der Patella (Läuferknie) oder an der Achillessehne (Achillodynie).

> Überlastungssyndrome als Ausdruck chronischer Schädigungen im Bereich des Bewegungsapparates entwickeln sich fast immer schleichend und oft mit nur diffuser Schmerzhaftigkeit, sodass sie während ihrer Entwicklung meist verkannt werden.

Klinisch imponieren hier neben den Schmerzen Leistungseinbuße und Funktionsbeschränkungen. Eine Reihe von Risikofaktoren beschleunigen die Entstehung von Überlastungsschäden. Ihre Kenntnis kann deshalb helfen, sie zu vermeiden.

So sind z. B. etwa 60 Prozent der Überlastungsschäden bei Läufern und Läuferinnen mit einer Überpronationsstellung des Fußes verbunden. Der Fuß wird hier verstärkt auf der Innenkante geführt, eine Fehlstellung, die isoliert auftreten, aber auch als Kompensationsvorgang für andere anatomische Anomalien verstanden werden kann. Solche Anomalien können O-Bein-Stellung, Beinlängendifferenz, lockerer Bandapparat oder nichtproportionale Ausbildung der Wadenmuskulatur sein. Zu den Überlastungsschäden bei Überpronation gehören Entzündungen der Achillessehne, der Tibialis-Posterior-Sehne (Sehne des Schienbeinmuskels) und der Plantarfaszie (Fußsohlensehnenplatte) sowie Schmerzsyndrome im inneren Schienbeinbereich und im Bereich der Kniescheibe.

Ungleichgewichte in der trainingsbedingten Stärkung von Muskelbeugern und -streckern führen zu einer Verlagerung der Kräfte, die auf ein Gelenk einwirken. Dysbalancen an großen Muskelgruppen wie z.B. dem Quadrizeps und der ischiokruralen Muskulatur (= Muskelgruppe an der Oberschenkelrückseite) gelten bereits bei Kraftunterschieden von 10 Prozent als potentielle Risikofaktoren.

Eine besondere Form von Überlastungsschäden ist das **Kompartmentsyndrom.** Straffe Faszien umgeben die Skelettmuskeln und bilden mit diesen ein Kompartment. Durch Anstieg des Druckes in einem solchen Kompartment z.B. durch Hypertrophie des Muskels kann es zur Verschlechterung der arteriellen Blutversorgung oder zur Behinderung des venösen Abflusses kommen. Folge dieses Kompartmentsyndroms sind Muskelschmerzen, häufig betroffen ist die Wadenmuskulatur.

Oft ist es eine fehlerhafte Trainingsdurchführung, die Überlastungsproblematiken verursacht. Zu schnell werden Dauer, Intensität und Häufigkeit des Trainings gesteigert. Durch eine behut-

same Anpassung an höhere Ausdauerleistungen können Schädigungen aber nicht nur vermieden, sondern bereits eingetretene Beschwerden meist auch beseitigt werden. Die bessere Durchblutung und die höheren Temperaturen in der bewegten Arbeitsmuskulatur tragen dazu bei, dass die vermuteten schmerzauslösenden Verklebungen von Muskelfasern schneller wieder gelöst werden.

Bei Überlastungssyndromen sollte deshalb nur in seltenen Fällen eine Sportpause eingehalten werden. Wichtig ist vielmehr die Ursachenforschung für die eingetretenen Schmerzen. So könnte Läufern, die beispielsweise zur **Überpronation** neigen, das Tragen einer innen verstärkten Einlegesohle empfohlen werden. Schmerzende Schienbeinmuskulatur bei Fersenläufern (80 Prozent aller Läufer) und Achillessehnenbeschwerden bei Ballenläufern mit hoher Beanspruchung der Wadenmuskulatur lassen sich durch eine Analyse der Bewegungsabläufe und Änderung des Laufstils positiv beeinflussen.

Zur Reduzierung von Überlastungsschäden sollte man ferner mit möglichst unterschiedlichen Geschwindigkeiten trainieren, nicht immer auf dem gleichen Untergrund laufen, auf gekrümmten Wegen regelmäßig die Seiten wechseln, beim Bergablaufen nicht übertreiben, die beanspruchten Weichteilstrukturen häufig und anatomiekonform dehnen und ausreichende Erholungszeiten einlegen.

Auch Überlastungsschäden an Gelenken sind fast immer durch Bewegung besser in den Griff zu bekommen. Bei Ruhigstellung eines Gelenks kommt es zu Veränderungen, die einem arthrotischen Geschehen ähneln. Erst durch Bewegung und der damit verbundenen wechselseitigen Be- und Entlastung des Knorpels wird dieser optimal mit Nährstoffen versorgt und das Gelenk so in seiner Funktion erhalten. Bei auftretenden Beschwerden ist es deshalb meist sinnvoll, statt mit einer Laufpause mit einer Herabsetzung der Laufgeschwindigkeit zu reagieren. Wenn beispielsweise ein Spitzenläufer 10 000 m nicht wettkampfmäßig in 28 Minuten läuft, sondern diese Strecke während eines Waldlaufes in der doppelten Zeit absolviert, reduzieren sich die senkrecht auf das Sprunggelenk einwirkenden Kräfte bereits um etwa 40 Prozent.

Liegt eine **Arthrose** (= Gelenkerkrankung) durch Verschleiß vor, sind dosierte Bewegungen ebenfalls ein wichtiger Bestandteil der Therapie. Solche Bewegungen verhindern Gewebsrückbildungen, unökonomische Bewegungsmuster und Dauerverkürzungen der betroffenen Muskeln. Sie lindern somit Schmerzen und fördern über eine gesteigerte Fitness das Selbstwertgefühl der Patienten. Neben Schwimmen, Aquajogging, Radfahren, Skiwandern und Walking ist hier auch Laufen als eine geeignete Sportart anzusehen. Wichtig ist, dass nach den Belastungen die Zeichen einer entgleisten Arthrose wie Erguss und Erwärmung im Gelenk ausbleiben und der Sportler die Schmerzgrenze als Warnsignal akzeptiert. Bei dekompensierter Arthrose muss natürlich erst der Erguss behandelt werden, bevor ein vorsichtiges Training wieder aufgenommen werden kann.

13.5.1 Anforderungen an das Schuhwerk von Läufern

Die starken Belastungen von Gelenken, Muskeln und Bindegeweben bei der Fortbewegung zeigen auf, welche große Bedeutung dem Schuhwerk zukommt. Ein falscher Schuh kann schnell Beschwerden verursachen, ebenso aber kann bei laufbedingten Schmerzen ein Wechsel der Laufschuhe Wunder bewirken. Leider gibt es nicht den Einheitsschuh für jeden Läufertypen. Gewicht, Fuß- und Beinfehlstellungen oder falsche Fußführung sind Beispiele, warum Läufer immer ihre individuelle Auswahl treffen müssen. Grundsätzlich sollte ein Laufschuh den Fuß in seinen natürlichen Bewegungsabläufen so wenig wie möglich behindern.

> Da sich der Laufschuh bei der Abrollbewegung verkürzt, darf er nicht zu klein gekauft werden. Der Spielraum für die Zehen sollte etwa 10 mm betragen.

Für Läufer mit großem Trainingspensum ist es sinnvoll, abwechselnd mit verschiedenen Schuhen zu laufen. Gelenke und Muskeln werden so unterschiedlich belastet und dadurch teilweise geschont. Bei optimalem Laufverhalten ist der Sohlenabrieb vorne innen und hinten außen am größten. Die Verwendung verordneter Einlegesohlen zur akuten Therapie von Überlastungsschäden sollte in Abständen von mehreren

Wochen bis einigen Monaten überprüft werden, da solche Sohlen durch Veränderungen der Biomechanik am Fuß ihrerseits Überlastungsschäden bewirken können. Ferner muss bedacht werden, dass die unteren Extremitäten auch im normalen Alltag erheblich belastet werden. Deshalb können die ständig getragenen Straßenschuhe ebenfalls Auslöser von Überlastungsschäden sein. Dies entgeht aber in der Ursachenforschung meist der Aufmerksamkeit der Betroffenen, weil sich die Schmerzen in der Regel zuerst bei den größeren Krafteinwirkungen während des Sports bemerkbar machen und in diesen Fällen dann fälschlich die Laufschuhe angeschuldigt werden.

14 Resümee

Nach einer Definition der WHO dürfe Gesundheit nicht allein die Abwesenheit von Krankheit sein, sondern müsse physisches, psychisches und soziales Wohlbefinden einschließen. Dieser sehr hohe Anspruch wird wohl selbst in den westlichen Industriestaaten nur von einer Minderheit erlebt werden können. Zu den wenigen generellen Maßnahmen, mit denen man sich diesem Ziel annähern kann, gehören eine qualitativ gute Ernährung, das Hinwirken auf ein vernünftiges Körpergewicht und regelmäßige sportliche Aktivitäten.

Für den Erfolg einer solchen Lebensführung gibt es heute eine Fülle naturwissenschaftlicher Beweise, die sich bis hinunter zu Prozessen auf der Zellebene erstrecken. Gleichwohl ist die Empfehlung für das dargestellte Verhaltensmuster nicht ganz neu. Denn schon von Hippokrates (um 460 bis 370 v.Chr.) ist folgender Satz überliefert:

„Eine einfache Ernährung, ausreichend Bewegung und Maßhalten in allen Dingen des Lebens sind das beste Rezept, um in Gesundheit alt zu werden!"

15 Medizinisches Glossar

Zitiert nach „Roche Lexikon Medizin"
Elsevier GmbH, Urban und Fischer Verlag, 5. Auflage 2003

abdominell: zum Bauch gehörend

Achillodynie: Fersenschmerz mit Beteiligung von Achillessehne und Schleimbeutel

Adaption: Anpassung

Adhäsion: Anheften von Molekülen an Grenzflächen

adipös: fettleibig

aerob: auf das Vorhandensein von Sauerstoff angewiesen

Akren: Körperenden

Allergen: Antigen, das zu Allergie führt

Alveole: Lungenbläschen

Amenorrhoe: Ausbleiben der Regelblutung

anabol: aufbauend

anaerob: ohne Verbrauch von Sauerstoff

Anästhesie: Schmerzausschaltung

Androgene: männliche Keimdrüsenhormone

Angiogenese: Gefäßneubildung

Antagonismus: gegensinnige Wirkungsweise

Antidiabetika: Medikamente, die den Blutzucker senken

Antidiurese: Hemmung der Wasserausscheidung durch die Nieren

Antigen: Substanz, die vom Organismus als fremd erkannt wird und eine Immunantwort auszulösen vermag

Äquivalent: Gegenwert, gleichwertiger Ersatz

Arteriosklerose: Arterienwandverhärtung

Arthrose: degenerative Gelenkerkrankung

Asthma: erschwertes Atmen

Atheromatose: zerstörerischer Verschleiß der Innenschicht der Arterien

Atrophie: Gewebsschwund

Bypass: Umgehungskreislauf

Chemotaxis: die durch einen chemischen Reiz ausgelöste Bewegungsreaktion beweglicher Zellen

Chromosomen: stäbchen- oder hakenförmige Gebilde aus Proteinen und Desoxyribonukleinsäuren, in denen die Erbinformation gespeichert ist

Cilia: Flimmerhaare

degenerativ: entartet, abgenutzt

Degranulation: das Schwinden natürlich vorhandener Körnchen aus dem Zellplasma

Dekompensation: nicht mehr ausreichender Ausgleich

Diabetes mellitus: Zuckerkrankheit

Diastole: Erschlaffungsphase eines muskulären Hohlorgans, z.B. des Herzens

Dilatation: dauerhafte Ausweitung eines Hohlorgans

Dysbalance: Ungleichgewicht

Endothel: einschichtiges Plattenepithel (Deckgewebe), das die Herzräume und die Blut- und Lymphgefäße auskleidet

Enzyme: Eiweiße mit Funktion von Biokatalysatoren

Epidemiologie: Lehre über die Häufigkeit von Krankheiten und deren Ursachen

Evolution: stammesgeschichtliche Entwicklung der Organismen im Laufe der Erdgeschichte

Erektion: das Sichaufrichten des Penis, der Klitoris oder der Brustwarzen durch Anschwellen der Schwellkörper

exzentrisch: außerhalb des Mittelpunktes liegend

Faszie: bindegewebige Hülle der Skelettmuskeln

Femur: Oberschenkelknochen

Fibrinogen: Faktor I des Blutgerinnungssystems

Fibrinolyse: Auflösung der bei der Blutgerinnung entstehenden Fibringerinnsel

Follikel: bläschenartiges Gebilde

Genese: Entstehung, Entwicklung

Glukokortikoide: Gruppe von in der Nebennierenrinde gebildeten Hormonen

Glykogen: tierische Stärke

Gonaden: Keimdrüsen

Hämoglobin: roter Blutfarbstoff

hepatisch: die Leber betreffend

Hippocampus: Struktur im Seitenventrikel des Gehirns mit zentraler Funktion innerhalb des limbischen Systems, u.a. Sitz des Riechzentrums

Hydroxyl: in chemischen Verbindungen die OH-Gruppe (z.B. $CH_3 - CH_2 - OH$)

Hyperglykämie: krankhafte Erhöhung des Blutzuckers

Hypertonie: Erhöhung eines Drucks oder einer Spannung

Hypertrophie: Größenzunahme eines Gewebes oder Organs nur durch Zellvergrößerung

Hypervitaminose: überhöhte Aufnahme von Vitaminen

Hypoglykämie: Absinken des Blutzuckers unter den Referenzwert

Hypophyse: haselkerngroße Hirn-anhangdrüse

Hypothalamus: Teil des Zwischenhirns

Hypothyreose: Unterfunktion der Schilddrüse

immun: unempfindlich, gefeit, unemp-fänglich

Immunsuppression: künstliche Unter-drückung von Immunreaktionen

Impedanz: elektrischer Widerstand eines Wechselstromkreises

Injektion: schnelles Einbringen einer Flüssigkeit in den Körper

Insuffizienz: ungenügende Funktion

Insulinresistenz: Minderung oder Aus-bleiben der Insulinwirkung

ischiokrurale Muskulatur: Strecker des Hüft- und Beuger des Kniegelenks. Zu ihr gehören der M.-biceps femoris, M.-se-mitendinosus und M.-semimembranosus

kanzerogen: krebsauslösend

Kardiomyopathie: Erkrankung des Herz-muskels

kardioprotektiv: herzbeschützend

kardiovaskulär: Herz und Gefäße betref-fend

Karenz: Entbehrung, Ausschaltung

katabol: abbauend

Katecholamine: Gruppenbezeichnung für Adrenalin, Noradrenalin, Dopamin und deren chemische Ableitungen

Kilocalorie (kcal): Energieeinheit, 1 kcal = 4,15 kJ. Umrechnungen im vorliegenden Text mit dem abgerundeten Faktor 4

Kollagen: Gerüsteiweißkörper (z.B. Knorpel, Knochen)

Kompakta: Substantia corticalis, zur Rin-de gehörend

Kompartment: anatomomisch ein relativ enger, weitgehend abgeschlossener Raum, z.B. Muskeltunnel

kompensatorisch: ausgleichend

Kontraindikation: Gegenanzeige

Kontraktilität: Fähigkeit biologischer Strukturen zur Zusammenziehung

Kontraktion: Sichzusammenziehen

Konvektion: Mitführung, z.B. von Gasen

konzentrisch: um den gemeinsamen Mit-telpunkt

koronar: kranzförmig

koronare Herzkrankheit: Sammelbegriff für Krankheitsbilder, deren Ursache in einer Verhärtung der Koronararterien liegt

Kortikalis: Rinde

Lakune: Vertiefung, Lücke

Läsion: umschriebene Störung einer Funktion

Lipolyse: Mobilisierung körpereigener Fettbestände

Lumen: lichte Weite eines Hohlorgans

Lungenödem: Durchtränkung der Lunge mit Flüssigkeit

Makrophagen: Blut- bzw. Gewebszellen mit der Fähigkeit, Fremdpartikel aufzunehmen und zu verdauen

Mammakarzinom: Brustkrebs

Menarche: Zeitpunkt der ersten Regelblutung

Menopause: Zeitpunkt der letzten Regelblutung

Metabolismus: Umwandlung, Stoffwechsel

Metastasierung: Absiedelung von Tochtergeschwülsten

Mitochondrium: Struktur innerhalb der Zelle, in der der Hauptteil der Energie gewonnen wird

Monozyt: größte weiße Blutzelle

Mortalität: Sterblichkeit

Neuron: funktionelles Grundelement des Nervensystems

Neuropathie: Nervenleiden

obligat: unerlässlich

Oligo: wenig

orthostatisch: die aufrechte Körperhaltung betreffend

Osteoporose: Verminderung von Knochengewebe ohne Veränderung der Gesamtform

Östrogene: Follikelhormone

Ovar: Eierstock

Ovulation: Ausstoßung der reifen Eizelle aus dem Follikel

Pandemie: auf große Gebiete eines Landes oder Erdteils übergreifende Epidemie

Patella: Kniescheibe

Permeabilität: Eigenschaft eines porösen Gebildes, Stoffe durchtreten zu lassen

Perspiratio insensibilis: dauernde Abgabe von Wasserdampf durch die Haut ohne Beteiligung der Schweißdrüsen

Phagozytose: die aktive Aufnahme unbelebter oder belebter Partikel in das Innere einer Zelle

Physiologie: Wissenschaft von den normalen Lebensvorgängen

Plaque: Platte, beetförmige Gewebsveränderung

Plasma: flüssiger Anteil des ungerinnbar gemachten Blutes

Plasminogen: Vorstufe des Blutgerinnsel auflösenden Plasmins

Prädilektionsort: von einem Krankheitsprozess bevorzugter Körperteil

präventiv: vorbeugend

Proband: Versuchsperson

Pronation: Senkung des inneren Fußrandes

Prophylaxe: Vorbeugung

protektiv: beschützend

Quadrizeps: M.-quadriceps femoris, vierköpfiger Oberschenkelmuskel, Unterschenkelstrecker. Durch Anteil des M.-rectus femoris auch Beugung des Oberschenkels

Rehabilitation: Maßnahme zur Wiedereingliederung

remnant: Rest

respiratorisch: die Atmung betreffend

reversibel: umkehrbar

Rezeptor: Reiz aufnehmende Struktur in oder auf der Zelle

Ruptur: Gewebs- oder Organzerreißung

Schlafapnoe: Atemstillstand während des Schlafes

Serum: flüssiger Anteil des geronnenen Blutes

Spermatogenese: Reifung der Samenzellen

Supination: Hebung des inneren Fußrandes

Symbiose: dauerhaftes Zusammenleben verschiedenartiger Lebewesen

Synapse: Kontaktstelle zwischen Nervenzellen

Syndrom: Krankheitsbild mit stets den etwa gleichen Krankheitszeichen

Tachyarrhythmie: schnelle Form des gestörten Herzrhythmus

Thermogenese: Wärmeerzeugung

Thorax: Brustkorb

thrombotisch: die Blutpfropfbildung betreffend

tonisch: kontinuierliche Muskelkontraktion

Trabekel: kleine Balken

Vagotonus: anhaltender Spannungs- bzw. Erregungszustand des parasympatischen Systems

Ventilation: Gastransport zwischen Außenwelt und Lunge bzw. umgekehrt

Ventrikel: kleiner Bauch, z.B. Herzkammern

Vorhofflimmern: Herzrhythmusstörung mit ungeordneter Vorhoftätigkeit

zytotoxisch: zellvergiftend, zellschädigend

16 Weiterführende Literatur

Publikationen

Arteriosklerose

Bauer-Krylow E, Madeo M, Stille W.
Die Infektionsthese als Erklärung der
Androtropie des Herzinfarktes.
Dtsch Med Wschr 2000; 125: 1095-97

Bhakdi S.
Immunpathogenese der Atherosklerose.
Dtsch Med Wschr 2002; 127: 390-94

Buffon A, Biasucci L, Liuzzo G, et al.
Widespread coronary inflammation in
unstable angina.
N Engl J Med 2002; 347: 5-12

**Cannon C, Braunwald E, McCabe C,
et al.**
Antibiotic treatment of chlamydia
pneumoniae after acute coronary
syndrom.
N Engl J Med 2005; 352: 1646-54

Casas J, Bautista L, Smeeth L, et al.
Homocysteine and stroke: evidence on
a causal link from mendelian randomi-
sation.
Lancet 2005; 365: 224-32

Dwyer J, Allayee H, Dwyer K, et al.
Arachidonate 5-lipoxygenase promoter
genotyp, dietary arachidonic acid, and
atherosclerosis.
N Engl J Med 2004; 350: 29-37

**Fichtlscherer S, Breuer S, Heeschen C,
et al.**
Interleukin 10 serum levels and systematic endothelial vasoreactivity in patients
with coronary artery disease.
J Am Coll Cardiol 2004; 44: 44-49

**Graystone T, Kronmal R, Jackson L,
et al.**
Azithromycin for the secondary prevention of coronary events.
N Engl J Med 2005; 352: 1637-45

Hauner H, Watzl B.
Antioxidanzien in der Ernährung und
Arteriosklerose.
Dtsch Med Wschr 2001; 126: 213-17

Kaehler J, Osterholz S, Patten M, et al.
Zytokine in der Pathogenese der
Atherosklerose.
Dtsch Med Wschr 2002; 127: 94-99

Levinson S.
Opinion: Oxidized lipoproteins, inflammation, and acute phase reactants as
markers for coronary artery disease.
J Lab Med 2000; 24: 5-13

Nauck M, Wieland H.
Die Differentialdiagnostik von Fettstoff-
wechselstörungen unter besonderer
Berücksichtigung methodischer Aspekte.
J Lab Med 2001; 25: 16-22

Oomen CM, Ocké MC, Feskens JM, et al.
Association between trans fatty acid intake and 10-year risk of coronary heart desease in the Zutphen Elderly Study: a prospective population – based study.
Lancet 2001; 357: 746-51

Pai J, Pischon T, Ma J, et al.
Inflammatory markers and the risk of coronary heart disease in men and women.
N Engl J Med 2004; 351: 2599-610

Rosengren A, Hawken S, Öunpuu S, et al.
Association of psychosocial risk factors with risk of acute myocardial infarction in 11119 cases and 13648 controls from 52 countries (the INTERHEART study): case-control study.
Lancet 2004; 364: 953-62

Ross R.
Atherosclerosis – An imflammatory disease.
N Engl J Med 1999; 340: 115-26

Rothwell PM, Villagra R, Gibson R, et al.
Evidence of a chronic systemic cause of instability of atherosclerotic plaques.
Lancet 2000; 355: 19-24

Schröder St.
Sind Antioxidantien zur Behandlung der Atherosklerose sinnvoll?
Dtsch Med Wschr 2004;
129: 321-26

Sjöholm A, Nyström T.
Endothelial inflammation in insulin resistance.
Lancet 2005; 365: 610-12

Stanger O, Herrmann W, Pietrzik K, et al.
Konsensuspapier der D.A.Ch.-Liga. Über den rationellen klinischen Umgang mit Homocystein, Folsäure und B-Vitaminen bei kardiovaskulären Erkrankungen. Richtlinien und Empfehlungen.
J Kardiol 2003; 10: 190-99

Windler E, Beil FU, Greten H.
Lipidtherapie in der Sekundärprävention der koronaren Herzkrankheit.
Dt Ärztebl 2001; 98: 691-96

Yusuf S, Hawken S, Öunpuu S, et al.
Effect of potentially modifiable risk factors associated with myocardial infarction in 52 countries (the INTER-HEART study): case-control study.
Lancet 2004; 364: 937-52

Ernährung

Albert Ch, Campos H, Stampfer M, et al.
Blood levels of long-chain n-3 fatty acids and the risk of sudden death.
N Engl J Med 2002; 346: 1113-18

Astrup A, Larsen T, Harper A.
Atkins and other low-carbohydrate diets: hoax or an effective tool for weight loss ?
Lancet 2004; 364: 897-99

Bingham S, Day N, Luben R, et al.
Dietary fibre in food and protection against colorectal cancer in the European Prospective Investigation into Cancer and Nutrion (EPIC). An observational study.
Lancet 2003; 361: 1496-501

Bjelakovic G, Nikolova D, Simonetti R, et al.
Antioxidant supplements for prevention of gastrointestinal cancers: a systematic review and mata-analysis.
Lancet 2004; 364: 1219-28

Bouchard C.
Inhibition of food intake by inhibitors of fatty acid synthase.
N Engl J Med 2000;
343: 1888-89

Bravata D, Sanders L, Huang J, et al.
Efficacy and safety of low-carbohydrate diets. A systematic review.
JAMA 2003; 289: 1837-50

Brown G, Crowley J.
Is there any hope for vitamin E?
JAMA 2005; 293: 1387-90

Chao A, Thun M, Connell C, et al.
Meat consumption and risk of colorectal cancer.
JAMA 2005; 293: 172-82

Cleghorn Cl, Skeaff CM, Mann J, et al.
Plant sterol-enriched spread enhanced the cholesterol-lowering potential of a fat-reduced diet.
Eur J Clin Nutr 2003; 57: 170-76

Dansinger M, Gleason J, Griffith J, et al.
Comparison of the atkins, ornish, weight watchers, and zone diets for weight loss and heart disease risk reduction.
JAMA 2005; 293: 43-53

Ebert T, Kleine-Gunk B, Altwein JE, et al.
Diätetische Prävention des Mamma- und Prostatakarzinoms: Grundlagen und Praxis des Nutritional Cancer Prevention (NCP)-Programms.
Dtsch Med Wschr 2002; 127: 1392-96

Frost G, Leeds A, Doré C, et al.
Glycaemic index as a determinant of serum HDL-cholesterol concentration.
Lancet 1999; 353: 1045-48

Fung T, Hu F, Fuchs CH, et al.
Major dietary patterns and the risk of colorectal cancer in women.
Arch Intern Med 2003; 163: 309-14

Hauner H.
Risiken kohlenhydratarmer Diäten.
Dt Ärztebl 2005; 102: 750-51

Heart Protection Study Collaborative Group.
MRC/BHF heart protection study of antioxydant vitamin supplementation in 20536 high-risk individuals: a randomised placebo-controlled trial.
Lancet 2002; 360: 23-33

Heiss Ch, Schewe T, Kelm M, et al.
Vascular effects of cocoa rich in flavan-3-ols.
JAMA 2003; 290: 1030-31

Hu F, Eunyoung C, Rexrode K, et al.
Fish and long-chain n-3 fatty acid intake
and risk of coronary heart diseases and
total mortality in diabetic women.
Circulation 2003; 107: 1852-57

James WPT, Astrup A, Finer N, et al.
Effect of sibutramine on weight mainte-
nance after weight loss: a randomised
trial.
Lancet 2000; 356: 2119-25

Jenkins D, Kendall C, Marchie A, et al.
Effects of a dietary portfolio of cholesterol-lowering foods vs lovastatin on
serum lipids and C-reactive protein.
JAMA 2003; 290: 502-10

John JH, Ziebland S, Yudkin P, et al.
Effects of fruit and vegetable consumption on plasma antioxidant concentra-
tions and blood pressure: a randomised
controlled trial.
Lancet 2002; 359: 1969-74

Knoops K, de Groot L,
Kromhout D, et al.
Mediterranean diet, lifestyle factors, and
10-year mortality in elderly european
men and women.
JAMA 2004; 292: 1433-39

Lawlor D, Smith G, Bruckdorfer R, et al.
Those confounded vitamins: what can
we learn from the differences between
observational versus randomised trial
evidence?
Lancet 2004; 363: 1724-27

Lips P.
Hypervitaminosis A and fractures.
N Engl J Med 2003; 348: 347-49

Lonn E, Bosch J, Yusuf S, et al.
Effects of long-term vitamin E supplementation on cardiovascular events and
cancer.
JAMA 2005; 293: 1338-47

Michand D, Spiegelman D, Clinton S,
et al.
Fluid intake and the risk of
bladder cancer in men.
N Engl J Med 1999; 340: 1390-97

Miller E, Pastor-Barriuso R, Dalal D,
et al.
Meta-analysis: High-dosage vitamin E
supplementation may increase all-cause
mortality.
Ann Intern Med 2005; 142: 1-11

Mokdad A, Marks J, Stroup D, et al.
Actual causes of death in the United
States, 2000
JAMA 2004; 291: 1238-45

Norat T, Bingham S, Ferrari P, et al.
Meat, fish, and colorectal cancer risk:
The European Prospective Investigation
into Cancer and nutrition.
J Natl Cancer Inst 2005; 97: 906-916

Peters U, Sinha R, Chatterjee N, et al.
Dietary fibre and colorectal adenoma in
a colorectal cancer early detection
programme.
Lancet 2003; 361: 1491-95

Rayman M.
The importance of selenium to human health.
Lancet 2000; 356: 233-41

Schell-Frederick E, Schell JS.
Neuartige Lebensmittel (novel food) und Pharmazeutika.
Dt Ärztebl 2000; 97: 1971-74

Stefanick ML, Mackey S, Sheehan M, et al.
Effects of diet and exercise in men and postmenopausal women with low levels of HDL Cholesterol and high levels of LDL Cholesterol.
N Engl J Med 1998; 339: 12-20

Strumberg D, Boeing H, Scheulen M., et al.
Ernährung, Lifestyle und Krebs: Wege zur Primärprävention.
Dtsch Med Wschr 2004;
129: 1877-82

Taubert D, Berkels R, Roesen R, et al.
Chocolate and blood pressure in elderly individuals with isolate systolic hypertension.
JAMA 2003; 290: 1030-31

Thies F, Garry J, Yaqoob P, et al.
Association of n-3 polyunsaturated fatty acids with stability of atherosclerotic plaques: a randomised controlled trial.
Lancet 2003; 361: 477-85

Trichopoulou A, Costacou T, Bamia C, et al.
Adherence to a mediterranean diet and survival in a greek population.
N Engl J Med 2003; 348: 2599-608

Van Gils C, Peeters P, Bueno-de-Mesquita B, et al.
Consumption of vegetables and fruits and risk of breast cancer.
JAMA 2005; 293: 183-93

Verschuren PM, Trautwein EA, de Boer B, et al.
Perspektiven für Functional Foods.
Bundesgesundheitsbl. 2001; 44: 205-13

Vivekananthan D, Penn M, Sapp S, et al.
Use of antioxidant vitamins for the prevention of cardiovascular disease: meta-analysis of randomised trials.
Lancet 2003; 361: 2017-23

Wald N.
Folic acid and the prevention of neural-tube defects.
N Engl J Med 2004; 350: 101-03

Wallace K, Baron J, Cole B, et al.
Effect of calcium supplementation on the risk of large bowel polyps.
J Natl Cancer Inst 2004; 96: 921-25

Willett W, Stampfer M.
What vitamins should I be taking, Doctor?
N Engl J Med 2001; 345: 1819-24

Yancy W, Westman E, French P, et al.
Diets and clinical coronary events. The
truth is out there.
Circulation 2003; 107: 10-16

Immunität

Ada G.
Advances in immunology – Vaccines and
vaccination.
N Engl J Med 2001; 345: 1042-53

Albert L, Inman R.
Molecular mimicry and autoimmunity.
N Engl J Med 1999; 241: 2068-74

von Andrian U, Mackay C.
T-Cell function and migration. Two sides
of the same coin.
N Engl J Med 2000; 343: 1020-34

Balkwill F, Mantovani A.
Inflammation and cancer: back to
Virchow?
Lancet 2001; 357: 539-45

Batra A, Zeitz M, Siegmund B.
Die Stellung von Leptin im Immunsystem – Verbindung von Endokrino-
logie und Immunologie.
Dtsch Med Wschr 2005; 130: 226-29

Delves P, Roitt I.
The Immune system.
N Engl J Med 2000; 343: 37-46 and 108-13

**Fiedler W, Gehling U, Mende T, Hoss-
feld D.**
Neoangiogenese und Tumorwachstum.
Dt Ärztebl 2001; 98: 1392-94

Kay A B.
Allergy and Allergie Diseases.
N Engl J Med 2001; 344: 30-37 and 109-13

Kazatchkine M, Kaveri S.
Advances in Immunology – Immuno-
modulation of autoimmune and inflammatory diseases with intravenous
immune globulin.
N Engl J Med 2001; 345: 747-55

Medzhitov R, Janeway C.
Innate Immunity.
N Engl J Med 2000; 343: 338-45

Parkin J, Cohen B.
An overview of the immune system.
Lancet 2001; 357: 1777-89

Pockley G.
Heat shock proteins as regulators of the
immune response.
Lancet 2003; 362: 469-76

Schnurr M, Galambos P, Scholz Ch, et al.
Dendritische Zellen – Träger tumorge-
richteter Immuntherapie.
Dt Ärztebl 2002; 99: 2408-16

Walport MJ.
Complement
N Engl J Med 2001;
344: 1058-66 and 1140-44

Körperliche Aktivitäten

Abbott R, White L, Ross W, et al.
Walking and dementia in physically
capable elderly men.
JAMA 2004; 292: 1447-53

Arbab-Zadeh A, Dijk E, Prasad A, et al.
Effect of aging and physical activity on
left ventricular compliance.
Circulation 2004; 110: 1799-1805

Böning D.
Muskelkater
Dt Ärztebl 2002; 99: 372-75

Borg G.
Anstrengungsempfinden und körper-
liche Aktivität.
Dt Ärztebl 2004; 101: 1016-18

Dimeo F, Thiel E, Böning D.
Körperliche Aktivität in der Rehabilita-
tion von onkologischen Patienten.
Dt Ärztebl 1999; 96: 1340-44

Hambrecht R, Wolf A, Gielen S, et al.
Effect of exercise on coronary endothelial function in patients with coronary
artery disease.
N Engl J Med 2000; 342: 454-60

Hauner H, Berg A.
Körperliche Bewegung zur Prävention
und Behandlung der Adipositas.
Dt Ärztebl 2000; 97: 768-74

Hollmann W, Löllgen H.
Bedeutung der körperlichen Aktivität
für kardiale und zerebrale Funktionen.
Dt Ärztebl 2002; 99: 1379-81

Holmes M, Chen W, Feskanich D, et al.
Physical activity and survival after
breast cancer diagnosis.
JAMA 2005; 293: 2479-86

Hu F, Willett W, Li T, et al.
Adiposity as compared with physical
activity in predicting mortality among
women.
N Engl J Med 2004; 351: 2694-703

Jakicic J, Marcus B, Gallagher K, et al.
Effect of exercise duration and intensity
on weight loss in overweight, sedentary
women.
JAMA 2003; 290: 1323-30

Jones N, Killian K.
Exercise limitation in health and disease.
N Engl J Med 2000;
343: 632-36

**Karlsson MK, Linden C, Karlsson C,
et al.**
Exercise during growth and bone
mineral density and fractures in old age.
Lancet 2000; 355: 469-70

**Kassner U, Thomas H-P, Steinhagen-
Thiessen E.**
Lipoprotein (a): Epidemiologie und
therapeutische Ansätze.
Dtsch Med Wschr 2000; 125: 1337-43

Ketelhut R.
Körperliche Aktivität zur Behandlung
des arteriellen Hochdrucks.
Dt Ärztebl 2004; 101: 3426-31

Kraus W, Houmard J, Duscha B, et al.
Effects of the amount and intensity of
exercise on plasma lipoproteins.
N Engl J Med 2002; 347: 1483-92

Löllgen H.
Primärprävention kardialer Erkran-
kungen. Stellenwert der körperlichen
Aktivität.
Dt Ärztebl 2003; 100: 987-96

Manson J, Hu F, Rich-Edwards J, et al.
A prospective study of walking as
compared with vigorous exer-cise in the
prevention of coronary heart disease in
woman.
N Engl J Med 1999; 341: 650-58

**Manson J, Greenland P, LaCroix A,
et al.**
Walking compared with vigorous
exercise for the prevention of cardiovascular events in women.
N Engl J Med 2002; 347: 716-25

Röcker L, Hinz K, Holland K, et al.
Influence of endurance exercise
(triathlon) on circulating transferrin
receptors and other indicators of iron
status in female athletes.
Clin Lab 2002; 48: 307-12

Steffny M.
Laufen ist am effektivsten.
Laufmagazin Spiridon 2002; 9: 16-19

Svedahl K, MacIntosh B.
Anaerobic threshold: The concept and
methods of measurement.
Can J Appl Physiol 2003; 28: 299-323

Thune J, Brenn T, Lund E, et al.
Physical activity and the risk of breast
cancer.
N Engl J Med 1997; 336: 1269-75

Weuve J, Kang J, Manson J, et al.
Physical activity, including walking, and
cognitive function in older women.
JAMA 2004; 292: 1454-61

Williams P.
Physical fitness and activity as separate
heart disease risk factors: a meta-
analysis.
Med Sci Sports Exerc 2001; 33: 754-61

Osteoporose

Cummings S, Melton J.
Epidemiology and outcomes of osteopo-
rotic fractures.
Lancet 2002; 359: 1761-67

Cock T, Auwerx J.
Leptin: cutting the fat off the bone.
Lancet 2003; 362: 1572-74

Delmas P.
Treatment of postmenopausal
osteoporosis.
Lancet 2002; 359: 2018-26

Kanis J.
Diagnosis of osteoporosis and
assessment of fracture risk.
Lancet 2002; 359: 1929-36

Kornak U, Delling G, Mundlos S.
Molekulare Mechanismen der Regulation
der Knochendichte durch Osteoklasten.
Dt Ärztebl 2003; 100: 1258-68

The RECORD Trail Group.
Oral vitamin D_3 and calcium for secondary prevention of low-trauma fractures in eldely people (Randomised evaluation of calcium or vitamin D, RECORD): a randomised placebo-controlled trial. Lancet 2005; 365: 1621-28

Schütze N, Ebert R, Paunescu K, et al.
Genetik der Osteoporose.
Dtsch Med Wschr 2003; 128: 1609-14

Seeman E.
Pathogenesis of bone fragility in women and men.
Lancet 2002; 359: 1841-50

Seibel M.
Evaluation des osteoporotischen Frakturrisikos.
Dt Ärztebl 2001; 98: 1681-89

Teitelbaum S.
Bone resorption by osteoclasts.
Science 2000; 289: 1504-08

Wildner M.
Osteoporose.
Dtsch Med Wschr 2001; 126: 1170-72

Willburger R, Knorth H.
Osteoporose der Wirbelsäule.
Dt Ärztebl 2003; 100: 1120-31

Stoffwechsel

Ariyo A, Thach C, Tracy R.
Lp(a) lipoprotein, vascular disease, and mortality in the elderly.
N Engl J Med 2003; 349: 2108-15

Atkinson M, Eisenbarth G.
Type 1 diabetes: new perspectives on disease pathogenesis and treatment.
Lancet 2001; 358: 221-29

Boden G, Hoeldtke R.
Nerves, fat, and insulin resistance.
N Engl J Med 2003; 349: 1966-67

Diabetes Prevention Program Research Group.
Reduction in the incidence of type 2 diabetes with lifestyle intervention or metformin.
N Engl J Med 2002; 346: 393-403

Diez J, Iglesias P.
The role of the novel adipocyte-derived hormone adiponectin in human disease.
Eur J Endocrinology 2003; 148: 293-300

Fasshauser M, Klein J, Blüher M, et al.
Adipokine: Mögliches Bindeglied zwischen Insulinresistenz und Adipositas.
Dt Ärztebl 2004; 101: 3491-95

Goldfine A, Kahn C.
Adiponectin: linking the fat cell to insulin sensitivity.
Lancet 2003; 362: 1431-34

Hu F, Manson J, Stampfer M, et al.
Diet, lifestyle, and the risk of type 2 diabetes mellitus in women.
N Engl J Med 2001; 345: 790-97

Jee S, Ohrr H, Sull J, et al.
Fasting serum glucose level and cancer risk in Korean men and women.
JAMA 2005; 293: 194-202

Lowell B, Schulman G.
Mitochondrial Dysfunction and Typ 2
Diabetes.
Science 2005; 307: 384-87

McLean R, Jacques P, Selhub J, et al.
Homocysteine as a predictive factor for
hip fracture in older persons.
N Engl J Med 2004; 350: 2042-49

Merkel M, Greten H.
L-Carnitin und Lipidsenkung.
Dtsch Med Wschr 2003; 128: 1792

**Meurs J, Dhonukshe-Rutten R, Pluijm S,
et al.**
Homocysteine levels and the risk of
osteoporotic fracture.
N Engl J Med 2004; 350: 2033-41

**Pischon T, Girman C,
Hotamisligil G, et al.**
Plasma adiponectin levels and risk of
myocardial infarction in men.
JAMA 2004; 291: 1730-37

Schrepf R, Limmert T, Weber P, et al.
Immediate effects of n-3 fatty acid
infusion on the induction of sustained
ventricular tachycardia.
Lancet 2004; 363: 1441-42

Sinha R, Fisch G, Teague B, et al.
Prevalence of impaired glucose tole-
rance among children and adolescents
with marked obesity.
N Engl J Med 2002; 346: 802-10

Stumvoll M, Goldstein B, van Haeften T.
Type 2 diabetes: principles of pathoge-
nesis and therapy.
Lancet 2005; 365: 1333-46

Wald D, Law M, Morris J.
Homocysteine and cardiovascular
disease: evidence on causality from a
meta-analysis.
BMJ 2002; 325: 1202-08

Übergewicht

Abelson P, Kennedy D.
The obesity epidemic.
Science 2004; 304: 1413

Aitman T.
Genetic medicine and obesity.
N Engl J Med 2003; 348: 2138-44

Batterham R, Cohen M, Ellis S, et al.
Inhibition of food intake in obese
subjects by peptid YY_{3-36}
N Engl J Med 2003; 349: 941-48

Björntorp P.
Thrifty genes and human obesity. Are
we chasing ghosts?
Lancet 2001; 358: 1006-08

Branson R, Potoczna H, Kral J, et al.
Binge eating as a major phenotype of
melanocortin 4 receptor gene mutations.
N Engl J Med 2003; 348: 1096-103

Calle E, Thun M, Petrelli J, et al.
Body Mass Index and mortality in a
prospective cohort of U.S. adults.
N Engl J Med 1999; 341:1097-105

Chow W-H, Gridley G, Fraumeni JF, et al.
Obesity, Hypertension, and the risk of kidney cancer in men.
N Engl J Med 2000; 343: 1305-11

Cohen P, Miyazaki M, Socci N, et al.
Role for stearoyl-CoA desaturase-1 in leptin-mediated weight loss.
Science 2002; 297: 240-43

Cummings D, Weigle D, Frayo S, et al.
Plasma ghrelin levels after diet-induced weight loss or gastric bypass surgery.
N Engl J Med 2002; 346: 1623-30

Ebbeling C, Pawlak D, Ludwig D.
Childhood obesity: public-health crisis, common sense cure.
Lancet 2002; 360: 473-82

Farooqi S, Keogh J, Yeo G, et al.
Clinical spectrum of obesity and mutations in the melanocortin 4 receptor gene.
N Engl J Med 2003; 348: 1085-95

Foster G, Wyatt H, Hill J, et al.
A randomised trial of a low-carbohydrate diet for obesity.
N Engl J Med 2003; 348: 2082-90

Gura T.
Labs fail to reproduce protein's appetite-suppressing effects.
Science 2004; 305: 158-59

Hamann A, Münzberg H, Tafel J, Ziegler R.
Manche mögens heiß: Bedeutung der Thermogenese für den Energiestoffwechsel und die Therapie der Adipositas.
Dtsch Med Wschr 2001; 126: 241-46

Hebebrand J, Dabrock P, Lingenfelder M, et al.
Ist Adipositas eine Krankheit ?
Dt Ärztebl 2004; 101: 2468-74

Hu X, Juneja S, Maihle N, et al.
Leptin – A growth factor in normal and malignant breast cells and for normal mammary gland development.
J Natl Cancer Inst 2002; 94: 1704-11

Klassen A, Bahner U, Sebekova K, et al.
Die Bedeutung von Übergewicht und Adipositas für Entstehung und Verlauf renaler Erkrankungen.
Dtsch Med Wschr 2004; 129: 579-82

Lehnert H.
Hormone und Stoffwechsel – Spannende Wege von der Biologie zur Klinik.
Dtsch Med Wschr 2005; 130: 1573-76

Ludwig DS, Peterson KE, Gortmaker SL.
Relation between consumption of sugar-sweetened drinks and childhood obesity: a prospective, observational analysis.
Lancet 2001; 357: 505-08

McTernan C, McTernan P, Harte A, et al.
Resistin, central obesity, and type 2 diabetes.
Lancet 2002; 359: 46-47

Murray A, Anderson R, Watson G, et al.
Uncoupling proteins in human heart.
Lancet 2004; 364: 1786-88

Olshansky S, Passaro D, Hershow R, et al.
A potential decline in life expectancy in the United States in the 21st century.
N Engl J Med 2005; 352: 1138-45

Oral E, Simha V, Ruiz E, et al.
Leptin-replacement therapy for lipo-dystrophy.
N Engl J Med 2002; 346: 570-78

Samaha F, Iqbal N, Seshadri P, et al.
A low-carbohydrate as compared with a low-fat diet in severe obesity.
N Engl J Med 2003; 348: 2074-81

Wang G-J, Volkow ND, Logan J, et al.
Brain dopamin and obesity.
Lancet 2001; 357: 354-57

Weiss R, Dziura J, Burgert T, et al.
Obesity and the metabolic syndrome in children and adolescents.
N Engl J Med 2004; 350: 2362-74

Wirth A.
Anhaltende Gewichtsreduktion nach Beendigung der Adipositasbehandlung mit Sibutramin.
Dtsch Med Wschr 2004; 129: 1002-05

Wirth A, Shamara AM, Schunkert H.
Kardiomyopathie bei Adipositas – eine Krankheitsentität?
Dtsch Med Wschr 2000;
125: 944-49

Yanovski J, Yanovski S, Sovik K, et al.
A prospective study of holiday weight gain.
N Engl J Med 2000; 342: 861-67

Verschiedenes

Besson JM.
The neurobiology of pain.
Lancet 1999; 353: 1610-15

Bux R, Parzeller M, Raschka C, et al.
Vorzeichen und Ursachen des plötz-lichen Todes im Zusammenhang mit sportlicher Betätigung.
Dtsch Med Wschr 2004; 129: 997-1001

von Eckardstein S, Nieschlag E.
Therapie mit Sexualhormonen beim alternden Mann.
Dt Ärztebl 2000; 97: 3175-82

Evans J, Fletcher A, Wormald R.
28 000 cases of age related macular degeneration causing visual loss in people aged 75 years and above in the United Kingdom may be attributable to smoking.
Br J Ophthalmol 2005; 89: 550-53

Jamrozik K.
Estimate of deaths attributable to passiv smoking among UK adults: database analysis.
BMJ 2005; 330: 812-22

Jockenhöfel F.
Androgenmangel des älteren Mannes – Was bringt die Testosteron-Substitution?
Dtsch Med Wschr 2001; 126: 247-52

Künzli N, Kaiser R, Medina S, et al.
Public-health impact of outdoor and traffic-related air pollution:
a European assessment.
Lancet 2000; 356: 795-801

Loeser J, Melzack R.
Pain: an overview.
Lancet 1999; 353: 1607-09

Lubitz J, Cai L, Kramarow E, et al.
Health, life expectancy, and health care
spending among the elderly.
N Engl J Med 2003; 349: 1048-55

Maron B.
Sudden death in young athletes.
N Engl J Med 2003; 349: 1064-75

Mayer F, Grau S, Baur H, et al.
Verletzungen und Beschwerden im
Laufsport – Prävention und Therapie.
Dt. Ärztebl 2001; 98: 1254-59

**Olsen O-E, Myklebust G, Engebretsen L,
et al.**
Exercises to prevent lower limb injuries
in youth sports: cluster randomised
controlled trial.
BMJ 2005; 330: 449-456

Peters A, von Klot S, Heier M, et al.
Exposure to traffic and the onset of
myocardial infarction.
N Engl J Med 2004; 351: 1721-30

Radon K, Nowak D.
Passivrauchen – aktueller Stand des
Wissens.
Dtsch Med Wschr 2004;
129: 157-62

Samet JM, Dominici F, Frank D, et al.
Fine particulate air pollution and
mortality in 20 U.S. Cities,
1987-1994
N Engl J Med 2000;
343: 1742-49

Sandkühler J.
Schmerzgedächtnis. Entstehung, Ver-
meidung und Löschung.
Dt Ärztebl 2001; 98: 2725-30

Trimble C, Genkinger J, Burke A, et al.
Active and passive cigarette smoking
and the risk of cervical neoplasia.
Obstetrics and Gynecology 2005; 105:
174-81

Vandenbroucke J.
When are observational studies as
credible as randomised trials?
Lancet 2004; 363: 1728-31

Bücher

**Deutsche Gesellschaft für
Ernährung.**
Referenzwerte für die Nährstoffzufuhr.
Umschau Braus Verlagsgesellschaft.
Frankfurt/Main, 1. Auflage 2000

Löffler G, Petrides PE.
Biochemie und Pathobiochemie.
Springer Verlag Heidelberg – Berlin –
New York, 7. Auflage 2003

Roitt I, Brostoff J, Male D.
Immunology
Mosby, London – Philadelphia –
St. Louis – Sidney – Tokyo,
6. Auflage 2002

Schmidt R, Thews G.
Physiologie des Menschen.
Springer Verlag Heidelberg – Berlin –
New York,
28. Auflage 2000

Thomas L. (Hrsg.)
Labor und Diagnose.
TH-Books Verlagsgesellschaft, Frankfurt / Main
6. Auflage 2005

Toellner R.
Illustrierte Geschichte der Medizin.
Andreas und Andreas Verlagsbuchhandel Salzburg, 1986

17 Sachwortverzeichnis

VCAM-1   75, 123
Verdunstungskühlung 82
Verletzungen im Sport **190 – 195**
Vitamin-D_3-Hormon 104, **105 – 107,**
   108, 109
Vitamine **10 – 14,** 45, 78, 146
Vorsorgeuntersuchungen,
   sportmedizinische **189 – 190**

W
Wachstumshormon 86, 92
Walking 161
Wärmeabgabe **82**
Wärmeentwicklung 80

Wasserhaushalt **6 – 7**
Wasserüberladung **83 – 84**
wide dynamic range-Neuronen 190
Wirkungsgrad 148

X
Xanthophyll 22

Z
Zellmembran 15, 63, 64, 67, 146
Zink 9, 146
Zwillingswadenmuskel 100, 175
Zyklusstörungen **113 – 115**
Zytokine 37, **123 – 124,** 125, 146